CB013555

# Intercorrências Perioperatórias

Volume 1

Série Casos Clínicos em Anestesia

Volume 1 - Intercorrências Perioperatórias

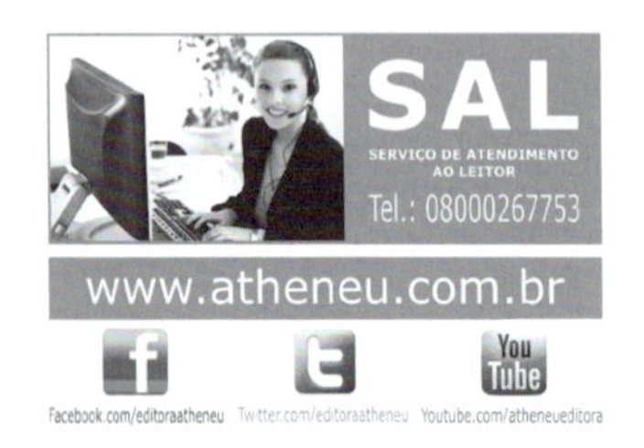

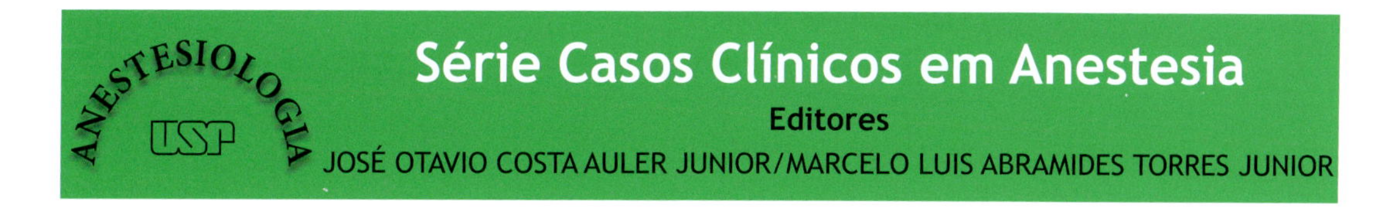


# Intercorrências Perioperatórias

## Volume 1

**Editora do Volume**

NANCY BRISOLA CONTI

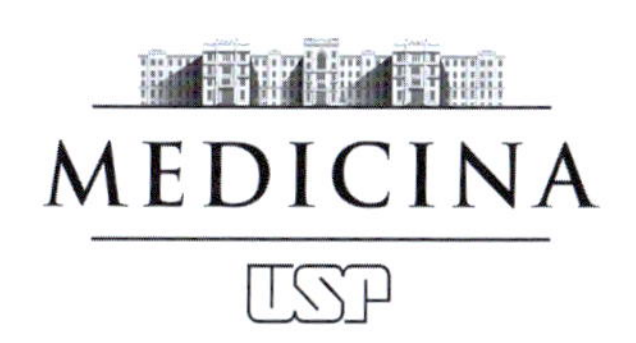


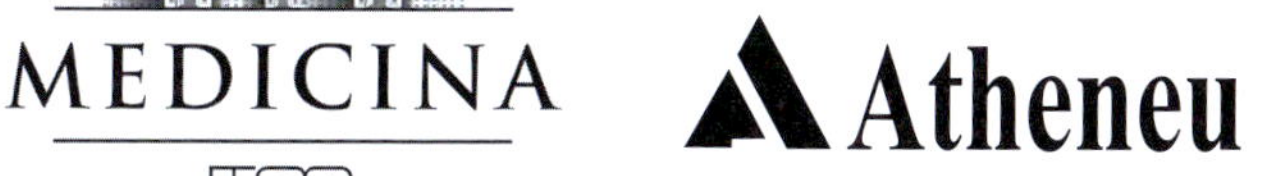

*EDITORA ATHENEU*

| | |
|---|---|
| *São Paulo —* | *Rua Jesuíno Pascoal, 30*<br>*Tel.: (11) 2858-8750*<br>*Fax: (11) 2858-8766*<br>*E-mail: atheneu@atheneu.com.br* |
| *Rio de Janeiro —* | *Rua Bambina, 74*<br>*Tel.: (21)3094-1295*<br>*Fax: (21)3094-1284*<br>*E-mail: atheneu@atheneu.com.br* |
| *Belo Horizonte —* | *Rua Domingos Vieira, 319 — conj. 1.104* |

*CAPA: Paulo Verardo*

*PRODUÇÃO EDITORIAL: MKX Editorial*

**Dados Internacionais de Catalogação na Publicação (CIP)**
**(Câmara Brasileira do Livro, SP, Brasil)**

Intercorrências Perioperatórias / editora Nancy Brisola Conti -- São Paulo : Editora Atheneu, 2016. -- (Série casos clínicos em anestesia ; v.1 / editores da série José Otavio Costa Auler Junior, Marcelo Luis Abramides Torres)

Vários autores.
Bibliografia.
ISBN 978-85-388-0714-8

1. Anestesia 2. Anestesia - Fatores de risco 3. Casos clínicos I. Conti, Nancy Brisola. II. Auler Junior, José Otavio Costa. III. Torres, Marcelo Luis Abramides. IV. Série.

CDD-617.96
16-04321 NLM-WO 200

**Índice para catálogo sistemático:**

1. Anestesia : Situações de risco : Medicina 617.96

*AULER JUNIOR, J.O.C.; TORRES, M.L.A.; CONTI, N.B.*

*Série Casos Clínicos em Anestesia - Volume 1: Intercorrências Perioperatórias.*

---

# Editores da Série

**José Otávio Costa Auler Junior**

Professor Titular da Disciplina de Anestesiologia da Faculdade de Medicina da Universidade de São Paulo.

**Marcelo Luis Abramides Torres**

Professor Doutor da Disciplina de Anestesiologia da Faculdade de Medicina da Universidade de São Paulo (FMUSP). Supervisor do Serviço de Anestesia do Instituto da Criança do Hospital das Clínicas da FMUSP.

# Editora do Volume

**Nancy Brisola Conti**

Médica Anestesiologista Assistente do Hospital das Clínicas da Faculdade de Medicina da Universidade de São Paulo (HCFMUSP). Médica Preceptora da Residência de Anestesiologia do HCFMUSP.

# Colaboradores

## Adilson Hamaji

Doutor em Medicina pela Faculdade de Medicina da Universidade de São Paulo. Médico supervisor do Serviço de Anestesia do Instituto de Ortopedia do Hospital das Clínicas da FMUSP.

## Affonso Celso Piovesan

Doutor em Medicina pela Disciplina de Urologia da Faculdade de Medicina da Universidade de São Paulo.

## Alan Saito Ramalho

Médico formado pela Faculdade de Medicina da Universidade de São Paulo (FMUSP). Médico Anestesiologista – Título de Especialista em Anestesiologia pela Sociedade Brasileira de Anestesiologia (TEA/SBA). Residência Médica em Anestesiologia pela Disciplina de Anestesiologia da FMUSP.

## Aline Macêdo Pinheiro

Anestesiologista pela Faculdade de Medicina da Universidade de São Paulo (FMUSP). Título de Anestesiologista pela Sociedade Brasileira de Anestesiologia (SBA). Anestesiologista do Hospital Universitário Onofre Lopes (HUOL) da Universidade Federal do Rio Grande do Norte (UFRN).

## Ana Carla Giosa Fujita

Médica Anestesiologista do Instituto da Criança do Hospital das Clínicas da Faculdade de Medicina da Universidade de São Paulo (HCFMUSP). Corresponsável pelo Centro de Ensino e Treinamento (CET) do HCFMUSP. Membro do Comitê de Anestesiologia Pediátrica da Sociedade Brasileira de Anestesiologia – 2014/2016.

## Ana Claudia Cunha de Souza Augusto

Médico Residente de Anestesiologia do terceiro ano do Hospital das Clínicas da Faculdade de Medicina da Universidade de São Paulo (HCFMUSP).

**Ana Cristina Varellla Bevilacqua**

Médico Residente de Anestesiologia do primeiro ano do Hospital das Clínicas da Faculdade de Medicina da Universidade de São Paulo (HCFMUSP).

**Andrea Faria da Silva**

Curso de Medicina na Faculdade de Medicina de Botucatu da Universidade Estadual Paulista (UNESP). Residência Médica em Anestesiologia no Hospital das Clínicas da Faculdade de Medicina da Universidade de São Paulo (HCFMUSP).

**Andrea Prado Fiurst**

Médico Residente de Anestesiologia do terceiro ano do Hospital das Clínicas da Faculdade de Medicina da Universidade de São Paulo (HCFMUSP).

**Andreza Gonzaga Bartilotti**

Médico Residente de Anestesiologia do terceiro ano do Hospital das Clínicas da Faculdade de Medicina da Universidade de São Paulo (HCFMUSP).

**Antônio Abílio Motta**

Doutor em Medicina pela Faculdade de Medicina da Universidade de São Paulo (FMUSP). Assistente da Disciplina de Imunolgia Clínica e Alergia da FMUSP. Assistente do Serviço de Imunologia Clínica e Alergia do Hospital das Clínicas da FMUSP.

**Antônio Eduardo Zerati**

Doutor em Ciências pela Faculdade de Medicina da Universidade de São Paulo (FMUSP) Coordenador da Equipe de Cirurgia Vascular e Endovascular do Instituto do Câncer do Hospital das Clínicas da FMUSP.

**Bianca Yuki Kanamura**

Médica Residente de Anestesiologia do terceiro ano do Hospital das Clínicas da Faculdade de Medicina da Universidade de São Paulo.

**Bruno Erick Sinedino de Araújo**

Médico Residente de Anestesiologia do terceiro ano do Hospital das Clínicas da Faculdade de Medicina da Universidade de São Paulo (HCFMUSP).

**Camila Tavares Teixeira**

Médica Residente de Anestesiologia do segundo ano do Hospital das Clínicas da Faculdade de Medicina da Universidade de São Paulo (HCFMUSP).

## Carolina Mizumoto

Médica Residente de Anestesiologia do segundo ano do Hospital das Clínicas da Faculdade de Medicina da Universidade de São Paulo (HCFMUSP).

## Claudia Marquez Simões

Doutor em Ciências pela Faculdade de Medicina da Universidade de São Paulo (FMUSP). Médica Supervisora do Serviço de Anestesia do Instituto do Câncer do Estado de São Paulo.

## Daniel de V. B. Elias

Médico Residente de Anestesiologia do primeiro ano do Hospital das Clínicas da Faculdade de Medicina da Universidade de São Paulo (HCFMUSP).

## Daniel Ibanhes Nunes

Médico Anestesiologista do Instituto Central do Hospital das Clínicas da Faculdade de Medicina da Universidade de São Paulo (HCFMUSP). Supervisor da Equipe de Anestesia em Trauma e Emergências do HCFMUSP. Membro da Sociedade de Anestesiologia do Estado de São Paulo (SAESP) e da Sociedade Brasileira de Anestesiologia (SBA). *Affiliate Member* da The American Society of Anesthesiologists.

## Desiree Mayara Marques

Médica Residente de Anestesiologia do terceiro ano do Hospital das Clínicas da Faculdade de Medicina da Universidade de São Paulo (HCFMUSP).

## Domigos Dias Cicarelli

Médico Anestesiologista do Hospital das Clínicas da Faculdade de Medicina da Universidade de São Paulo (HCFMUSP). Médico Anestesiologista do Hospital Universitário da USP. Especialista em Medicina Intensiva pela Associação de Medicina Intensiva Brasileira (AMIB). Título Superior de Anestesiologia pela Sociedade Brasileira de Anestesiologia (TSA-SBA). Doutor em Ciências pela FMUSP.

## Edilson Sérgio de Paula Jr.

Médico Residente de Anestesiologia do terceiro ano do Hospital das Clínicas da Faculdade de Medicina da Universidade de São Paulo (HCFMUSP).

## Elson Alberto Fernandes de Araújo Filho

Médico Residente de Anestesiologia do segundo ano do Hospital das Clínicas da Faculdade de Medicina da Universidade de São Paulo (HCFMUSP).

## Fabíola Prior Caltabelotti

Médica Anestesiologista da Unidade de Terapia Intensiva – Divisão de Anestesia do Instituto Central do Hospital das Clínicas (ICHC)/Faculdade de Medicina da Universidade de São Paulo (FMUSP).

## Fabrício Boechat do Carmo Silva

Médico Assistente da Divisão de Anestesiologia do Hospital das Clínicas da Faculdade de Medicina da Universidade de São Paulo (HCFMUSP). Instrutor do CET/Sociedade Brasileira de Anestesiologia (SBA) do Hospital Beneficência Portuguesa de São Paulo. TSA/SBA.

## Felipe Chiodini Machado

Médico Residente de Anestesiologia do terceiro ano do Hospital das Clínicas da Faculdade de Medicina da Universidade de São Paulo (HCFMUSP).

## Fernando Augusto Tavares Canhisares

Médico Residente de Anestesiologia do segundo ano do Hospital das Clínicas da Faculdade de Medicina da Universidade de São Paulo (HCFMUSP).

## Fernando Bliancheriene

Doutor em Ciências pela Faculdade de Medicina da Universidade de São Paulo (FMUSP)/ Supervisor de Anestesia Obstétrica do Hospital das Clínicas da FMUSP. Corresponsável pelo CET-FMUSP.

## Filomena Regina Barbosa Gomes Galas

Graduada em Medicina pela Universidade Federal do Maranhão (UFM). Título de Especialista em Terapia Intensiva pela Associação de Medicina Intensiva Brasileira (AMIB). Livre-Docente em Medicina na Área de Anestesiologia pela Faculdade de Medicina da Universidade de São Paulo (FMUSP). Professora-Associada do Departamento de Cirurgia – Disciplina de Anestesiologia. Atualmente é Supervisora da Unidade de Terapia Intensiva Cirúrgica e do Serviço de Anestesiologia do Instituto do Coração do Hospital das Clínicas da Faculdade de Medicina da Universidade de São Paulo (InCor-HCFMUSP). Coordenadora da UTI Cardiológica e Unidade Avançada de Insuficiência Cardíaca do Hospital Sírio-Libânes. Coordenadora da UTI Geral do Instituto do Câncer do Estado de São Paulo (ICESP) da FMUSP. Coordenadora da Liga de Anestesiologia, Dor e Terapia Intensiva da FMUSP.

## Francine da Silva Piovesan

Médica Residente de Anestesiologia do terceiro ano do Hospital das Clínicas da Faculdade de Medicina da Universidade de São Paulo (HCFMUSP).

## Gabriel Grudtner Buratto

Médico formado pela Escola Paulista de Medicina da Universidade Federal de São Paulo (EPM-Unifesp). Residência em Anestesiologia pelo Hospital das Clínicas da Faculdade de Medicina da Universidade de São Paulo (HCFMUSP). Bacharel em Psicologia pela Universidade Federal de Santa Catarina (UFSC).

## Guilherme H. Fonseca

Mestre em Medicina pela Disciplina de Hematologia da Faculdade de Medicina da Universidade de São Paulo (FMUSP). Médico Assistente do Hospital das Clínicas da FMUSP e Plantonista da Enfermaria da Hematologia do Hospital Brigadeiro – Unidade de Gestão Assistencial V.

## Guilherme Macruz Feuerwerker

Médico Residente de Anestesiologia do terceiro ano do Hospital das Clínicas da Faculdade de Medicina da Universidade de São Paulo (HCFMUSP).

## Helcio Jangue Ribeiro

Médico Residente de Anestesiologia do segundo ano do Hospital das Clínicas da Faculdade de Medicina da Universidade de São Paulo (HCFMUSP).

## Hélio Minamoto

Médico Assistente-Doutor da Disciplina de Cirurgia Torácica do Hospital das Clínicas da Faculdade de Medicina da Universidade de São Paulo (HCFMUSP).

## Henrique Pires Chakkour

Médico Residente de Anestesiologia do segundo ano do Hospital das Clínicas da Faculdade de Medicina da Universidade de São Paulo (HCFMUSP).

## Hermann dos Santos Fernandes

Graduação em Medicina pela Universidade Federal do Rio Grande do Norte (UFRN). Residência Médica em Anestesiologia pela Universidade de São Paulo (USP). Doutorando em Anestesiologia pela USP.

## Hugo Regino Rocha de Carvalho

Médico Residente da Disciplina de Anestesiologia do Hospital das Clínicas da Faculdade de Medicina da Universidade de São Paulo (HCFMUSP).

## João Nathanael Lima Torres

Médico Residente de Anestesiologia do terceiro ano do Hospital das Clínicas da Faculdade de Medicina da Universidade de São Paulo (HCFMUSP).

## João Victor Barelli

Médico Residente de Anestesiologia do terceiro ano do Hospital das Clínicas da Faculdade de Medicina da Universidade de São Paulo (HCFMUSP).

## Joel Avancini Rocha Filho

Médico Anestesiologista, Supervisor da Equipe de Transplantes do Hospital das Clínicas da Faculdade de Medicina da Universidade de São Paulo (HCFMUSP). Doutor em Ciências Médicas pela FMUSP.

## José Otávio Costa Auler Junior

Professor Titular da Disciplina de Anestesiologia da Faculdade de Medicina da Universidade de São Paulo (FMUSP).

## Julia Fernandes Caselatto

Médica Residente de Anestesiologia do terceiro ano do Hospital das Clínicas da Faculdade de Medicina da Universidade de São Paulo (HCFMUSP).

## Karla Lima Lopes

Médica Residente de Anestesiologia do segundo ano do Hospital das Clínicas da Faculdade de Medicina da Universidade de São Paulo (HCFMUSP).

## Larissa Ono

Médica Residente da Disciplina de Anestesiologia do Hospital das Clínicas da Faculdade de Medicina da Universidade de São Paulo (HCFMUSP).

## Laura Alencar Cavalcante Nascimento Lima

Médica Residente de Anestesiologia do terceiro ano do Hospital das Clínicas da Faculdade de Medicina da Universidade de São Paulo (HCFMUSP).

## Leandro Utino Taniguchi

Professor Colaborador da Disciplina de Emergências Clínicas da Faculdade de Medicina da Universidade de São Paulo (FMUSP). Doutor em Ciências Médicas pela FMUSP. Médico Diarista da Unidade de Terapia Intensiva (UTI) do PSM do Hospital das Clínicas da FMUSP. Médico Plantonista da UTI do Hospital Sírio-Libanês.

## Ludhmila Abrahão Hajjar

Professora Doutora MS3 Disciplina de Cardiologia – Área de Cardiologia Crítica da Faculdade de Medicina da Universidade de São Paulo (FMUSP). Doutora em Ciências pelo Programa de Pós-Graduação em Anestesiologia da FMUSP. Título de Especialista em Cardiologia pela Sociedade Brasileira de Cardiologia (SBC). Título de Especialista em Medicina Intensiva pela Associação de Medicina Intensiva Brasileira (AMIB). Graduada pela Universidade de Brasília/DF. Diretora do Departamento de Pacientes Críticos. Coordenadora da UTI Cirúrgica do Instituto do Coração do Hospital das Clínicas da FMUSP. Coordenadora da UTI Cardiológica do Hospital Sírio-Libanês. Coordenadora da UTI Geral do Instituto do Câncer da FMUSP.

## Luiz Dal Sochio Jr.

Médico Residente de Anestesiologia do segundo ano do Hospital das Clínicas da Faculdade de Medicina da Universidade de São Paulo (HCFMUSP).

## Marcelo Luis Abramides Torres

Professor Doutor da Disciplina de Anestesiologia da Faculdade de Medicina da Universidade de São Paulo (FMUSP)/Supervisor do Serviço de Anestesia do Instituto da Criança do Hospital das Clínicas da FMUSP.

## Marcelo Park

Médico Assistente da UTI Clínica do Hospital das Clínicas da Faculdade de Medicina da Universidade de São Paulo (HCFMUSP).

## Marcelo Waldir Mian Hamaji

Médico Anestesiologista do Serviço de Anestesia do Instituto de Ortopedia do Hospital das Clínicas da Faculdade de Medicina da Universidade de São Paulo (HCFMUSP).

## Marcus Vinicius Sigrist

Médico Residente de Anestesiologia do terceiro ano do Hospital das Clínicas da Faculdade de Medicina da Universidade de São Paulo (HCFMUSP).

## Maria José Carvalho Carmona

Professora-Associada da Disciplina de Anestesiologia da Faculdade de Medicina da Universidade de São Paulo (FMUSP). Diretora da Divisão de Anestesia do Instituto Central do Hospital das Clínicas da FMUSP.

## Mariana Alves Weiss

Médico Residente de Anestesiologia do segundo ano do Hospital das Clínicas da Faculdade de Medicina da Universidade de São Paulo (HCFMUSP).

## Mariana Monteiro

Médica Residente de Anestesiologia do terceiro ano do Hospital das Clínicas da Faculdade de Medicina da Universidade de São Paulo (HCFMUSP).

## Mariana Schettini Soares

Residente em Cirurgia Torácica do Hospital das Clínicas da Faculdade de Medicina da Universidade de São Paulo (HCFMUSP).

## Matheus Fachini Vane

Médico Anestesiologista Assistente da Equipe de Transplantes do Hospital das Clínicas da Faculdade de Medicina da Universidade de São Paulo (HCFMUSP). Doutorando do Programa de Pós-Graduação Disciplina de Anestesiologia da FMUSP.

## Matheus L. da S. Ferro Costa

Médico Residente de Anestesiologia do segundo ano do Hospital das Clínicas da Faculdade de Medicina da Universidade de São Paulo (HCFMUSP).

## Miriam M. Novaes

Médica Residente de Anestesiologia do terceiro ano do Hospital das Clínicas da Faculdade de Medicina da Universidade de São Paulo (HCFMUSP).

## Nancy Brisola Conti

Médica Anestesiologista, Assistente do Hospital das Clínicas da Faculdade de Medicina da Universidade de São Paulo (HCFMUSP). Médica Preceptora da Residência de Anestesiologia do HCFMUSP.

## Narciso Adolfo Nhamutenga

Médico Residente de Anestesiologia do primeiro ano do Hospital das Clínicas da Faculdade de Medicina da Universidade de São Paulo (HCFMUSP).

## Nelson Mizumoto

Médico Supervisor do Serviço de Anestesia do Instituto de Psiquiatria do Hospital das Clínicas da Faculdade de Medicina da Universidade de São Paulo (HCFMUSP).

## Nora Elizabeth Rojas Alvarez

Médica Residente de Anestesiologia do terceiro ano do Hospital das Clínicas da Faculdade de Medicina da Universidade de São Paulo (HCFMUSP).

## Paula de Castro Scherer

Médico Residente de Anestesiologia do terceiro ano do Hospital das Clínicas da Faculdade de Medicina da Universidade de São Paulo (HCFMUSP).

## Paulo Caçador Alexandre

Médico Residente de Anestesiologia do segundo ano do Hospital das Clínicas da Faculdade de Medicina da Universidade de São Paulo (HCFMUSP).

## Paulo Roberto Granela Comarim

Médico em Especialização do Centro de Ensino e Treinamento da Disciplina de Anestesiologia do Hospital das Clínicas da Faculdade de Medicina da Universidade de São Paulo.

## Pedro Henrique Xavier Nabuco de Araújo

Doutor em Medicina pela Disciplina de Cirurgia Torácica e Cardiovascular da Faculdade de Medicina da Universidade de São Paulo. Médico Assistente do Instituto do Câncer do Estado de São Paulo (ICESP).

## Peter Mariano Jonck Gonçalves

Médico Residente de Anestesiologia do segundo ano do Hospital das Clínicas da Faculdade de Medicina da Universidade de São Paulo (HCFMUSP).

## Rafael Priante Kayano

Médico Residente de Anestesiologia do terceiro ano do Hospital das Clínicas da Faculdade de Medicina da Universidade de São Paulo (HCFMUSP).

## Ricardo Hideo Tachibana

Médico Residente do terceiro ano de Anestesiologia do Hospital das Clínicas da Faculdade de Medicina da Universidade de São Paulo (HCFMUSP).

## Rodrigo Barbosa Callado

Médico Residente de Anestesiologia do segundo ano do Hospital das Clínicas da Faculdade de Medicina da Universidade de São Paulo (HCFMUSP).

## Rodrigo Brandão Pinheiro

Médico formado pela Universidade Federal do Ceará (UFC). Anestesista formado pela Faculdade de Medicina da Universidade de São Paulo (FMUSP).

## Rodrigo Viana Quintas Magarão

Médico Residente de Anestesiologia do segundo ano do Hospital das Clínicas da Faculdade de Medicina da Universidade de São Paulo (HCFMUSP).

## Saullo Queiroz Silveira

Médico Residente do terceiro ano de Anestesiologia do Hospital das Clínicas da Faculdade de Medicina da Universidade de São Paulo (HCFMUSP).

**Sérgio Martins Pereira**

Médico Residente de segundo ano do Programa de Residência Médica em Anestesiologia do Hospital das Clínicas da Faculdade de Medicina da Universidade de São Paulo (HCFMUSP).

**Thais Almeida Correa**

Médica Residente de Anestesiologia do terceiro ano do Hospital das Clínicas da Faculdade de Medicina da Universidade de São Paulo (HCFMUSP).

**Thaisa Balestrero Thiele**

Médico Residente do segundo ano de Anestesiologia do Hospital das Clínicas da Faculdade de Medicina da Universidade de São Paulo (HCFMUSP).

**Thiago José Costa dos Santos**

Médico Residente de Anestesiologia do terceiro ano do Hospital das Clínicas da Faculdade de Medicina da Universidade de São Paulo (HCFMUSP).

**Tiago Nery Vasconcelos**

Graduação em Medicina na Faculdade de Medicina da Universidade de São Paulo (FMUSP). Residência Médica em Anestesiologia pelo Hospital das Clínicas da FMUSP.

**Wallace Andrino da Silva**

Médico Anestesiologista pelo Hospital das Clínicas da Faculdade de Medicina da Universidade de São Paulo (HCFMUSP). Pós-Graduando do Programa de Pós-Graduação de Doutorado em Anestesiologia da FMUSP. Título de Anestesiologista pela Sociedade Brasileira de Anestesiologia. Coordenador do serviço de anestesiologia do Hospital Dr. Ruy Pereira dos Santos, Natal/RN.

**William Sanches Zocolaro**

Médico Residente de Anestesiologia do segundo ano do Hospital das Clínicas da Faculdade de Medicina da Universidade de São Paulo (HCFMUSP).

# Prefácio

É com enorme satisfação que prefaciamos este livro da disciplina de Anestesiologia da Faculdade de Medicina da Universidade de São Paulo. A educação médica foi sempre um dos pilares dessa Instituição, buscando continuamente aperfeiçoar-se. Isso tem acontecido na residência de Anestesiologia, que busca, por meio de seus professores e colaboradores, imprimir um caráter de excelência ao programa. Nesse sentido, realiza a reunião quinzenal para discussão de casos clínicos interessantes, que são selecionados pela preceptoria e apresentados pelos residentes em reunião formal.

Devido à riqueza de informação e entendendo que os casos em si, acompanhados de literatura, podem contribuir para o melhor cuidado ao paciente, decidimos compilar esses casos em uma primeira série, de muitas outras que se sucederão.

Desejamos excelente leitura.

José Otávio Costa Auler Junior
Professor Titular da Disciplina de Anestesiologia da FMUSP

# Apresentação

Há alguns anos, semanalmente, nos reunimos com os residentes para uma reunião de discussão de casos clínicos. Dois residentes, sob a orientação de preceptores, levantam os dados pré-operatórios dos pacientes, da sua evolução durante o procedimento anestésico e no pós-operatório.

Médicos de outras especialidades são convidados para participação e, assim, o conteúdo ganha em qualidade. Além da apresentação do caso, com a discussão de eventuais acertos e erros, os residentes responsáveis elaboram uma revisão da literatura sobre o aspecto de maior relevância abordado no caso. Toda a instituição ganha com o resultado dessas reuniões. Acreditamos sinceramente que o maior beneficiário é o nosso paciente.

Pelo tamanho do Hospital das Clínicas da Faculdade de Medicina da Universidade de São Paulo e pela multiplicidade de casos interessantes que durante anos observávamos, julgamos que seria interessante compartilhar esse aprendizado com residentes e anestesiologistas de outras instituições. Dessa percepção, nasceu a ideia de produzir esta publicação. Acreditamos que ninguém ganha com a elitização do conhecimento. Compartilhá-lo é obrigação de quem se torna professor, preceptor ou médico colaborador de uma instituição de ensino como a nossa.

Como o projeto tem a coautoria dos residentes, salientamos o aspecto de aprendizado secundário que adquirem. Levantar a literatura, elaborar uma apresentação e escrever um capítulo é um ganho extra e importante para suas vidas profissionais futuras.

Consideramos este um projeto vivo. Não abrange apenas este volume, nossas reuniões clínicas serão aprimoradas e outras publicações serão geradas. Esperamos tornar este um projeto perene!

Marcelo Luis Abramides Torres
Professor Doutor da Disciplina de Anestesiologia da
Faculdade de Medicina da Universidade de São Paulo

Nancy Brisola Conti
Médica Anestesiologista Assistente e Médica Preceptora
da Residência de Anestesiologia do Hospital das Clínicas da
Faculdade de Medicina da Universidade de São Paulo

# Sumário

# Anafilaxia Perioperatória

# 1

Wallace Andrino da Silva
Paula de Castro Scherer
Felipe Chiodini Machado

Neste capítulo, é apresentado um caso clínico de choque anafilático. Trata-se de complicação possível em qualquer ato anestésico e o anestesista deve estar apto a conduzi-lo. Discutem-se, então, os respectivos diagnóstico e manejo clínico.

## Caso clínico

Paciente do sexo feminino, 40 anos, sem antecedentes importantes, ASA-II por neoplasia maligna da mama esquerda (carcinoma ductal invasivo). Em programação cirúrgica de mastectomia esquerda radical e linfadenectomia axilar, seguida de reconstrução da mama. Realizou quimioterapia neoadjuvante. Nega alergias e uso de medicações.

Ao exame físico, bom estado geral, corada, hidratada, anictérica, acianótica, afebril, eupneica. Aparelhos cardiovascular e respiratório sem alterações.

- peso: 83,3 quilos (kg);
- altura: 1,53 metros (m);
- índice de massa corpórea (IMC): 35,6 kg/m$^2$;
- pressão arterial (PA): 97 × 75 mmHg;
- frequência cardíaca (FC): 93 batimentos por minuto (bpm).

Exames pré-operatórios disponíveis:

- creatinina 0,66 mg/dL;
- ureia 20 mg/dL;
- hemoglobina 11 g/dL;
- hematócrito 34%;
- plaquetas 276.000;
- tempo de atividade de protrombina (TAP/INR) 1,01; e
- tempo de tromboplastina parcial ativada (TTPa/R) 0,86.

Radiografia (RX) de tórax e eletrocardiograma sem alterações.

Antecedentes anestésicos:

- cesárea;
- lipoaspiração; e
- abdominoplastia – procedimentos sem intercorrências.

Preditores de via aérea:

- Mallampati III;
- abertura da boca diminuída (< 3 cm);
- distância esterno-mento < 12,5 cm.

Submetida à anestesia geral balanceada com sevoflurano e peridural contínua (morfina 2 mg). Medicamentos utilizados na indução anestésica: lidocaína 2% (5 mL), midazolam 0,1% (3 mL), fentanil 0,005% (3 mL), propofol 1% (15 mL) e cisatracúrio 0,2% (5 mL). Manutenção da anestesia com propofol, remifentanil e sevoflurano. Adjuvantes administrados: cefazolina 2 g, dexametasona 8 mg e omeprazol 40 mg. Recebeu 2.000 mL de cristaloides no intraoperatório.

Cerca de 1h15min (1 hora e 15 minutos) após o início da cirurgia, a paciente apresentou queda súbita na saturação periférica de oxigênio ($SpO_2$) de 80% e, na capnografia (EtCO2), 18 mmHg. Ausculta pulmonar com murmúrio vesicular diminuído globalmente. Aspirado tubo orotraqueal sem sucesso. Administrado salbutamol 400 mcg via traqueal. A paciente persistiu com hipoxemia severa a despeito do aumento da fração inspirada de oxigênio para 100%. Cateterizada a artéria radial esquerda e passado cateter venoso central em veia jugular interna direita. Houve melhora da hipotensão após titulação de doses de epinefrina intravenosa (IV) (totalizando 150 mcg). Realizado RX de tórax em sala operatória, sem alterações. Iniciada norepinefrina 0,1 mcg/kg/min e nova expansão volêmica com 1000 mL de Ringer-lactato. Colhida gasometria arterial: pH = 7,234; $pO_2$ = 58,9 mmHg; $pCO_2$ = 46,5 mmHg; $HCO_3$ = 18 mEq/L; BE = -7,2; e $SO_2$ = 83,8%.

Optou-se por adiar a programação de reconstrução da mama pela cirurgia plástica e o procedimento foi interrompido por instabilidade hemodinâmica da paciente, tendo sido realizado fechamento primário da pele após mastectomia. Solicitada vaga em unidade de terapia intensiva (UTI). A caminho da UTI, a paciente apresentou eritema difuso e edema em extremidades, reforçando a hipótese de choque anafilático.

Na UTI, a paciente encontrava-se intubada, RASS (sigla em inglês para a escala de Richmond Agitation Sedation) -5, pupilas isofotorreagentes, pressão arterial média (PAM) de 100 mmHg, 0,1 mcg/kg/min de norepinefrina, sistemas cardiovascular e respiratório normais. Optado por suspender cefazolina e iniciar ciprofloxacino profilático, substituído omeprazol por ranitidina e iniciada hidrocortisona. Na tarde do mesmo dia, desmamada a norepinefrina e extubada a paciente, sem intercorrências. Na mesma noite, foi retirado o cateter venoso central, com PAM:70. A paciente apresentava-se consciente, acordada, com controles de sinais vitais adequados, hemodinamicamente estável, sem uso de medicação vasoativa e com exames laboratoriais normais. Recebeu alta da UTI para a enfermaria. No segundo dia de pós-operatório, apresentando controles de sinais vitais normais e ferida operatória em bom aspecto, recebeu alta hospitalar.

## Discussão: Anafilaxia no contexto perioperatório

### Introdução

A despeito da segurança dos procedimentos anestésicos ter aumentado nas últimas décadas, alguns riscos inerentes à anestesia continuam presentes uma vez que o paciente é exposto a uma grande quantidade de fármacos que alteram a fisiologia e a sensibilidade do indivíduo em curto espaço de tempo. Entre esses riscos, destaca-se a anafilaxia, que tem sido reconhecida como uma das causas mais comuns de morte na prática médica. A anafilaxia é definida como uma reação sistêmica grave de hipersensibilidade, de início rápido.[1] É provocada pela atividade farmacológica de mediadores liberados após ativação de mastócitos e basófilos.[1,2]

## Epidemiologia

A anafilaxia perioperatória é um evento adverso grave com incidência que varia entre 1:3500 a 1:20.000 cirurgias. A mortalidade por anafilaxia varia de 3 a 9%. Apesar da gravidade, não é evento muito raro, sendo responsável por 9 a 19% de todas as complicações cirúrgicas e por 5 a 7% de todas as mortes durante a anestesia.[3]

## Mecanismos

A anafilaxia decorre da interação entre o alérgeno e imunoglobulinas específicas (IgE). Estas são produzidas após exposição inicial ao alérgeno em indivíduos suscetíveis e se ligam a receptores de alta especificidade Fc∊RI, localizados na membrana de mastócitos e basófilos. Os linfócitos, eosinófilos e plaquetas ligam-se aos receptores Fc∊RII de baixa especificidade. A fase inicial de sensibilização é assintomática. Quando ocorre reexposição, há ligação cruzada do antígeno com duas moléculas de IgE levando a uma cascata de liberação de mediadores bioquímicos, incluindo histamina, proteases (triptase), mediadores derivados dos fosfolipídeo (prostaglandinas, leucotrienos, tromboxano e fator ativador de plaquetas), citocinas e quimiocinas.[2,4]

As reações anafiláticas não mediadas pelo sistema imune são decorrentes de estimulação farmacológica direta dos mastócitos e basófilos, levando à liberação dos mediadores inflamatórios. Dessa forma, o processo de sensibilização por meio do contato prévio não é necessário, além de poder ocorrer reação cruzada com outras substâncias.[4] A Figura 1.1 adaptada de Simons e colaboradores (2011),[1] exemplifica os diferentes mecanismos de anafilaxia e cita exemplos.

## Diagnóstico e manifestações clínicas

O diagnóstico da reação anafilática é principalmente baseado na história clínica. Sinais e sintomas incluem eritema cutâneo, urticária, angioedema, manifestações gastrintestinais (náuseas, vômitos e diarreia), manifestações respiratórias (sinais de broncospasmo), taquicardia e hipotensão. Durante a vigência da anestesia, especialmente da anestesia geral, não é possível obter sintomas e a verificação de alguns sinais clássicos é prejudicada em relação ao paciente acordado.[1]

Embora não obrigatórias e possivelmente menos frequentes no perioperatório, manifestações cutâneas podem ser vistas em 90% ou mais dos pacientes. Durante a cirurgia, com o paciente coberto e não podendo relatar sintomas como prurido, a percepção desse sinal é mais difícil. A principal causa de mortalidade, decorrente do angioedema de laringe, leva a sintomas como rouquidão, disfagia, tontura e visão turva. Tais sintomas não são relatados pelos pacientes sedados e dificilmente são notados nos pacientes intubado durante a cirurgia.[3]

As manifestações mais comuns e de mais rápida percepção durante a anestesia são diminuição da amplitude de pulso, hipotensão, dificuldade na ventilação mecânica, queda na SpO2 e diminuição no $ETCO_2$, em geral com curva capnográfica sugestiva de distúrbio obstrutivo.[5] Podem ocorrer em qualquer momento durante a anestesia, inclusive com as manifestações cutâneas sendo mais tardias. Noventa por cento das reações ocorrem na indução anestésica, após a administração dos bloqueadores neuromusculares (BNM) e antibióticos (ATB).[6] Em geral, manifestam-se após poucos minutos do uso das principais substâncias causadoras: BNM; ATB; látex; coloides; corantes; e antissépticos. No entanto, pela possibilidade de manifestação tardia, deve-se considerar um fator causal mesmo vários minutos após contato com o paciente. As reações anafiláticas aos antibióticos podem ocorrer tardiamente em cirurgias ortopédicas após a retirada do garrote.[7]

As manifestações clínicas se apresentam com um vasto espectro, variando desde reações de hipersensibilidade leve a choque anafilático e morte. São classificadas em quatro estágios, conforme mostrado na Tabela 1.1.[8] O diagnóstico diferencial de anafilaxia durante anestesia inclui dosagem

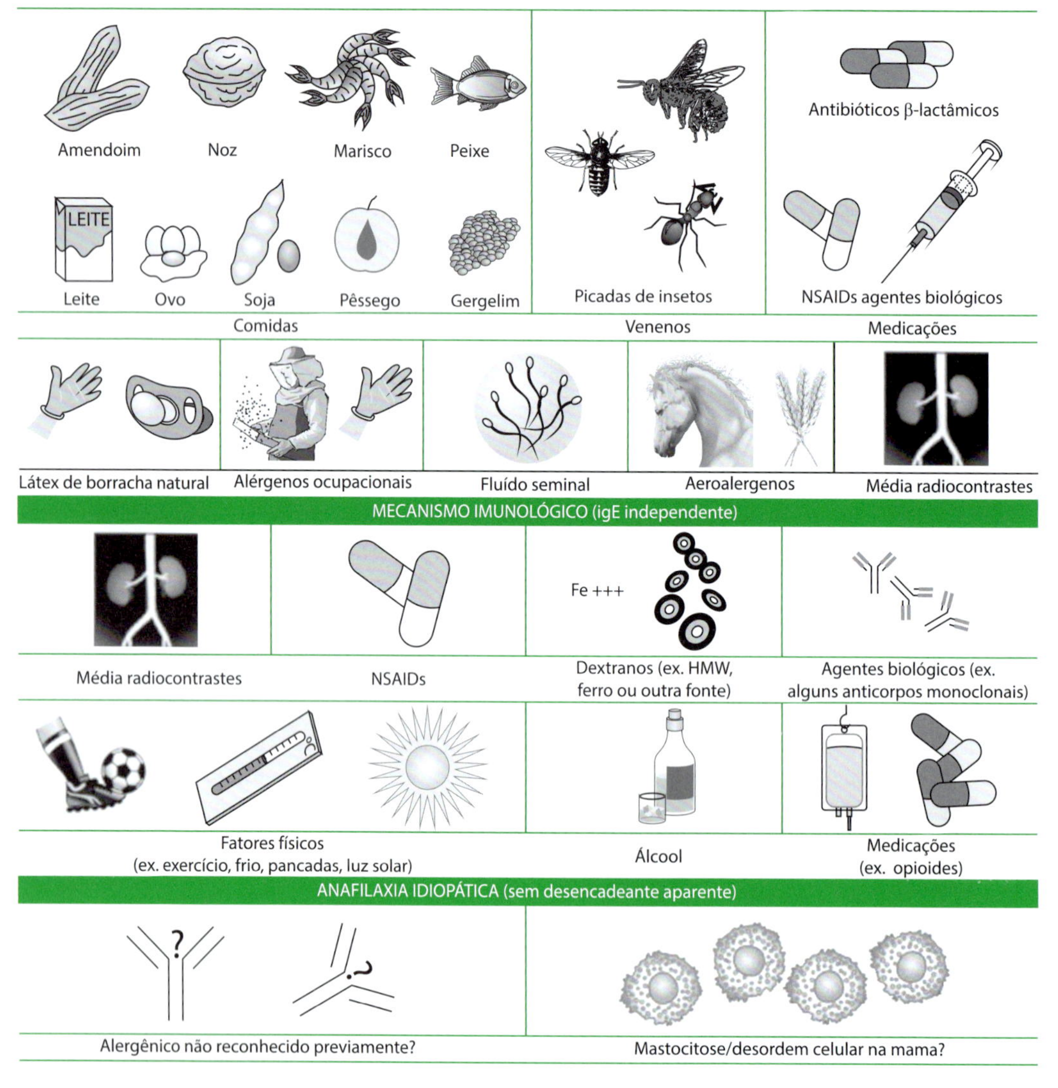


Figura 1.1: Mecanismos e iniciadores de anafilaxia. Fora do ambiente de centro cirúrgico, o quadro mais típico é de anafilaxia dependente de mecanismos imunológicos, em geral iniciado por alimentos, picadas de insetos ou medicações. Dentro do centro cirúrgico, além das medicações, ganham importância a alergia ao látex e contrastes radiológicos. Adaptada de [Simons FER, Ardusso LRF, Bilò MB, et al. World Allergy Organization anaphylaxis guidelines: summary. J Allergy Clin Immunol. 2011;127:587–593.e1–22.].

excessiva ou interação de fármacos, asma, arritmia, infarto agudo do miocárdio, tamponamento cardíaco, edema pulmonar, pneumotórax hipertensivo, choque hemorrágico, embolismo venoso, sepse e mastocitose sistêmica.[2]

Tabela 1.1: Classificação das reações de hipersensibilidade imediata

| Grau | Sinais e sintomas |
|---|---|
| I | Sinais cutâneos generalizados: eritema; urticária com ou sem angioedema |
| II | Moderado envolvimento orgânico multissistêmico: sinais cutâneos; hipotensão; taquicardia; e hiper-reatividade brônquica (tosse e dificuldade ventilatória) |
| III | Grave envolvimento multissistêmico: colapso cardiovascular; taquicardia ou bradicardia; arritmias e broncospasmo. Sinais cutâneos podem estar presentes ou aparecerem após a restauração da pressão arterial |
| IV | Parada cardiorrespiratória |

Adaptado de Dewachter P, Mouton-Faivre C, Emala CW. Anesthesiology 2009;111(5):1141-1150.[8]

## Exames laboratoriais

O diagnóstico da reação de hipersensibilidade é eminentemente clínico. Por seu início e progressão rápidos, frequentemente não é possível, tampouco, necessário lançar mão de exames para o diagnóstico sindrômico.[1]

No entanto, a dosagem sérica de histamina e da triptase, produtos da degranulação dos mastócitos, pode ser ferramenta útil durante a anestesia e deve ser feita sempre que possível. O pico da concentração de histamina ocorre imediatamente após o evento, diminuindo progressivamente, com meia-vida de aproximadamente 20 minutos. Valores maiores do que 25 mcg por litro (mcg/L) sugerem um mecanismo mediado por IgE. Em ativações não imunológicas de mastócitos, esse valor também é elevado, mas a patamares menores do que 25 mcg/L. Reações imunológicas imediatas podem apresentar triptase mais baixa, quando, em geral, ocorrem por mediação de basófilos.[3] O pico do nível sérico de triptase ocorre em 30 minutos, com meia-vida de aproximadamente 120 minutos, com valores alterados até 12 a 24 horas após o início da reação. Apresenta sensibilidade de 64%, especificidade de 89,3%, valor preditivo positivo de 92,6% e valor preditivo negativo de 54,3%. Se os níveis iniciais estão aumentados, o diagnóstico de anafilaxia é provável. No entanto, deve-se comparar posteriormente com nova dosagem de triptase (pelo menos 48 horas).[9]

Dosagens específicas de IgE sofrem inúmeras limitações no Brasil, estando disponíveis para látex, penicilina, ampicilina, amoxicilina e insulina. Não são usadas para diagnóstico perioperatório, mas colhidas em consulta com especialista entre 4 e 6 semanas após a reação.[9]

Teste cutâneo associado à história clínica de anafilaxia continua sendo a principal forma de diagnóstico etiológico de uma reação de hipersensibilidade mediada por IgE. Os testes podem ser intradérmicos ou cutâneos (*Prick Test*) ou Punctura, realizados após 4 a 6 semanas da reação alérgica. São mais utilizados para os casos de alergia a BNM e β-lactâmicos, podendo permanecer positivo por anos no caso dos BNM.[10]

## Agentes causais

Qualquer substância utilizada durante uma anestesia pode desencadear reação anafilática, sendo os BNM os mais frequentes (50 a 70 %), seguidos pelo látex (12 a 16,7%) e antibióticos (15%).[11]

Entre os BNM, a succnilcolina parecer ser o principal agente causador de anafilaxia. Em contrapartida, o pancurônio e o cisatracúrio apresentam menores incidências. A anafilaxia relacionada ao rocurônio tem aumentado nos últimos anos.[11] Essa heterogeneidade, provavelmente, decorre de variações moleculares envolvendo os íons amônio.[12] Reações cruzadas podem ocorrer em 60 a 70% dos casos, sendo mais comum com aminoesteroides do que com benzilisoquinolinas. A anafilaxia sem exposição prévia a BNM tem incidência de 15 a 50%, fato explicado por possíveis reações cruzadas com IgE formado previamente por contato com epítopos contendo grupo amônio. Reações não imunomediadas são menos graves do que as mediadas por IgE, representam 20 a 70% dos casos e surgem, principalmente, com benzilisoquinolinas e o aminoesteroide rapacurônio.[13]

A prevalência da alergia a látex varia de acordo com a população, sendo mais prevalente em pacientes submetidos a repetidos procedimentos cirúrgicos, portadores de espinha bífida, profissionais de saúde e pacientes com história de alergia alimentar a algumas frutas (banana, kiwi, amendoim, maracujá, abacate e abacaxi).[2]

As penicilinas e cefalosporinas representam 70% das anafilaxias perioperatório relacionadas a antibióticos. Reação cruzada ocorre mais frequentemente entre penicilina e cefalosporinas de 1ª geração, sendo menos comum com as demais gerações.[2] Com o aumento do uso da vancomicina como profilaxia antimicrobiana cirúrgica, o número de eventos adversos vem aumentando, sendo a maior parte relacionada à síndrome do homem vermelho. Essa síndrome está associada à rápida infusão de vancomicina, ocasionando degranulação de basófilos, simulando uma reação alérgica (reação não imunológica ou não alérgica).[14] As quinolonas são a terceira classe de antibióticos relacionada com a anafilaxia perioperatória.[2]

Anafilaxia relacionada com agentes hipnóticos, anestésicos locais e opioides é rara. Morfina, codeína e petidina induzem ativação direta não específica de mastócitos na pele, mas não no coração e pulmão, provocando reação limitada a prurido, urticária e hipotensão leve. Essas manifestações são, frequentemente, confundidas com anafilaxia.[2] Pode ocorrer reação cruzada entre morfina e codeína.[6]

Outros agentes responsáveis por anafilaxia perioperatória são os coloides, aditivos, anti-inflamatórios não esteroidais e protamina.[6]

## Fatores de risco

O principal fator de risco para anafilaxia perioperatória é a história prévia de reações de hipersensibilidade perioperatórias. Em situações de emergência em que não seja possível obter informações sobre a história pregressa do paciente, deve-se optar por anestesia regional sempre que possível. Em caso de anestesia geral, anestésicos halogenados devem ser priorizados visto que não há relato de alergia a tais agentes. Nos pacientes com história de alergia a látex ou com fatores de risco, o ambiente cirúrgico isento de látex deve ser preparado.[2] Pacientes atópicos, sem alergia conhecida, não são considerados de alto risco para anafilaxia perioperatória.[15]

## Tratamento

O objetivo primário do tratamento da anafilaxia é interromper o contato com o agente causal, devendo ser interrompidas a cirurgia e a administração de todas medicações, caso seja possível. Ofertar oxigênio a 100%. A epinefrina é o agente de escolha para a maioria dos casos. O tratamento deve ser individualizado dependendo da gravidade do quadro clínico.[2] A Tabela 1.2 resume o tratamento da anafilaxia.

Tabela 1.2: Tratamento da anafilaxia durante anestesia

| **Manejo primário** |
|---|
| • Remover a exposição ao agente iniciador ou provavelmente iniciador da anafilaxia. Descontinuar infusões de medicações, principalmente as com maior risco de anafilaxia.<br>• Acessar rapidamente vias aéreas e circulação e verificar alterações do *status* mental não proveniente de anestésicos e sedativos. |
| Epinefrina intramuscular<br>• O *guideline* da "World Allergy Organization" recomenda uma dose de 0,01 mg/kg de epinefrina 1:1.000 (0,1% ou 1 mg/mL), até a dose máxima de 0,5 mg em adultos ou 0,3 mg em crianças. A epinefrina deve ser usada intramuscular no vasto-lateral (coxa) e repetida em 5 a 15 min se necessário, a maioria dos pacientes responde a 1 ou 2 doses.[1]<br>• Existe a descrição de uso de doses endovenosas tituladas de acordo com a gravidade, sendo repetidas a cada 1 a 2 min se necessário. Se doses elevadas forem necessárias, iniciar infusão contínua na dose inicial de 0,05-0,1 mcg/kg/min. A dose recomendada não é estabelecida, variando nos artigos desde 10 mcg até 200 mcg. Dosagem excessiva pode levar a estados de taquiarritmias e infarto agudo do miocárdio, entre outras complicações. |
| Hidratação<br>• Cristaloides: 10-25 mL/kg por 20 min, podendo repetir se necessário.<br>• Coloides: 10 mL/kg por 20 min, podendo repetir se necessário. Evitar se suspeitar de que tenham sido a causa. |
| Anafilaxia resistente à epinefrina<br>• Glucagon (se usuário de betabloqueadores): dose inicial 1-5 mg/kg IV, seguido de infusão contínua de 1-2,5 mg/h<br>• Epinefrina: dose inicial 0,05-0,1 mg/kg/min IV<br>• Vasopressina: 2 a 10 UI IV até resposta |
| **Manejo secundário** |
| Broncoespasmo:<br>• Utilizar β2-agonistas |
| Anti-histamínicos<br>• Antagonista H1: difenidramina 0,5-1 mg/kg IV<br>• Antagonista H2: ranitidina 50 mg IV |
| Corticosteroides<br>• Adultos: hidrocortisona 250 mg IV ou metilprednisolona 80 mg IV<br>• Crianças: hidrocortisona 50-100 mg IV ou metilprednisolona 2 mg/kg IV |

Legenda: min = minuto(s); h = hora(s); IV = intravenosa. Adaptada de: Mertes, P.M., et al., *Perioperative anaphylaxis.* Med Clin North Am, 2010. 94(4): p. 761-89. Simons FER, Ardusso LRF, Bilò MB, et al. World Allergy Organization anaphylaxis guidelines: summary. J Allergy Clin Immunol. 2011;127:587–593.e1–22.

## Referências bibliográficas

1. Simons FER, Ardusso LRF, Bilò MB, et al. World Allergy Organization anaphylaxis guidelines: summary. J Allergy Clin Immunol. 2011;127:587–593.e1–22.
2. Mertes, P.M., et al., Perioperative anaphylaxis. Med Clin North Am, 2010. 94(4): p. 761-89, xi.
3. Galvão, V. R., et al., Perioperative Anaphylaxis. Curr Allergy Asthma Rep (2014) 14:452
4. Hedin, H. and W. Richter, Pathomechanisms of dextran-induced anaphylactoid/anaphylactic reactions in man. Int Arch Allergy Appl Immunol, 1982. 68(2): p. 122-6.
5. Baumann, A., et al., Refractory anaphylactic cardiac arrest after succinylcholine administration. Anesth Analg, 2009. 109(1): p. 137-40.

6. Mertes, P.M. and M.C. Laxenaire, Allergic reactions occurring during anaesthesia. Eur J Anaesthesiol, 2002. 19(4): p. 240-62.
7. Laxenaire, M.C., et al., [Anaphylactic shock after tourniquet removal in orthopedic surgery]. Ann Fr Anesth Reanim, 1996. 15(2): p. 179-84.
8. Dewachter, P., C. Mouton-Faivre, and C.W. Emala, Anaphylaxis and anesthesia: controversies and new insights. Anesthesiology, 2009. 111(5): p. 1141-50.
9. Mertes, P.M., et al., Anaphylactic and anaphylactoid reactions occurring during anesthesia in France in 1999-2000. Anesthesiology, 2003. 99(3): p. 536-45.
10. Soetens, F.M., Anaphylaxis during anaesthesia: diagnosis and treatment. Acta Anaesthesiol Belg, 2004. 55(3): p. 229-37.
11. Mertes, P.M., et al., Anaphylaxis during anesthesia in France: an 8-year national survey. J Allergy Clin Immunol, 2011. 128(2): p. 366-73.
12. Baldo, B.A. and M.M. Fisher, Anaphylaxis to muscle relaxant drugs: cross-reactivity and molecular basis of binding of IgE antibodies detected by radioimmunoassay. Mol Immunol, 1983. 20(12): p. 1393-400.
13. Mertes, P.M., et al., Hypersensitivity reactions to neuromuscular blocking agents. Curr Pharm Des, 2008. 14(27): p. 2809-25.
14. Renz, C.L., et al., Antihistamine prophylaxis permits rapid vancomycin infusion. Crit Care Med, 1999. 27(9): p. 1732-7.
15. Mertes, P.M., et al., Reducing the risk of anaphylaxis during anaesthesia: guidelines for clinical practice. J Investig Allergol Clin Immunol, 2005. 15(2): p. 91-101.Ipsus ius estorporem. Faci te offictia veliqui te namet qui omnimus voloreserit occum quatatiorum volorrovidit endi sit eatqui nis aut voluptas simpor alibus enihicitat faccus niminullabor maio dicaecti ommodis audit, comnis qui volupta tectur, cus ipsanimet od qui re corit ut et arum qui qui cum volore ne officil isciistemo blaboritia comniae re es doloreperio. Ferumqu isciducient, officitiis maio consecte voluptas ea nos expliquis eum ex et alique incto ium harum aut quame enihitat aut faceped itatinulpa verepeles volupidus rerovit, soluptat.
16. Catias sitem est alicia simpera dolut quos sitis aliassinciae sinctia solorro quam que id ut inus et quodis demolupta iundi ut et ommo quam, sinte pa voluptatusam facima non con nimagnatur sunt, ipienis ut omnimus es quunt.
17. Et quatis simenti andandestem ad ullistia aut volores aut voles inullabori quam, omnis ipsandit inciis que dolorest, nis volorepudam id expernate optatur aliberferum autatem ipsa voles ditium fuga. To doles expersp eribusdae voluptasped modicit, que odipsa cus, con eatione sus dolorup icipis as recatur sinverc iditas aboria doloribea nis ratem et fugition numquos ilia volo excea sinctat iaspisquia cus molorecae soluptaspe ad ullatur similique nos quiatur, nist, corenis voloreprem eius dipieni duntem harumqui denet aditiis dolor maximus eossimus nus a con con nos aut optatur, quament explit volupta ecepudi aut ut voleni cum fugiae prehend itatquia que expliqu assimincto et oditium erspelis non remporissit aut lab iuntus.
18. Arionseque quia que maximus sam natectem vent, simin nihillaut unteceped ut accus autates pra doloreius mod ut et veniento te digendae voluptae voleseque laborum inveliquas et omnis imus duciam secest adit autas essum fugitas moluptas maximus mod exernam et reperspidem aut deles voluptat ium experum hicit, quae dit ad exererspelis cor mi, veribus, cus siti coria cum, omnime et rehendant dollatet que pe veri doluptaque si volum quaectur alit, quid eium aut eum a quo vendit, coriaspidus sa vid que nos as dolut volore eium voles natinvel inus quia as dolupis cus sunt.
19. Nate explacia deliantum cum ute provid esed eatia de pereius, omnimolor aut ius digendam facium, sa qui tempore ipsam qui reptis conseque volorem rem iusae ea volupis dundaec aerionsecab il intotatemque del in resequi ut laccuptat la doluptat rae simet, quia volor molendi tasperita porrum volupti simpos sitiis exceped ut aut quodi sitatem atesedi acea quiate doloressint.
20. Epro doluptur sinciate ped ut mincitatem landebit voluptas simusdae prorerum aliam evelicidunt quunt.
21. Quid eum rae quia commodi ullaboribusa vellut quis expel invellibuste voluptas quis et repedis explitio in evel ipsae poratur? Quiae. Et landebitem. Voloria quatem lam que pre, offici dolorum et, vellupiet ent laciliquibus sam sum ius, quod ut rem. Tionse eos aut ut ut adia corit ilite ped ut ra dolorem. Ur restium estrum faccusandam asinimendit quos rest, nonesto maximinimil id quas pore, verro maximod ipsamet vit vello quaesse quostius dolupturiore dolupta turios pa volecaborero tem fuga. Perro invelique dolupta temperes sam que doluptiossus esequae dictae minctasinum que num aniet libus, explia sum iditio blam excearum di reped ut et qui verunt earumqu iatus, utessit atiist ut aut eatur, net liquam lam int et odictias et odit que simolla voluptatiis sin eum, ut eate provide liquis doluptas sitiate niatquame autatio. Unt volorem ne volorum quas num sitaquasim fugia dolorep erspellis sum laut eum eostis aut intiaspisto vent laut esectem porerro que vitem dellatetur moluptatquis dolendio estist fugita voluptam conserio endelessin cum incitat ionecto ium faccuptate prat.
22. Tem as modio. Mus esci sam quodita ne laut aborem quo magnia dolupta verum qui ommolori que pa sequid erchill uptur?

# Bloqueio Neuromuscular Prolongado após Uso de Succinilcolina - Deficiência de Pseudocolinesterase

2

Hermann dos Santos Fernandes
Francine da Silva Piovesan
Bianca Yuki Kanamura
Claudia Marquez Simões

Apresentaremos, a seguir, um caso clínico de uma jovem que, submetida à anestesia geral com succinilcolina para colocação de balão intragástrico via endoscópica, não desperta nem esboça esforço respiratório após decorrido tempo suficiente para metabolização das medicações utilizadas, sendo o quadro revertido apenas com a administração de plasma fresco congelado. Discutiremos o diagnóstico e o manejo clínico da deficiência de pseudocolinesterase.

## Caso clínico

Paciente do sexo feminino, 40 anos de idade, obesidade mórbida, com peso de 133 quilos (kg), portadora de hipertensão arterial sistêmica em uso de bloqueadores de canal de cálcio e hidroclorotiazida, foi submetida à colocação eletiva de balão intragástrico por endoscopia digestiva alta, sob anestesia geral. Após verificação de aparelhos, identificação e venóclise, a paciente foi pré-oxigenada com Oxigênio ($O_2$) a 100% por 4 minutos, realizada indução venosa com midazolam 2 mg, fentanil 200 mcg, propofol 200 mg, succinilcolina 50 mg, seguida por ventilação manual e intubação orotraqueal com tubo simples com cuff nº 8,5 sob laringoscopia direta, sem intercorrências, com posição verificada por ausculta pulmonar e capnografia. Mantida em ventilação mecânica, sob efeito de propofol em infusão venosa contínua em bomba de infusão alvocontrolada com alvo médio de 2,5 ng/mL de concentração plasmática. O procedimento terminou após 30 minutos da indução da anestesia, momento em que a infusão contínua de propofol foi interrompida. Após 15 minutos, a paciente não desperta, não esboça esforço respiratório espontâneo e começa a apresentar elevação dos níveis tensionais e de frequência cardíaca. Passados mais 5 minutos, foram administradas, por via venosa, gluconato de cálcio 2 g e solicitada vaga na unidade de terapia intensiva (UTI). Sem mudanças no quadro, foi reiniciado propofol contínuo, e administrada hidralazina 5 mg, via venosa, para controle tensional. Após 45 minutos dessa conduta, interrompeu-se novamente a infusão de propofol, observando-se nova elevação dos níveis tensionais e de frequência cardíaca, sem respiração espontânea ou despertar da paciente. Após 45 minutos sem mudança no quadro, foi colhida uma gasometria arterial com o seguinte resultado:

- pH = 7,28;
- $pO_2$ = 174,5 mmHg;
- $pCO_2$ = 47,6 mmHg;
- $HCO_3$ = 22 mEq/L;
- BE = -4,5;
- Na = 134 mEq/L;
- K= 4,0 mEq/L;
- Ca = 4,58 mEq/L;
- Hb = 14,4 g/dL;
- Htc = 44,8%;
- Lac = 8,0 mg/dL;
- Gli = 124 mg/dL.

Após mais de 20 minutos, feita a hipótese diagnóstica de deficiência de pseudocolinesterase, foi administrada uma unidade de plasma fresco congelado por via venosa e, após 25 minutos do início da infusão do plasma, a paciente apresentou respiração espontânea com parâmetros mínimos tornando possíveis sua extubação e despertar. Encaminhada para unidade de recuperação pós-anestésica, onde permaneceu por 2 horas, sem intercorrências.

## Bloqueador neuromuscular despolarizante: succinilcolina

Introduzida em 1952, por Thesleff e Foldes,[1] a succinilcolina é o único bloqueador neuromuscular despolarizante utilizado na prática clínica atual. Apesar de uma série de efeitos indesejáveis, é uma medicação que ainda mantém popularidade por ser o único relaxante muscular de início ultrarrápido (30 segundos) e de duração ultracurta (caracteristicamente inferior a 10 minutos), entre os bloqueadores neuromusculares.[2]

Também conhecida como diacetilcolina e suxametônio, a succinilcolina consiste estruturalmente em duas moléculas de acetilcolina unidas (Figura 2.1), fato responsável pelo seu mecanismo de ação, metabolismo e efeitos colaterais. Tem seu uso mais frequente perante casos de provável intubação difícil e na indicação de intubação por sequência rápida.[3]

Utilizada rotineiramente na dose de 1-1,5 mg/kg ($DE_{95}$ 0,5-0,6 mg/kg), produz relaxamento muscular do tipo fase I (agonista dos receptores nicotínicos de acetilcolina, com fechamento dos canais de sódio por despolarização contínua da fibra muscular). O uso de grandes doses e a

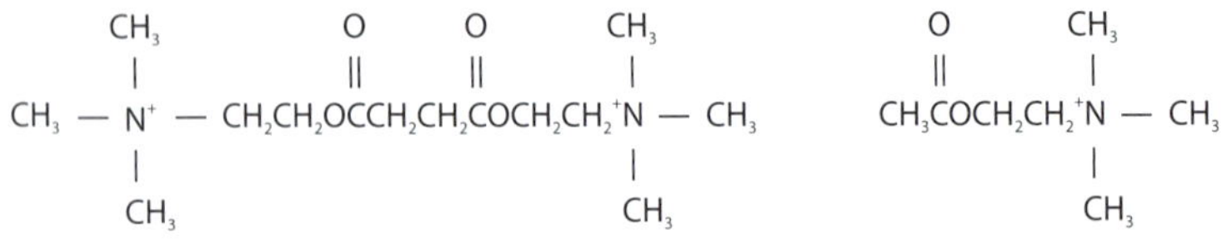

```
  CH3               O     O          CH3            O       CH3
   |                ||    ||          |             ||       |
CH3 — N+ — CH2CH2OCCH2CH2COCH2CH2+N — CH3        CH3COCH2CH2+N — CH3
   |                                  |                      |
  CH3                                CH3                    CH3

             Succinilcolina                          Acetilcolina
```

Figura 2.1: Estrutura da molécula de succinilcolina, também conhecida como diacetilcolina e suxametônio.

associação com outros fármacos que podem causar dessensibilização dos canais nicotínicos ou infusão contínua prolongada podem acarretar bloqueio de fase II, semelhante ao efeito de medicações adespolarizantes.[2]

Apesar de qualidades diferenciais, a succinilcolina apresenta inúmeros efeitos adversos negativos que podem limitar seu uso: fasciculações e dor muscular pós-operatória; aumento das pressões intragástrica, intraocular e intracraniana; bradicardia (principalmente em crianças); hipercalemia; e, o mais temido, hipertermia maligna – uma doença genética com penetrância variável que pode ser desencadeada pelo uso da succinilcolina e/ou de agentes anestésicos halogenados.[3]

Seu rápido início de ação se deve à sua baixa lipossolubilidade. O metabolismo dessa medicação é realizado por uma enzima plasmática chamada pseudocolinesterase (colinesterase plasmática ou butirilcolinesterase). Essa enzima é produzida pelo fígado e é responsável pela rápida hidrólise da succinilcolina no plasma, o que lhe confere curto tempo de duração do bloqueio neuromuscular.[4]

Redução na atividade da pseudocolinesterase com consequente aumento no tempo de recuperação do bloqueio produzido pela succinilcolina pode estar presente em várias situações, tais como gravidez, doenças hepáticas, hipotireoidismo, câncer, plasmaférese, administração prévia ou simultânea de anticolinesterásicos, intoxicação por organofosforados, quimioterápicos e alterações genéticas (pseudocolinesterase atípica ou deficiência de pseudocolinesterase).[5]

## Deficiência de pseudocolinesterase

A pseudocolinesterase é produzida pelo fígado e pode ser encontrada na maioria dos tecidos humanos, com exceção das hemácias. A deficiência de pseudocolinesterase é uma alteração adquirida ou genética do metabolismo dos ésteres de colina, tais quais succinilcolina, mivacúrio e anestésicos locais do tipo ésteres. A consequência mais descrita dessa condição é o prolongamento do bloqueio neuromuscular e da apneia após administração de succinilcolina e mivacúrio.[6]

## Variantes genéticas da deficiência de pseudocolinesterase

Existem 65 tipos de deficiência hereditária de pseudocolinesterase que podem causar de prolongamento mínimo até extremo de paralisia e apneia após uso de succinilcolina.[6] As mais comuns são as que seguem (Tabela 2.1):

- Atípica ou resistente à dibucaína: foi a primeira variante descoberta e descrita. O anestésico local dibucaína era usado como um inibidor, e a benzocaína como substrato para determinar a atividade da pseudocolinesterase. O termo "número de dibucaína" foi aplicado significando o percentual de inibição da atividade da enzima pela dibucaína. Um número de dibucaína maior do que 70 é considerado normal ou típico. Um valor entre 40 e 70 é tido como intermediário (heterozigoto). E um valor menor do que 20 é classificado como atípico (homozigoto). Um indivíduo com número de dibucaína normal reage regularmente à succinilcolina, um heterozigoto pode ter uma resposta normal ou minimamente prolongada e um homozigoto pode apresentar apneia e paralisia prolongada de até 2 horas ou mais. Heterozigotos atingem 1:25 a 1:50 indivíduos da população geral, enquanto homozigotos atingem 1:3.000.

- Resistente ao fluorito: ao se usar fluorito de sódio como inibidor, foi encontrado que alguns indivíduos com números de dibucaína normais tinham números baixos de fluorito e alguns com números intermediários de dibucaína apresentavam números ainda menores de fluorito. Foi assim descoberto o genótipo fluorito resistente. Um número normal de fluorito situa-se entre 55 e 65. Homozigotos para esse gene apresentam sensibilidade moderada para succinilcolina.
- Variante silenciosa: rara e complexa, resulta da relativa falta de atividade da pseudocolinesterase. Um indivíduo homozigoto para essa variante, quando exposto a succinilcolina ou mivacúrio, apresentará paralisia e apneia profundas e prolongadas, dependendo a duração de ação única e exclusivamente dos meios para eliminação do medicamento. Sua frequência atinge 1:100.000 pessoas na Europa e na América do Norte, atingindo 4% na comunidade de Vysya, na Índia.
- Variante K: segunda variante mais comum do gene *BChE*, depois do tipo selvagem. Responsável por uma redução de 30% na atividade enzimática, com mínima significância clínica quando ocorrendo isoladamente. Entretanto, em 89% dos casos em que a variante atípica é identificada, a variante K também existe, levando a um maior efeito clínico. A combinação de variante K e de causas adquiridas de deficiência de pseudocolinesterase pode potencializar a diminuição da atividade da enzima, levando a um quadro clinicamente importante. Diagnóstico dessa variante requer sequenciamento de DNA.

Tabela 2.1: Tipos comuns de deficiência hereditária de pseudocolinesterase.

| Variante | Frequência | Atividade | Sensibilidade | Tempo de bloqueio |
|---|---|---|---|---|
| Tipo selvagem | 98% da população geral | Normal | Resposta normal à succinilcolina | 5 min |
| Atípica | Homozigoto: 1/3.000-1/10.000 | Homozigoto: redução de 70% | Homozigoto: muito sensível | > 2 h |
| | Heterozigoto: 1/25 | | Heterozigoto: apneia prolongada ocasional | |
| Resistente ao fluorito | Homozigoto: 1/150.000 | Redução em 60% | Sensibilidade moderada | 1-2 h |
| Silenciosa | Homozigoto: 1/10.000-8/10.000 | Sem atividade | Homozigoto: sensibilidade extrema | 3-4 h |
| Kalow (K) | Homozigoto: 1/65 | Redução em 30% | Homozigoto: sensibilidade leve | < 1h |

## Testes diagnósticos[4]

- Monitorização da junção neuromuscular: é o teste clínico que poderá fazer a confirmação inicial da suspeita clínica em um caso de apneia prolongada após a administração de succinilcolina. O padrão da monitorização da junção neuromuscular será semelhante a um bloqueio neuromuscular causado por agentes adespolarizantes, apresentando fadiga na sequência de quatro estímulos.

- Exames bioquímicos: a atividade colinesterase sérica pode determinar se há um defeito quantitativo na função da enzima. O normal é descrito como valores de 3.200 a 6.600 UI/L. A dibucaína e o fluorito, já citados, são os mais comuns testes de inibição. São exames cujo benefício é determinar se existe uma deficiência, mas não são acurados para definir o genótipo dos pacientes.
- Testes moleculares: reação de cadeia de polimerase (PCR) possibilitam a identificação qualitativa e quantitativa de variantes do gene *BChE* e a genotipagem correta pode ocorrer. Infelizmente, é uma tecnologia cara; disponível, na maioria das vezes, para propósitos de pesquisa.
- Testes rápidos: um teste com reagentes à base de fenol está sendo desenvolvido para diagnóstico rápido da deficiência da pseudocolinesterase, mas ainda não está disponível para uso clínico.

## Condições adquiridas que influenciam a atividade da pseudocolinesterase

- Hepatopatias: a pseudocolinesterase é produzida pelo fígado. Sua produção é diminuída quando a função hepática está combalida. Cirrose, insuficiência hepática, hepatite e abcesso hepático apresentam diminuição da atividade dessa enzima.
- Nefropatia: doença renal se relaciona com diminuição dos níveis de pseudocolinesterase.
- Desnutrição: como consequência ao déficit de síntese de proteínas nesses pacientes, a produção hepática da pseudocolinesterase também decresce, podendo acarretar apneia e paralisia prolongadas após uso de succinilcolina em pacientes desnutridos.
- Gravidez: reduções na atividade da pseudocolinesterase se iniciam na 10ª semana e normalizam-se entre 10 dias e 6 meses após o parto. Gestantes com HELLP síndrome apresentam pseudocolinesterase abaixo dos níveis normais.
- Malignidade: diminuição dos níveis de pseudocolinesterase associa-se à presença de carcinoma. Neoplasias hepáticas demonstraram o maior grau de redução, seguidas de neoplasias pulmonar, gastrintestinal, geniturinária e mamária.
- Queimados: extensão e severidade da queimadura se correlacionam com reduções na atividade da pseudocolinesterase. Os menores níveis são evidenciados 5 a 6 dias após a queimadura.
- Circulação extracorpórea (CEC): as reduções de pseudocolinesterase nessa condição atingem até 37% no início da CEC, com valores persistentemente baixos após o término. A provável razão para esse fato é a hemodiluição inerente a esse procedimento.
- Hanseníase: diminuição da atividade da pseudocolinesterase é mais intensa nas formas de hanseníase lepromatosa.

## Medicamentos que influenciam a pseudocolinesterase

Anticolinesterásicos (neostigmine), por definição, inibem as colinesterases de forma geral, inclusive a pseudocolinesterase. Dessa forma, podem retardar o metabolismo da succinilcolina, resultando em ação prolongada (paralisia e apneia prolongadas).[6]

Pancurônio é um bloqueador neuromuscular adespolarizante que apresenta uma atividade anticolinesterásica intrínseca. Há uma redução de cerca de 40% na colinesterase sérica 45 minutos após a injeção de pancurônio.[2]

Inseticidas organofosforados diminuem a atividade da pseucolinesterase em até 50% seus níveis normais.[3]

A ciclofosfamida gera uma redução dose-dependente da pseudocolinesterase.[6]

A tacrina, usada para o tratamento da doença de Alzheimer, pode prolongar a duração da paralisia causada pela succinilcolina em até 11 minutos.[6]

Os inibidores da receptação de serotonina, de maneira geral, levam à inibição da colinesterase plasmática, principalmente a serotonina. Habitualmente, em doses terapêuticas não há alteração do efeito clínico da succinilcolina, no entanto já existem relatos, na literatura, do prolongamento do efeito.[6]

O bambuterol, um broncodilatador, reduz a atividade da colinesterase plasmática em até 90%, elevando o tempo de ação do mivacúrio em até quatro vezes, comparado com controles.[2]

## Tratamento da deficiência da pseudocolinesterase

Não há cura para a deficiência de pseudocolinesterase. Mas existem algumas condutas para abreviar o bloqueio neuromuscular prolongado após uso de succinilcolina ou mivacúrio em pacientes portadores dessa condição. A administração de sangue total, plasma fresco congelado e colinesterase sérica humana é uma das intervenções descritas na literatura, no entanto a manutenção da sedação para aguardar a metabolização do fármaco é a conduta mais recomendada.[6]

O uso dos hemocomponentes citados abrevia a recuperação do bloqueio motor, porém pode ser conduta que expõe o paciente a risco desnecessário. O uso de colinesterase sérica humana parece ser mais seguro, com riscos de transmissão de doenças comparável aos da albumina humana, mas é um produto caro e não plenamente disponível. Todos os indivíduos, eventualmente, se recuperarão, de forma espontânea, da apneia e da paralisia prolongadas, com tempo da recuperação dependendo dos fatores genéticos e adquiridos. Considera-se o melhor e mais seguro tratamento esperar a recuperação espontânea.[6]

A Figura 2.2 apresenta um fluxograma de conduta frente a um caso de apneia prolongada após o uso de succinilcolina.

Quando se suspeita que o indivíduo tem uma deficiência de pseudocolinesterase, ele deve ser encaminhado para investigação e exames diagnósticos devem ser solicitados, incluindo a investigação seus familiares. São essenciais o esclarecimento do paciente e o uso de alguma identificação, principalmente pelo risco de uso da succinilcolina para cirurgias de urgência e emergência.

## Referências bibliográficas

1. Foldes FF, McNall PG, Bonego-Hinoja JM. Succinylcholine, a new approach to a muscular relaxation in anesthesiology. N England J Med 1952; 247: 590-600
2. Braga AFA, Potério GMB. Bloqueadores neuromusculares e antagonistas. In:Tratado de Anestesiologia SAESP. 7 ed. 2011. Vol. 1. 707-731.
3. Morgan GE, Mikhail MS, Murray MJ. Anestesiologia clínica. 4 ed. 2010.
4. Nagpal N, Chowdhary S, Bhattacharyya R, Banerjee D. A color-reaction-based rapid screening for null activity of butyrylcholinesterase: A step toward point-of-care screening for succinylcholine apnea. Biotechnology and applied biochemistry 2015;62:154-63.
5. Donati F, Bevan DR. Neuromuscular blocking agents. In: Clinical anesthesia. 6 ed. 2009. 498-530.
6. Soliday FK, Conley YP, Henker R. Pseudocolinesterase deficiency: a comprehensive review of genetic, acquired, and drug influences. AANA Journal. 2010:78(4): 313-320.

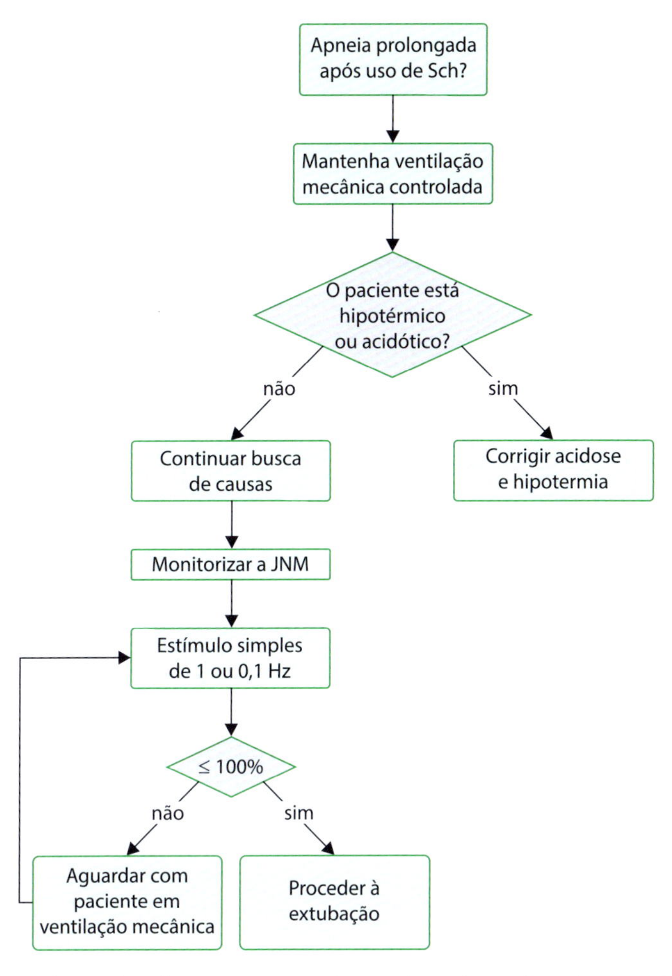


Figura 2.2: Fluxograma de conduta frente a um caso de apneia prolongada após o uso de succinilcolina.

# Endarterectomia de Carótida

3

Ana Cláudia Cunha de Sousa Augusto
Fernando Augusto Tavares Canhisares
Filomena Regina Barbosa Gomes Galas

## Descrição do caso

Relato de caso de uma paciente com fatores de risco cardiovasculares submetida *à* cirurgia vascular que evoluiu, no pós-operatório, com acidente vascular cerebral (AVC) e apresentou síndrome coronariana aguda. O manejo envolve análise consensual de risco e benefício das terapias disponíveis, risco de sangramento *versus* benefício e tratamento de suporte hemodinâmico. A similaridade dos fatores de risco da doença vascular carotídea com o acidente vascular cerebral e a síndrome coronária aguda é o grande responsável pela associação de tais afecções. O controle dos fatores de risco é essencial para a prevenção dessas complicações.

## Caso clínico

Paciente do sexo feminino, 75 anos, admitida no serviço de cirurgia vascular para se submeter à endarterectomia de artéria carótida comum esquerda e artéria carótida interna esquerda.

A paciente tinha antecedentes de hipertensão arterial sistêmica (HAS), tabagismo 80 (maços ao ano) e acidente vascular cerebral isquêmico (AVCi) há 8 anos. Estava em uso de ácido acetilsalicílico (AAS) 100 mg/dia, hidroclorotiazida 25 mg/dia, atorvastatina 40 mg/dia e nicotina transdérmica. Apresentou risco cardiológico alto pelos critérios de Lee e pulmonar moderado. Após eletrocardiograma e ecocardiograma de esforço, foi liberada para cirurgia pela equipe de Cardiologia.

Encaminhada à sala de cirurgia sem medicação pré-anestésica, monitorizada e submetida à anestesia geral balanceada. Foi realizada indução venosa com midazolam 3 mg, fentanil 250 mcg, propofol 50 mg e cisatracúrio 8 mg, seguida de intubação orotraqueal (IOT), sem intercorrências. Realizada venóclise em membro superior esquerdo com Jelco 18 G, cateterização de artéria radial direita com Jelco 20 G para aferição de pressão arterial invasiva (PAI) e coleta de exames, além de sondagem vesical de demora.

Durante o procedimento cirúrgico, houve clampeamento de artéria carótida esquerda, com *shunt*, por 46 minutos, sem intercorrências. Foram administrados 2.000 mL de Ringer-lactato, heparina 2.000 UI e hidralazina 4 mg por via intravenosa (IV). Não houve necessidade de drogas vasoativas (DVA) ou transfusão de hemocomponentes.

Ao final da cirurgia, com duração de 245 minutos, a paciente foi extubada e apresentou sonolência e diminuição de força grau I em hemicorpo direito, sem outras alterações ao exame físico. Foi, então, encaminha à unidade de terapia intensiva (UTI) sonolenta, estável hemodinamicamente, sem uso de DVA.

Na UTI, foram colhidos exames de admissão e propostas vigilância cardiológica e reavaliação neurológica da paciente. Após 24 horas, evoluiu com hemiparesia direita, escala de coma de Glasgow (ECG) igual a 9, afasia de expressão. Foi solicitada ângio-tomografia computadorizada (ângio-TC) de crânio e carótidas, que evidenciou zonas de hipoatenuação nas regiões parieto-occipital e frontal esquerdas, determinando apagamento dos espaços liquóricos regionais, compatíveis com insulto isquêmico recente. Estabelecido o diagnóstico de AVCi de provável etiologia ateroembólica, foi iniciado suporte clínico intensivo à paciente e realizada TC de crânio de controle após 12 horas, que não evidenciou hemorragias intracranianas ou desvio de linha média.

Paralelamente ao acompanhamento neurológico da paciente, foram realizados eletrocardiogramas seriados e curva enzimática de marcadores de necrose miocárdica. Foi evidenciada elevação de troponina e de CKMB-massa durante estadia na UTI, sem alteração eletrocardiográfica, corroborando a hipótese diagnóstica de infarto agudo do miocárdio (IAM) sem supradesnivelamento do segmento ST.

Após estabilização clínica dos eventos neurológico e cardíaco, a paciente foi encaminhada à enfermaria do serviço de cirurgia vascular e seguiu em acompanhamento pelas equipes de Cardiologia, Fisioterapia e Fonoaudiologia.

Recebeu alta hospitalar após 17 dias de internação.

## Anestesia para endarterectomia de carótida

A endarterectomia de artéria carótida (EAC) é um procedimento cirúrgico para remoção de placa ateromatosa dessa artéria. Pode ser realizada por técnica convencional ou de eversão, com ou sem confecção de *shunt*. Nenhum estudo demonstrou superioridade de uma técnica sobre as outras. Alguns cirurgiões preferem avaliar a perfusão cerebral para decidir a respeito da confecção de *shunt*. Uma das técnicas de avaliação mais utilizadas é a medida da pressão arterial do coto, realizada por meio do clampeamento da artéria carótida comum (ACC) - proximal - e externa - distal. Medida superior a 30 a 50 mmHg na ACC distal ao clampeamento pode indicar circulação adequada pelo polígono de Willis; porém, uma desvantagem dessa técnica é o fato de a medida ser pontual e não refletir a perfusão cerebral durante todo o procedimento. Estudos sobre procedimentos realizados com monitorização contínua da perfusão cerebral (incluindo os realizados sob anestesia local/regional) demonstraram que o *shunt* é desnecessário em 90% dos casos.[1,2,10,11,12]

A EAC está indicada em caso de obstrução maior ou igual a 70% da luz do vaso, quando o quadro geralmente é sintomático. Pode ocorrer AVC ou ataques isquêmicos transitórios (AIT), caracterizados por amaurose fugaz, parestesias, déficits motores, afasias, etc. (exceto vertigem e síncope). Os sintomas são causados, na maioria das vezes, por eventos embólicos (70% dos casos), podendo também ocorrer por obstrução primária (30%). Casos não sintomáticos têm indicação discutível, devendo ser analisados individualmente. O grupo de pacientes assintomáticos com maior benefício é o de homens com expectativa de vida superior a 5 anos e obstrução superior a 60%.[3] Outros casos que podem se beneficiar da intervenção cirúrgica são os de pacientes em pré-operatório de outra cirurgia vascular de grande porte, pré-operatório de cirurgia para aneurisma cerebral, pré-operatório de cirurgia cardíaca: se presença de estenose superior a 50% em homens, superior a 70% em mulheres – recentemente sintomática, estenose assintomática bilateral superior a 80% ou assintomática unilateral superior a 70% com oclusão contralateral.[1,2]

São contraindicações absolutas ao procedimento a obstrução total da artéria a ser operada e a presença de sequela neurológica importante ipsilateral. São contraindicações relativas: irradiação cervical prévia; presença de traqueostomia; instrumentação prévia; paralisia de prega vocal unilateral devido à EAC prévia; localização inacessível da porção acometida da artéria; estenose grave recorrente; risco cirúrgico excessivamente alto; e índice de complicações do cirurgião/serviço superior a 6%.[4]

O risco cirúrgico é geralmente considerado excessivo a partir da presença de dois ou mais indicadores de risco, quais sejam: doença cardíaca grave (insuficiência cardíaca classe funcional III/IV, angina classe III/IV, fração de ejeção inferior a 30%, insuficiência coronariana multiarterial, IAM há 4 semanas ou menos), doença pulmonar grave (exemplo: doença pulmonar obstrutiva crônica grave), idade superior a 80 anos, insuficiência renal, AVC prévio. Além disso, o paciente com acometimento carotídeo geralmente apresenta fatores de risco e/ou outras consequências da doença aterosclerótica, como hipertensão arterial sistêmica, diabetes melito, dislipidemia, tabagismo e outras doenças arteriais. Dessa forma, a avaliação pré-operatória deve ser cuidadosa, consistindo em exame físico (atentando para medida da pressão arterial (PA), avaliação de pulsos distais, presença de sopros cardíacos ou carotídeos, massas abdominais), exames laboratoriais (função renal, eletrocardiograma, radiografia de tórax, glicemia de jejum), avaliação cardiológica (ecocardiograma, teste de esforço, cineangiocoronariografia se indicados) e outros exames de imagem (tomografia de crânio para descartar outras causas dos sintomas neurológicos, ultrassonografia de abdome em caso de suspeita de aneurisma de aorta abdominal). Somam-se a esses, os exames que o paciente terá feito para o diagnóstico e planejamento cirúrgico. Idealmente, a ultrassonografia com Doppler de carótidas seria o único exame necessário, porém, sendo sua qualidade muito variável, frequentemente são solicitados ângio-TC ou angiorressonância. A angiografia é o exame padrão-ouro para o diagnóstico, entretanto vem cada vez menos sendo utilizada devido à morbidade acrescentada pelo uso de contraste.[5]

As medicações de uso habitual do paciente devem ser tratadas da mesma forma que em outras cirurgias (anti-hipertensivos, anticoagulantes, hipoglicemiantes, etc.). Deve-se manter ácido acetilsalicílico durante todo o período perioperatório (iniciar ao diagnóstico se o paciente já não fizer uso)[7]. Há benefício na introdução de estatinas para os que ainda não fizerem uso[8]. Antibioticoprofilaxia (p. ex.: cefalosporina de 1ª geração) está indicada. Uso de prótese traz redução de recorrência de estenose superior a 50% e de AVC ipsilateral quando utilizadas para o fechamento (o que ocorre atualmente na maioria dos casos, dado que os resultados são melhores com o uso de próteses). Medicações pré-anestésicas devem ser evitadas, mas, se administradas, deve-se dar preferência a agentes de curta duração, deixando bem documentado o nível neurológico basal do paciente.[5]

Na sala operatória, o paciente deverá ser monitorizado com oximetria, cardioscopia (derivações II e V5) e, preferencialmente, monitorização invasiva da PA. A manipulação da região do seio carotídeo pode levar a episódios súbitos e transitórios de bradicardia e hipotensão, motivo pelo qual alguns cirurgiões realizam infiltração local com lidocaína 1% (o que pode aumentar a incidência de hipertensão no pós-operatório). Não é necessário acesso venoso central na maioria dos casos; dois acessos periféricos de médio calibre são suficientes. Durante o intraoperatório, devem-se evitar hipotensão e hiperglicemia. Há benefício na redução de complicações hemorrágicas no pós-operatório com o uso de protamina para reversão de heparina no intraoperatório.[9]

Não há diferença significativa de morbimortalidade entre os pacientes submetidos à EAC sob anestesia geral ou sob anestesia local/regional. A anestesia local/regional apresenta como vantagem a possibilidade de monitorização clínica da perfusão cerebral durante o procedimento, sendo que eventos isquêmicos podem se manifestar com agitação, afasia, desorientação e/ou paresias. As técnicas regionais apresentam ainda o maior índice de satisfação do paciente com a analgesia. O custo da técnica local/regional é discretamente inferior ao da anestesia geral.[9]

A anestesia geral pode ser realizada com qualquer agente hipnótico disponível; exceto a cetamina (que pode gerar pico hipertensivo e aumento do metabolismo cerebral) e os benzodiazepínicos (que podem levar à diminuição prolongada do nível de consciência no pós-operatório imediato, momento crítico para avaliação do prognóstico neurológico), nenhum agente mostrou-se consistentemente melhor ou pior em relação aos outros. Tiopental causa diminuição do metabolismo e pode provocar supressão de atividade cerebral; também leva a despertar mais demorado. Sevoflurano e desflurano estimulam a síntese de óxido nítrico e pré-condicionamento, além de favorecer ao rápido despertar; sevoflurano causa vasodilatação cerebral. Etomidato e propofol diminuem o consumo de oxigênio mantendo a autorregulação cerebral; propofol é a medicação hipnótica mais cardiodepressora entre as citadas. Durante a anestesia geral, podem ser realizados monitorização da perfusão cerebral com eletroencefalograma (BIS não se mostrou adequado), Doppler transcraniano, potencial evocado somatossensitivo, oximetria cerebral, saturação venosa central de oxigênio; porém, nenhum método mostrou benefício em relação à morbimortalidade perioperatória. Medidas para neuroproteção devem ser mantidas durante todo o procedimento, tais como normocapnia, PA média (PAM) em torno de 80 a 90 mmHg, normoglicemia, normotermia. A hipotermia, realizável em pacientes sob anestesia geral, pode trazer benefício ainda não comprovado.[12]

Entre as principais complicações pós-operatórias da cirurgia de endarterectomia de carótida está o AVC, principalmente devido a eventos embólicos, podendo ser motivado também por agregados plaquetários, *flushing* inadequado, neuroproteção inadequada, hipotensão relativa; disfunção neurológica compatível deve ser inicialmente considerada como originária do sítio operatório, merecendo avaliação com Doppler. Também pode correr a síndrome de hiperperfusão, provável causa da maioria dos AVC hemorrágicos e crises convulsivas perioperatórias, tem provável origem na reperfusão de territórios cerebrais cronicamente hipoperfundidos já com perda de autorregulação; muitas vezes é precedido por crise hipertensiva, sendo o controle pressórico essencial e devendo-se interromper antitrombóticos. O hematoma cervical é incomum, merecendo conduta imediata devido ao risco de obstrução completa de via aérea e impossibilidade de ventilação ou intubação orotraqueal. Lesão nervosa também pode ocorrer, sendo o hipoglosso o mais frequentemente lesado, levando a desvio de língua; seguido por vago/laríngeo recorrente, com paralisia de prega vocal; glossofaríngeo, com disfunção do seio carotídeo; nervos simpáticos, podendo levar à síndrome de Horner parcial ou completa. Outras complicações são IAM, reestenose precoce (ocorre em menos de 2 a 3 anos da cirurgia e apresenta pouca chance de embolia sintomática), reestenose tardia (associada à progressão da doença aterosclerótica e apresenta maior risco de embolização), infecção (rara).[6,12]

## Referências bibliográficas

1. MRC European Carotid Surgery Trial: interim results for symptomatic patients with severe (70-99%) or with mild (0-29%) carotid stenosis. European Carotid Surgery Trialists' Collaborative Group. Lancet 1991; 337:1235.
2. North American Symptomatic Carotid Endarterectomy Trial. Methods, patient characteristics, and progress. Stroke 1991; 22:711
3. Halliday A, Harrison M, Hayter E, et al. 10-year stroke prevention after successful carotid endarterectomy for asymptomatic stenosis (ACST-1): a multicentre randomised trial. Lancet 2010; 376:1074.

4. Marcucci G, Accrocca F, Antonelli R, et al. High-risk patients for carotid endarterectomy: turned down cases are rare. J Cardiovasc Surg (Torino) 2012; 53:333.
5. Eagle KA, Boucher CA. Cardiac risk of noncardiac surgery. N Engl J Med 1989; 321:1330.
6. Kang JL, Chung TK, Lancaster RT, et al. Outcomes after carotid endarterectomy: is there a high-risk population? A National Surgical Quality Improvement Program report. J Vasc Surg 2009; 49:331.
7. Taylor DW, Barnett HJ, Haynes RB, et al. Low-dose and high-dose acetylsalicylic acid for patients undergoing carotid endarterectomy: a randomised controlled trial. ASA and Carotid Endarterectomy (ACE) Trial Collaborators. Lancet 1999; 353:2179.
8. Kennedy J, Quan H, Buchan AM, et al. Statins are associated with better outcomes after carotid endarterectomy in symptomatic patients. Stroke 2005; 36:2072.
9. GALA Trial Collaborative Group, Lewis SC, Warlow CP, et al. General anaesthesia versus local anaesthesia for carotid surgery (GALA): a multicentre, randomised controlled trial. Lancet 2008; 372:2132.
10. Wallaert JB, Goodney PP, Vignati JJ, et al. Completion imaging after carotid endarterectomy in the Vascular Study Group of New England. J Vasc Surg 2011; 54:376.
11. Rerkasem K, Rothwell PM. Patch angioplasty versus primary closure for carotid endarterectomy. Cochrane Database Syst Rev 2009; :CD000160.
12. Smaka TJ, Miller TE, Hutchens MP, Schenning K, Fleisher LA, Gan TJ, Lubarsky DA – Anesthesia for Vascular Surgery, em: Barash PG, Cullen BF, Stoelting RK, Cahalan MK, Stock MC, Ortega R – Clinical Anesthesia, 7th ed, Lippincott Williams & Wilkins, 2013; 1123-1128

# Técnica Anestésica para Cirurgia Ortopédica de Ombro

# 4

Bruno Erick Sinedino de Araújo
Thaisa Balestrero Thiele
Adílson Hamaji
Marcelo Waldir Mian Hamaji

Com o aperfeiçoamento técnico anestésico e cirúrgico, há uma crescente necessidade pela busca de associar os objetivos da intervenção com o maior grau de segurança e precaução sobre a ocorrência de eventos adversos.

O posicionamento em cadeira de praia (*beach chair position*) carreia consigo várias peculiaridades que o tornam objeto de estudo e discussão sobre qual a maneira mais eficaz de implementá-lo[1-4] e qual técnica anestésica forneceria o melhor perfil hemodinâmico.[1,3,5,6]

## Relato do caso

Paciente M.S.F., do sexo masculino, ASA II portador de forâmen oval patente (FOP) assintomático, internado no nosso serviço, para realização de artroscopia em ombro D secundária ao diagnóstico de lesão em manguito rotador por trauma repetitivo (jogador de voleibol). Submetido à anestesia geral balanceada (midazolam, fentanil, propofol, cisatracúrio e sevoflurano) associada ao bloqueio do plexo braquial via interescalência ipsilateral (ropivacaína 0,5% 30 mL), com posição em cadeira de praia, realizada imediatamente após a intubação do paciente. O ato anestésico com duração de 180 minutos transcorreu sem intercorrências, com esfingomanômetro localizado em membro superior esquerdo, com variação pressórica máxima relativa ao momento da indução da anestesia de -36% a +3%. Extubado em sala operatória (SO). Foi conduzido à sala de recuperação pós-anestésica, onde evoluiu na primeira hora com hemiparesia esquerda completa, hipoestesia esquerda e disartria (NIH 13), mantendo-se estável hemodinamicamente durante todo o período. Realizou tomografia computadorizada (TC) de crânio sem contraste e ângio-TC de carótidas, as quais não apontaram sangramentos ou alterações vasculares, sendo formulada a hipótese de AVE isquêmico. Encaminhado à UTI da neurologia, onde apresentou melhora parcial espontânea do quadro no dia seguinte. Realizada complementação da investigação com angiorressonância magnética (ângio-RM) cerebral e de vasos cervicais, a qual aponta para etiologia isquêmica do evento, sendo iniciado ácido acetilsalicílico e heparina de baixo peso molecular (HBPM).

Manteve-se internado na UTI da neurologia por 3 dias, com melhora progressiva do quadro. Após alta do setor intensivo, apresentou piora súbita com novo desvio de rima e disartria. Reinvestigado com nova ângio-RM, ecocardiograma transtorácico, Eco-Doppler de membros inferiores, além da suspensão da HBPM e início de heparina não fracionada. Com os resultados, evidenciaram-se alterações sugestivas de lesão isquêmica cerebral, FOP e vasos livres de trombos em extremidades, respectivamente.

Apresentou nova melhora gradativa espontânea do quadro neurológico, possibilitando alta hospitalar em conjunto com seguimento ambulatorial e fisioterápico após 2 semanas de sua entrada no hospital.

Em acompanhamento no ambulatório de cardiopatias congênitas, foi investigado para trombofilias, sem novos achados. Após 6 meses de fisioterapia, teve seu exame neurológico normalizado. Atualmente, está em programação cirúrgica para artroscopia no ombro contralateral, em razão de nova lesão no manguito rotador.

## Discussão aplicada à prática

### O que acometeu o paciente em sua evolução?

No caso relatado, o paciente evoluiu com uma entidade conhecida como AVE criptogênico (ou de origem indeterminada).[7,8] Pela classificação mais atual utilizada na prática clínica TOAST-SSS, AVE criptogênico é responsável por 30% de todos os AVE isquêmicos e define-se como um evento isquêmico encefálico sem causa definida após extensa investigação complementar, ainda que existam lesões de potencial menor para a ocorrência do insulto, porém sem significância estatística documentada, como FOP, ateroma de arco aórtico, prolapso de valva mitral e estados protrombóticos potenciais.[7] A incidência de AVE criptogênico é semelhante entre idades distintas (< 45 e > 65 anos) e tem, em 50% dos casos, relatos de alterações vasculares encefálicas,[4,9-12] assim, o tratamento específico de uma etiologia perde importância, vigorando, então, a necessidade de uma abordagem multimodal, a fim de coibir todos os fatores de risco potenciais que pudessem ter relação com a patologia desenvolvida.

O FOP, outrora respaldado como fator de risco para embolia paradoxal, não é classificado como fator etiológico para AVE criptogênico, principalmente se for recorrente.[13-17,18] Estima-se que haja uma prevalência de 27,3% na população geral, habitualmente assintomático, possui seu diagnóstico firmado por meio de ecografia transesofágica (padrão-ouro) ou transtorácica com a visualização de passagem de microbolhas de solução salina entre o átrio esquerdo e direito.[7,19-21] Diante das duas possibilidades de manejo vigentes na literatura, fechamento cirúrgico/endoscópico ou tratamento clínico, elegemos ao paciente o seguimento clínico com antiagregação plaquetária e anticoagulação, haja vista a inexistência de superioridade de um tratamento sobre o outro em situações de AVE criptogênico recorrente, de acordo com os três principais ensaios clínicos randomizados PC-TRIAL,[21,22] CLOSURE[19,22] e RESPECT.[20,22]

Para o caso, excluídas outras hipóteses e instituída a profilaxia secundária para o FOP, atribuem-se como fatores impactantes para a existência dos eventos supracitados a posição cirúrgica e técnica anestésica indicada.

## Posição em cadeira de praia e sua aplicação

O posicionamento em cadeira de praia (*beach chair position*) carreia consigo várias peculiaridades, principalmente pelo risco de eventos hipóxicos-isquêmicos cerebrais, os quais têm relação com a forma como é adquirida a posição final sentada e sua gestão ao longo do ato anestésico.[1,2,3]

O posicionamento cirúrgico em cadeira de praia (*beach chair position, sitting position, barbershop position*) é definido pelo paciente sentado ou semissentado, com a sua cabeça fixa à mesa cirúrgica por meio de bandagens ou capacete especial acolchoado e joelhos flexionados sobre o quadril, com braço não cirúrgico apoiado em sítio específico e o contralateral à disposição da equipe tanto em sua via anterior quanto posterior, o que a torna o melhor acesso para cirurgias ortopédicas em ombro[5,23,24] (Figura 4.1).

Essa variante abarca 66% das situações cirúrgicas nos Estados Unidos,[24] apresentando uma maior taxa de complicações hemodinâmicas (hipotensão, incidência maior do reflexo de Bezold-Jarisch, síndrome de Horner,[4,24] episódios isquêmicos cerebrais, infarto agudo do miocárdio (IAM), acidente vascular encefálico isquêmico (AVEi), parada cardiorrespiratória) e dificuldade para monitorização pressórica objetiva (o ponto de referência passa a ser o *tragus*, com a necessidade de correção matemática para mensurar a pressão arterial – 1 cm acima do *cuff* do tensiômetro implica uma queda de 0,77 mmHg na pressão arterial média (PAM)), fato este que torna necessária uma média basal mais alta, se comparada a pacientes em decúbito dorsal horizontal ou lateral. Para a homeostase

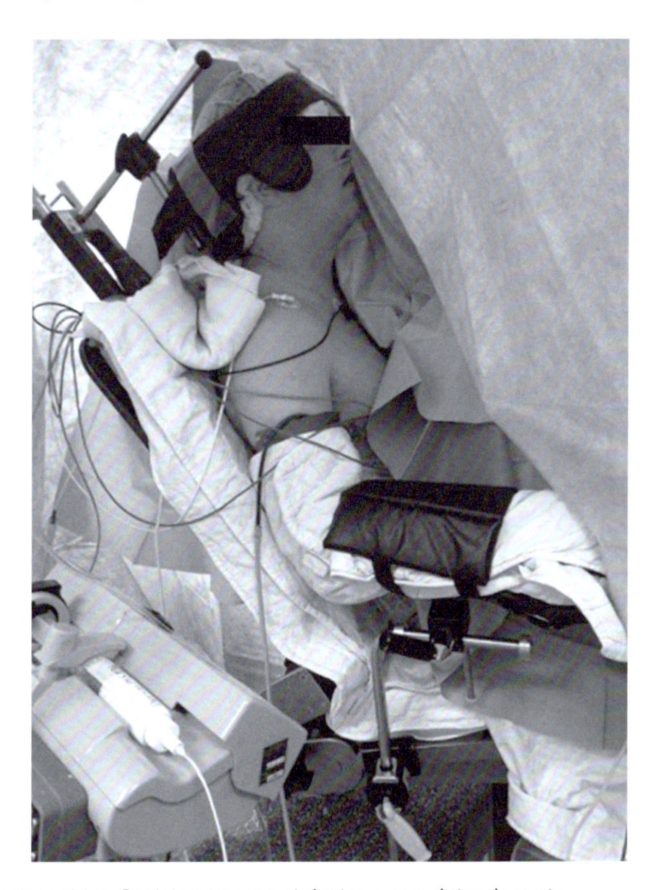

Figura 4.1: *Beach-chair position*. Posicionamento cirúrgico em cadeira de praia.

da autorregulação cerebral, é fundamental a presença de pressão de perfusão cerebral (PPC) superior a 50 mmHg no ponto de referência durante todo o ato cirúrgico,[24] requerendo maior uso de vasopressores e de anticolinérgicos e que o profissional anestesiologista esteja ainda mais atento.

A aquisição final do posicionamento deve ser feito de forma gradativa, com tempo sugerido de 8 a 10 minutos, para que não ocorram grandes variações pressóricas durante o processo.

Como recomendado para quaisquer outros atos cirúrgicos, após a finalização da movimentação, é necessária a revisão em "pontos-chave" (Figura 4.2):

1. Cabeça e pescoço: checar se a cabeça mantém-se em posição neutra, evitando grandes rotações, mantendo pérvios vasos carotídeos e jugulares. O objetivo primordial com essa atitude encontra-se na profilaxia de déficit perfusional seletivo central, bem como estase venosa com edema facial e lingual.
2. Membro superior não cirúrgico: apoio adequado sem compressão de estruturas neurovasculares. Atentar neste momento para o epicôndilo medial e o nervo ulnar. Mesmo em procedimentos curtos, esse cuidado simples evitaria neuropraxia pós-operatória.
3. Membros inferiores: apoio e sustentação aos pés, região lateral da perna e fossas poplíteas, para que não haja hiperflexão ou dorsiflexação exagerada daqueles; compressão do nervo fibular comum; e do nervo ciático e artéria poplítea, respectivamente.

Uma vez revisados e garantidos todos esses requisitos, o ato cirúrgico pode transcorrer sem riscos ao paciente.

## Posição lateral e sua aplicação

O principal ponto de comparação na cirurgia do ombro quanto ao posicionamento é o decúbito lateral (Figuras 4.3 e 4.4). Apesar de fornecer maior equilíbrio hemodinâmico e ser a opção em

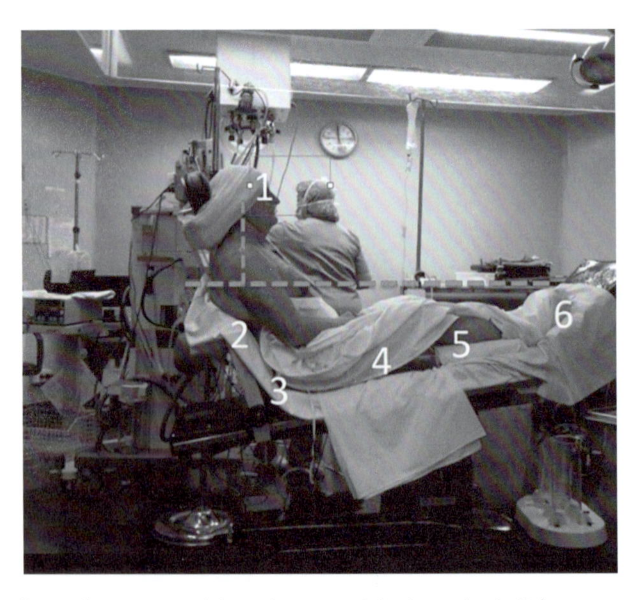


Figura 4.2: Paciente adequadamente posicionado em cadeia de praia. 1. Cabeça neutra, sem rotação exacerbada; 2. Apoio dorsal; 3. Ângulo de apoio dorsal entre 70-80°, Trendelemburg entre 20 e 30°, ombro apresentando relação com eixo horizontal entre 50 e 60°; 4. Coxim de silicone sob a coxa; 5. Almofada de apoio e elevação das pernas; 6. Dedos do pé ao nível cardíaco.

33% dos procedimentos ortopédicos em cirurgias de ombro nos Estados Unidos, o decúbito lateral carreia consigo uma maior taxa de complicações neurológicas:

1. Compressão de plexo neurovascular do membro dependente após colocação equivocada do coxim subaxilar;
2. Compressão do nervo fibular comum por pressão excessiva sobre o trajeto nervoso no túnel fibular na margem lateral da cabeça óssea da fíbula;
3. Dor na face medial da coxa do membro dependente por compressão óssea direta do joelho não dependente, em caso de amortecimento insuficiente;

Além de maior dificuldade técnica cirúrgica para acesso e estabilização do membro operado:

1. Tração ligamentar excessiva;
2. Rotura e distorção anatômica de estruturas;
3. Necessidade de movimentação da equipe em campo para acessar regiões anterior e posterior, com necessidade de adequação à técnica proposta
4. Necessidade de aparato para sustentação do membro operado, que, para eximir o paciente de quaisquer queixas de propriocepção, imputa ao anestesista a opção de um bloqueio de plexo braquial extenso (p. ex.: via dupla: interescalênica e perivascular subclávia em associação) e completo;

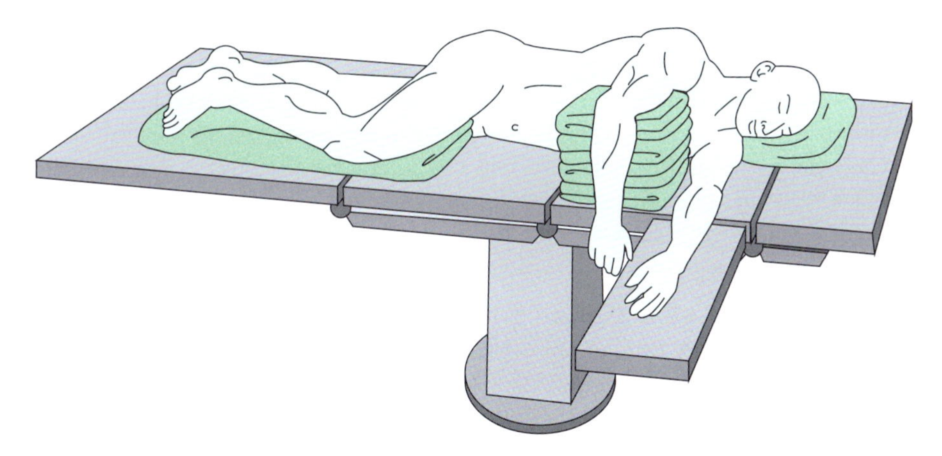

Figura 4.3: Decúbito lateral visão anterior.

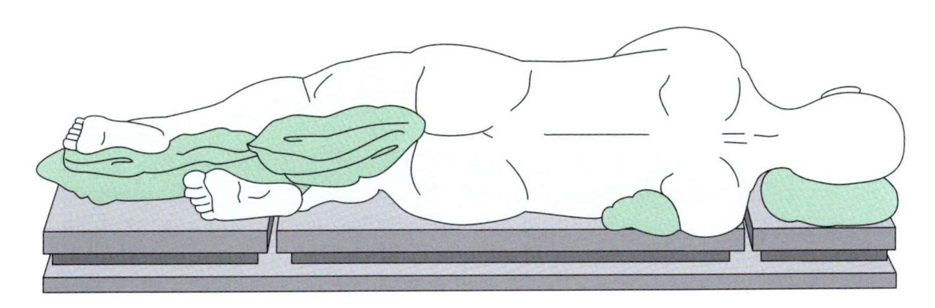

Figura 4.4: Decúbito lateral visão posterior.

## Técnica anestésica: como eleger a melhor estratégia?

### Posição em cadeira de praia

A técnica anestésica consagrada com a ampliação do ensino e utilização de bloqueios de plexo braquial é a associação do bloqueio interescalênico ipsilateral (BPB) (estimulador de nervo periférico em associação com ultrassonografia, como padrão-ouro) e anestesia geral (AG), garantindo imobilidade durante período necessário, para o paciente classicamente posicionado em cadeira de praia.[6] No entanto, são crescentes as evidências de que a AG promove *per se* maior incidência de eventos hipóxicos cerebrais (EHC) monitorizados pela técnica não invasiva de espectrofotometria cerebral (NIRS, sigla do inglês *near infrared spectroscopy*), com picos aos 8 minutos após o posicionamento e 18 minutos após a indução anestésica,[6,23,25] trazendo consigo maior risco da perpetuação do baixo fluxo cerebral,[6,23,25] hipotensão sustentada,[26] tempo de permanência em recuperação pós-anestésica (RPA).[6]

Simultaneamente, surge uma nova corrente adepta do refinamento do uso do bloqueio periférico interescalênico associado (ou não) à sedação leve, genitora de trabalhos comparativos à técnica BCP e AG, a fim de sanar as alterações hemodinâmicas oriundas ao posicionamento, já pautadas anteriormente. Os resultados apontam para maior estabilidade hemodinâmica, maior tolerância ao posicionamento, menores custos intra-hospitalares, com índices de satisfações anestésica e analgésica semelhantes, além da possibilidade de acesso ao exame neurológico do paciente e detecção precoce de alterações clínicas.[5,6]

É preciso compreender que, para o sucesso anestésico nessa estratégia, há a necessidade de preparo em sala pré-cirúrgica. Objetiva-se com isso conseguir tempo hábil à instalação do bloqueio (latência dependente da solução anestésica escolhida) e seu teste antes do início do ato cirúrgico. Essa nova logística imputa maior demanda de tempo para o início da cirurgia, reavaliação para adequação anestésica, bem como possibilidade de reabordagem para complementação do bloqueio periférico, fazendo-se necessário um gerenciamento ótimo do fluxo de pacientes no centro cirúrgico.[25]

### Posição em decúbito lateral

Por ser uma posição alternativa e com preferência cirúrgica menor entre equipes ortopédicas, há menor disponibilidade de trabalhos bem desenhados na literatura para tecer comparações entre técnicas anestésicas.

Classicamente, a técnica anestésica escolhida é a associação de BPB via interescalênica e AG, tal qual para a posição em cadeira de praia, por ser uma opção que garante a imobilidade do paciente e o bom nível analgésico no intraoperatório e na recuperação anestésica.[6]

Não obstante, é preciso destacar que seguidos os mesmos passos para instalação e avaliação do bloqueio periférico, é possível a realização de cirurgias de ombro apenas com bloqueio periférico e sedação. Como exposto anteriormente a fim de alcançar os objetivos para estabelecer a posição, uma vez feita a opção apenas pelo BPB, é fundamental que haja a anestesia de todo o membro superior cirúrgico com a associação de técnicas, por exemplo, interescalênica, perivascular subclávia e plexo cervical superficial. Isso se deve à necessidade de sustentação e tração de estruturas do membro não dependente em áreas não cirúrgicas, para quais a propriocepção (tato) e a dor (pela demanda de tempo, compressão direta) deverão estar também completamente abolidas.[23]

## Conclusão e opinião de especialista

As cirurgias ortopédicas de ombro que demandam classicamente o posicionamento em cadeira de praia apresentam peculiaridades que precisam ser respeitadas: avaliação pré-operatória sobre comorbidades ou fatores de risco para eventos isquêmicos, normalidade hemodinâmica, aquisição gradual da posição final (ao longo de 8 minutos para minimizar queda pressórica), neutralidade da cabeça, alocação adequada do manguito de pressão arterial. A técnica anestésica implementada junto à posição pode interferir diretamente nos eventos adversos observados, sendo, portanto objeto de discussão e ponderação antes de sua escolha.

### Opinião de especialista para melhor anestesia para cirurgia de ombro

As cirurgias de ombro (artroscopia, artroplastia, fraturas de clavícula distal e úmero proximal) são bastante comuns na prática ortopédica e necessitam de um planejamento analgésico pós-operatório rigoroso uma vez que apresentam alto potencial álgico. A técnica "gold-standard" sem dúvida é o bloqueio do plexo braquial via interescalênica, em que são anestesiadas as fibras nervosas do tronco superior (C5 e C6) e médio (C7), abrangendo boa parte da inervação da região (principalmente os nervos supraescapular e axilar). O complemento do bloqueio de plexo cervical superficial (ramos supraclaviculares) oferece analgesia completa do ombro.

O uso da anestesia geral (seja intubação orotraqueal ou máscara laríngea) associada ao bloqueio interescalênico é prática bastante comum e oferece a vantagem da segurança da via aérea do paciente, melhor manejo do plano anestésico e hemodinâmica do paciente, além de conforto em procedimentos prolongados. Porém, na prática clínica e também na literatura, pode-se observar que quando compara-se o uso da anestesia geral versus sedação associada ao bloqueio interescalênico, há maior redução do fluxo sanguíneo cerebral com maior prevalência de episódios de hipotensão e bradicardia (reflexo de Bezold-Jarisch) (Figura 4.5)[6] com necessidade de uso de vasopressores e anticolinérgicos. Assim, em pacientes selecionados (procedimentos não demorados, anatomia favorável, via aérea não difícil), o uso da sedação associada ao bloqueio interescalênico torna-se opção viável e bastante interessante.

Quanto ao posicionamento em cadeira de praia, deve-se tomar alguns cuidados. É importante sentar o paciente de maneira gradual, principalmente aqueles com algum grau de hipoperfusão cerebral (idosos, obstrução carotídea), evitando elevações excessivas. A fixação da cabeça também deve ser correta, evitando rotações laterais ou hiperextensão ou flexão do pescoço. O uso de capacetes ou suportes adequados deve, sempre que possível, ser considerado, além da proteção ocular com gel ou pomada oftálmica e cobertura com fita cirúrgica microporosa hipoalergênica. O braço contralateral deve descansar sobre suporte acolchoado, evitando-se a elevação do ombro contralateral que deve permanecer em posição neutra. Coxins lombares, cervicais e na região poplítea são úteis e promovem maior conforto ao paciente. A proteção dos calcâneos também deve ser lembrada, principalmente em cirurgias prolongadas.

O uso deliberado de hipotensão intraoperatória, muitas vezes solicitado pelo cirurgião, deve ser evitado. Não há suporte na literatura que relacione hipotensão com maior incidência de acidentes vasculares no intraoperatório. Porém, sabe-se que há, sim, uma redução do fluxo sanguíneo cerebral e, consequentemente, da pressão de perfusão cerebral que, se prolongada e em pacientes de risco, pode ter consequências graves. O ideal é manutenção da PAM acima de 50 mmHg. Vale lembrar que, muitas vezes, o manguito é colocado nos membros inferiores, o que pode gerar uma falsa leitura de pressões elevadas. A solução é a medida no braço contralateral para maior fidedignidade do valor da PAM. Muitas vezes, desde que não haja contraindicações, o uso de epinefrina diluída (0,25-0,5 ampola para cada litro) na solução de irrigação pode melhorar a visualização artroscópica para o cirurgião sem que haja necessidade de redução da pressão arterial do paciente.

Em conclusão, a anestesia para cirurgias de ombro em cadeira de praia constitui grande desafio ao anestesiologista. O ato anestésico deve contemplar não só cuidados intraoperatórios, mas também um planejamento analgésico rigoroso para o pós. O posicionamento adequado do paciente com todos os cuidados envolvidos sempre deve ser respeitado. O uso da sedação associada ao bloqueio interescalênico e dos ramos supraclaviculares do plexo cervical superficial apresenta-se como técnica bastante interessante, alternativa viável e segura em relação à anestesia geral.

Em face da ocorrência de dois eventos isquêmicos previamente no paciente do caso, a necessidade imperativa de nova abordagem cirúrgica como problemática proposta faz todas as escolhas incorrerem nos menores riscos hemodinâmicos e neurológicos. Para tal, traçou-se, como planejamento, a indicação de bloqueio periférico interescalênico ipsilateral guiado por ultrassonografia e

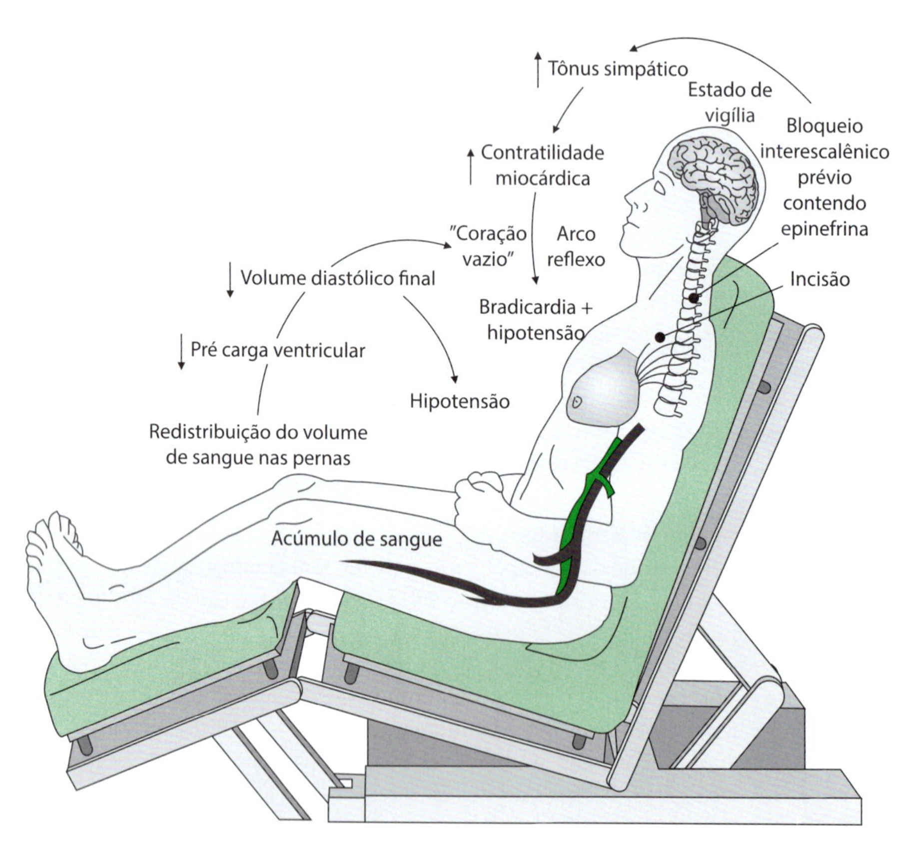


Figura 4.5: Decúbito lateral visão posterior. Mecanismo de hipotensão/braquicardia. Pacientes que recebem bloqueio plexo braquial com interescalene são sedados e colocados em posição de "cadeira de praia", desenvolvendo hipotensão e braquicardia durante o processo anestésico. O mecanismo proposto para esse fenômeno é um déficite de pré-carga da posição sentada, combinado com uma hipercontração ventricular, que ocorre como consequência de epinefrina exógena e endógena. A contração vigorosa do "coração vazio" causa como reflexo a braquicardia e a hipotensão. Ilustração baseada em Liguori GA. Hemodynamic Complications. Complications in Regional Anesthesia and Pain Medicine/ [edited by] Joseph M. Neal, James P. Rathmell - 2nd ed (2013); 59-69.

uso de neuroestimulador sem sedação, com o paciente em decúbito lateral ou em cadeira de praia com menor inclinação (no máximo 30).

## Referências bibliográficas


1. Larsen SL, Lyngeraa TS, Maschmann CP, Van Lieshout JJ and Pott. FC 2014 Cardiovascular consequence of reclining vs. sitting beach-chair body position for induction of anesthesia. Front. Physiol. 5:187.
2. Dane Salazar MD, Benjamin W. Sears MD, John Andre BS, Pietro Tonino MD, Guido Marra MD. Cerebral Desaturation During Shoulder Arthroscopy: A Prospective Observational Study. Clin Orthop Relat Res (2013) 471:4027–4034.
3. Jason L. Koh, MD, Steven D. Levin, MD, Eric L. Chehab, MD, Glenn S. Murphy, MD. J Shoulde. Neer Award 2012: Cerebral oxygenation in the beach chair position: a prospective study on The effect of general anesthesia compared with regional anesthesia and sedation. r Elbow Surg (2013) 22, 1325-1331.
4. Adams HP Jr, Kappelle LJ, Biller J, et al. Ischemic stroke in young adults. Experience in 329 patients enrolled in the Iowa Registry of stroke in young adults. Arch Neurol 1995; 52:491.
5. Hauke Janssen, Roland von Stosch, Rupert Pöschl, Benedikt Büttner, Martin Bauer, José Maria Hinz, Ingo Bergmann, Janssen et al.Blood pressure response to combined general anaesthesia/interscalene brachial plexus block for outpatient shoulder arthroscopy. BMC Anesthesiology 2014, 14:50.
6. C Gonano, SC Kettner, M Ernstbrunner, K Schebesta, A Chiari and P Marhofer. Comparison of economical aspects of interscalene brachial plexus blockade and general anaesthesia for arthroscopic shoulder surgery. British Journal of Anaesthesia 103 (3): 428–33 (2009)
7. Criptogenic stroke. Uptodate® 2015.
8. Adams HP Jr, Bendixen BH, Kappelle LJ, et al. Classification of subtype of acute ischemic stroke. Definitions for use in a multicenter clinical trial. TOAST. Trial of Org 10172 in Acute Stroke Treatment. Stroke 1993; 24:35.
9. Williams LS, Garg BP, Cohen M, et al. Subtypes of ischemic stroke in children and young adults. Neurology 1997; 49:1541.
10. Nedeltchev K, der Maur TA, Georgiadis D, et al. Ischaemic stroke in young adults: predictors of outcome and recurrence. J Neurol Neurosurg Psychiatry 2005; 76:191.
11. Atrial septal abnormalities (PFO, ASD, and ASA) and risk of cerebral emboli in adults.
12. Lamy C, Giannesini C, Zuber M, et al. Clinical and imaging findings in cryptogenic stroke patients with and without patent foramen ovale: the PFO-ASA Study. Atrial Septal Aneurysm. Stroke 2002; 33:706.
13. Burger AJ, Sherman HB, Charlamb MJ. Low incidence of embolic strokes with atrial septal aneurysms: A prospective, long-term study. Am Heart J 2000; 139:149.
14. Handke M, Harloff A, Olschewski M, et al. Patent foramen ovale and cryptogenic stroke in older patients. N Engl J Med 2007; 357:2262.
15. Serena J, Marti-Fàbregas J, Santamarina E, et al. Recurrent stroke and massive right-to-left shunt: results from the prospective Spanish multicenter (CODICIA) study. Stroke 2008; 39:3131.
16. Mas JL, Arquizan C, Lamy C, et al. Recurrent cerebrovascular events associated with patent foramen ovale, atrial septal aneurysm, or both. N Engl J Med 2001; 345:1740.
17. Homma S, Sacco RL, Di Tullio MR, et al. Effect of medical treatment in stroke patients with patent foramen ovale: patent foramen ovale in Cryptogenic Stroke Study. Circulation 2002; 105:2625.
18. PFO and ASD Closure in Adulthood: Where Do We Stand? Asad A. Rizvi, MD, FRCPC, FACC Ronan Margey, MD, MRCPI, FACC, FESC. Curr Treat Options Cardio Med (2014) 16:295.
19. Furlan AJ, Reisman M, Massaro J et al. Closure or medical therapy for cryptogenic stroke with patent foramen ovale. N Engl J Med 2012; 366: 991 – 9.
20. Carroll JD, Saver JL, Thaler DE et al. Closure of patent foramen ovale versus medical therapy after cryptogenic stroke. N Engl J Med 2013; 368: 1092 – 100.
21. Meier B, Kalesan B, Mattle HP et al. Percutaneous closure of patent foramen ovale in cryptogenic embolism. N Engl J Med 2013; 368: 1083 – 91.
22. Mirza Jusufovic, Lars Thomassen, Mona Skjelland. Ischaemic stroke with patent foramen ovale. Rikshospi Tidsskr Nor Legeforen nr. 2, 2014; 134: 180 – 4

23. H Jeong, SH Lee, EA Jang, SS Chung, J Lee and KY Yoo. Haemodynamics and cerebral oxygenation during arthroscopic shoulder surgery in beach chair position under general anaesthesia. Acta Anaesthesiol Scand 2012; 56: 872–879.
24. Andrea Pohl MD, David J. Cullen MD, Master of Surgery. Cerebral ischemia during shoulder surgery in the upright position: a case series. Journal of Clinical Anesthesia (2005) 17, 463–469.
25. D Ozzeybek, S Oztekin, O Maviog˘LU, G Karaege, S Ozkardes¸LER, M Ozkan, N Canyilmaz, and Z Elar. Comparison of the Haemodynamic Effects of Interscalene Block Combined with General Anaesthesia and Interscalene Block Alone for Shoulder Surgery. The Journal of International Medical Research 2003; 31: 428 – 433.
26. Dane Salazar, MD, Benjamin W. Sears, MD, Bayan Aghdasi, BA, Arthur Only, BS, Audrice Francois, MD, Pietro Tonino, MD, Guido Marra, MD. Cerebral desaturation events during shoulder arthroscopy in the beach chair position: patient risk factors and neurocognitive effects. J Shoulder Elbow Surg (2013) 22, 1228-1235.

# Complicações do Acesso Venoso Central

5

Saullo Queiroz Silveira
Carolina Mizumoto
Matheus Fachini Vane

## Caso clínico

Paciente do sexo feminino, 64 anos, 80 kg, dislipidêmica em uso de sinvastatina, vítima de atropelamento por auto em via de alta velocidade. Foi atendida no local pelo corpo de bombeiros. Dados locais segundo o protocolo de atendimento do Advanced Trauma Life Suport (ATLS):

- Vias aéreas pérvias, escala de coma de Glasgow (GCS): 15, sendo colocado colar cervical.
- Respiração confortável, murmúrio vesicular bilateral, expansibilidade simétrica.
- Pressão arterial (PA): 90 × 70 mmHg; frequência cardíaca (FC): 60 batimentos por minuto (bpm); abdome sem achados que indiquem hemorragia; pelve instável.
- GCS: 15; pupilas isocóricas e fotorreagentes.
- Ferimento cortocontuso profundo em região frontal crânio, escoriação em crista ilíaca direita.

A paciente deu entrada no pronto-socorro (PS) aproximadamente 30 minutos após o acidente. Na avaliação intra-hospitalar, o atendimento primário evidenciou:

- Vias aéreas pérvias, sem desvios de anatomia, saturação de oxigênio ($SatO_2$) em ar ambiente de 86%, com uso de colar cervical.
- Ausculta pulmonar com murmúrio vesicular (MV) presente, simétrico, sem ruídos adventícios, expansibilidade torácica normal e simétrica, crepitação à palpação de 3º e 4º arcos costais à esquerda.
- Ausculta cardíaca com bulhas rítmicas normofonéticas em dois tempos, sem sopros. PA: 90 × 60 mmHg; e FC: 88 bpm. Sinais de perfusão periférica deficiente. O exame abdominal não apresentou alterações significativas. A pelve encontrava-se instável, com crepitação à manobra compressiva.

- Na avaliação neurológica à chegada ao PS, a paciente apresentou 14 pontos na escala de coma de Glasgow e pupilas isofotorreagentes.
- Ferimento cortocontuso profundo em região frontal do crânio e escoriação em crista ilíaca direita.

Optado por intubação orotraqueal após indução em sequência rápida e sedação com fentanil contínuo. Fixação de pelve com lençol, expansão volêmica com 2.000 mL de Ringer-lactato aquecido. Feita dose de ataque de ácido tranexâmico e solicitada ultrassonografia protocolo FAST (focused assessment with sonography for trauma) que evidenciou presença de líquido livre na cavidade abdominal, sendo indicada laparotomia exploradora. Realizado também radiografia de tórax (Figura 5.1) que não evidenciou hemotórax, ou pneumotórax. Radiografia de pelve com presença de fratura óssea.

Enquanto aguardava procedimento cirúrgico, a paciente evoluiu com taquicardia (FC: 102 bpm) e agravamento da hipotensão (PA: 50 × 30 mmHg), sendo indicada inserção de cateter venoso central (CVC) em veia subclávia direita enquanto aguardava para iniciar laparotomia exploradora, com indicação formal para monitorar pressão venosa central (PVC) pela gravidade do caso. Procedimento realizado de forma asséptica, por técnica de Seldinger, guiada por reparos anatômicos, sem intercorrências aparentes.

Ao chegar em sala operatória (SO), a equipe anestésica diagnosticou que o cateter venoso central encontrava-se em artéria subclávia direita. Como a paciente necessitava de drogas vasoativas, optou-se por realização de cateterização de novo acesso venoso central em veia subclávia esquerda de forma asséptica, por técnica de Seldinger, guiada por reparos anatômicos, após múltiplas tentativas com grande dificuldade técnica.

Minutos após o início do procedimento cirúrgico, a paciente evoluiu com piora do padrão ventilatório (aumento da pressão de pico), sendo diagnosticado pneumotórax à esquerda pelo exame clínico. Realizada drenagem torácica com dreno tubular em selo d'água, sucedida de importante melhora do padrão da ventilação. Como persistia a necessidade de utilização de drogas vasoativas, foi realizada punção e cateterização de veia jugular interna esquerda de forma asséptica, com técnica de Seldinger, guiada por ultrassonografia, sem intercorrências. Punção e cateterização de artéria radial direita, com técnica do cateter sobre agulha na primeira tentativa sem intercorrências.

Na SO, foi realizada a fixação externa de anel pélvico pela equipe de ortopedia e laparotomia exploradora pela equipe de cirurgia geral, além da drenagem de tórax esquerdo. Na laparotomia, evidenciou-se um hematoma retroperitoneal em zona III e a cirurgia foi considerada não terapêutica. No intraoperatório, a paciente recebeu 7.500 mL de Ringer-lactato, 4 unidades de plasma fresco

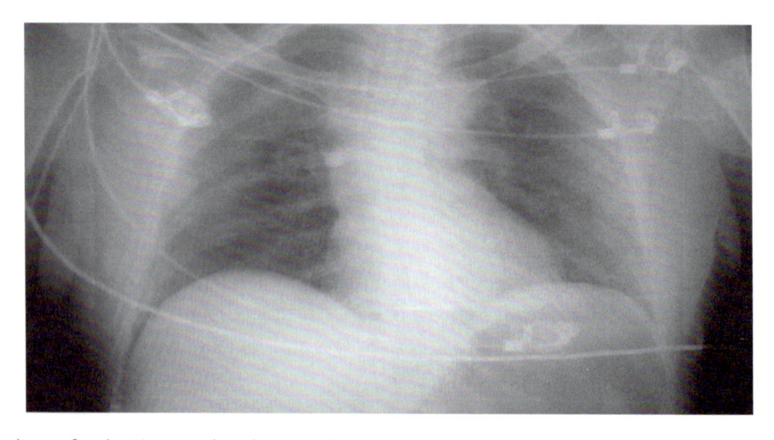

Figura 5.1: Radiografia de tórax realizada em sala de trauma.

congelado (PFC), 3 unidades de concentrado de hemácias e 6 unidades de plaquetas. Apresentou 1.350 mL de diurese.

Ao final do procedimento, a paciente foi encaminhada à unidade de terapia intensiva (UTI) intubada, em ventilação mecânica, recebendo norepinefrina 0,1 mcg/Kg/min.

Permaneceu na UTI por cerca de 10 dias com boa evolução, recebendo alta hospitalar após cirurgia para fixação definitiva de pelve.

## Introdução

A utilização de CVC é extremamente comum em pacientes críticos. Apesar de sua ampla utilização e inquestionável utilidade, esse dispositivo, sua inserção, manutenção e retirada expõem o paciente a uma ampla gama de potenciais complicações. Portanto, todas as decisões relacionadas a essa técnica devem ser pautadas no saldo entre benefícios e riscos.

A cateterização de uma veia central tem numerosas indicações: monitorização hemodinâmica; realização de hemodiálise; inserção de marca-passo; tratamento de embolia aérea; impossibilidade de cateterização de acesso venoso periférico, como via de coleta de exames seriados e para infusão de soluções que não devem, ou não podem, ser administradas por veia periférica (drogas vasoativas, dieta parenteral, soluções com elevada osmolaridade e quimioterapia).

Vale ressaltar que esse não é o acesso preferencial para realização de expansão volêmica, pois seu maior comprimento em relação ao cateter de veia periférica de mesmo diâmetro torna seu fluxo mais lento.

Tão numerosas quanto as indicações são as potenciais complicações. Eventos adversos relacionados aos CVC podem acontecer em três momentos distintos, a saber: durante a punção e a cateterização venosa; ao longo da permanência do cateter; e no momento de sua retirada. Essas complicações podem ser divididas em três grupos: complicações mecânicas; infecciosas; e trombóticas. Esses eventos variam amplamente em incidência, a depender do tipo de complicação e do estudo em questão. Podem ser citados desfechos indesejáveis:

1. Complicações mecânicas: pneumotórax; hemotórax; quilotórax; tamponamento cardíaco; punção e/ou cateterização arterial; formação de fístula arteriovenosa; lesão de nervo; perfuração da traqueia; perfuração do esôfago; embolia aérea, do fio-guia, do cateter, ou do filtro de veia cava.[1]
2. Complicações infecciosas: infecção de corrente sanguínea; endocardite infecciosa; abcesso do sítio de inserção; e osteomielite de clavícula.
3. Complicações trombóticas: trombose do sítio de inserção; e embolia a partir de trombose do cateter.

A padronização das técnicas de inserção e a implementação de cuidados específicos quanto à manutenção das linhas venosas centrais, somadas a cateteres mais seguros, têm reduzido a ocorrência de eventos adversos e devem fazer parte das práticas médicas habituais.[2,3]

## Anamnese e exame físico

Antes de iniciar o procedimento, devem-se utilizar protocolos específicos e institucionais para minimizar os riscos do procedimento. Neste momento, podem ser levantados dados que influenciarão a conduta. Na história clínica, registros como presença de trauma crânio encefálico e uso prévio de cateteres podem ser úteis. Caso o paciente tenha um traumatismo crânio encefálico com possibilidade de hipertensão intracraniana, as veias femorais passam a ser a via preferencial. Se o paciente já utilizou outro cateter, o sítio da punção anterior pode estar trombosado, dificultando a execução do procedimento e aumentando o risco de iatrogenia, levantando, assim, à possibilidade de se optar por outro sítio para realizar o procedimento.

No exame físico, dados como o uso de colar cervical e presença de pneumotórax prévio podem ser primordiais. Se o paciente está em uso de colar cervical, as veias jugulares internas devem ser preferencialmente poupadas. A simples ausculta pulmonar pode identificar um pneumotórax não diagnosticado, que deve ser devidamente registrado em prontuário, impedindo, assim, que este seja atribuído ao procedimento de inserção do cateter.

## A escolha do cateter

Uma vez optado pela inserção do cateter, o próximo ponto é decidir qual dispositivo será utilizado. Os cateteres têm configurações diferentes a depender de sua finalidade principal, variando basicamente quanto a três características: comprimento; diâmetro; e número de vias.

O comprimento vai de 20 a 25 cm do cateter convencional a 120 cm daquele para acessar a artéria pulmonar. Por sua vez, o principal determinante do diâmetro será a idade do paciente. A unidade utilizada para definir o diâmetro é o French, sendo que 1 mm equivale a 3 Frenchs. Vale lembrar que a taxa de infeção dos cateteres venosos centrais é diretamente proporcional ao número de vias, logo, devem-se utilizar dispositivos com o menor número suficiente de vias para suprir as demandas do paciente.

## A escolha do sítio de punção

Existe uma máxima consagrada de que a melhor via de acesso é aquela com a qual o médico está mais habituado, executando, assim, a inserção de forma mais rápida e segura, diminuindo a chance de insucesso e complicações.

Ao buscar entender melhor essa problemática, percebe-se que a veia jugular interna direita traz consigo as seguintes vantagens teóricas: comodidade para o médico destro; caminho retilíneo entre o ponto de punção e a entrada do átrio direito, facilitando a inserção do cateter; ápice pulmonar ipsilateral mais baixo, dificultando a punção pleural acidental; e o fato do ducto torácico estar localizado à esquerda, na imensa maioria das pessoas, livrando essa estrutura da punção acidental. Já a veia subclávia traria maior comodidade ao paciente e diminuiria a ocorrência de infecções.

Resta saber se essas vantagens se revertem em real benefício ao paciente e se de fato a escolha da via de inserção influi na ocorrência de desfechos ruins. Metanálise publicada no Critical Care Medicine, em 2002,[4] comparou a ocorrência de complicações entre as veias jugulares internas e subclávias como vias de acesso venoso central e demonstrou que a veia jugular interna traz consigo menor risco de mau posicionamento do cateter, enquanto a subclávia diminui o risco de punção arterial. Não houve significância estatística no que tange a outras complicações, como infecção de corrente sanguínea, hemotórax, pneumotórax e trombose do sítio de inserção. Mais recentemente, outra metanálise publicada no Critical Care Medicine, em 2012,[5] demonstrou menor ocorrência de infecção em cateteres puncionados na subclávia quando comparados a outros sítios, apesar de o autor deixar claro que um ensaio clínico randomizado de boa qualidade ainda pode trazer a resposta definitiva sobre essa discussão.

Vale ressaltar que um dos pontos do Pronovost Checklist, ferramenta que reconhecidamente diminui a ocorrência de infecções relacionadas ao CVC, é evitar sua inserção em veia femoral.[6]

Frente a tal discussão, parece evidente que as veias femorais devem ser evitadas sempre que possível, a fim de reduzir a ocorrência de infecção. Entre as subclávias e a jugular, ainda resta algum espaço para discussão, apesar da aparente vantagem da primeira.

## O posicionamento do paciente

Uma vez escolhido o sítio de punção, dá-se o passo seguinte: o adequado posicionamento do paciente. O posicionamento tem como objetivo primordial evitar a ocorrência de embolia aérea, que pode acontecer no momento da inserção, durante a permanência e mesmo ao longo da retirada do CVC.[7-9]

Antes de puncionar qualquer veia acima do eixo flebostático do coração, seja ela jugular interna ou subclávia, deve-se colocar o paciente em posição de cefalodeclive com o principal objetivo de evitar a ocorrência de embolia aérea. Hipovolemia e ventilação espontânea são fatores que potencializam o risco de embolia aérea: Diminuem o risco de tal complicação: posição de Trendelenburg; manobra de Valsalva; oclusão da agulha e do cateter, evitando expor seus lúmens à pressão atmosférica.[10, 11]

Essa lógica também é verdadeira para o momento de sacar o cateter, procedimento que deve ser realizado com o paciente em posição supina, preferencialmente durante a expiração, sendo seguido de pressão sobre o ponto de punção por pelo menos 1 minuto após a retirada. Também por esse motivo, devemos sempre evitar abrir o lúmen do cateter tendo a cabeça do paciente acima do nível do coração.

Por dispensar a posição de cefalodeclive, a via preferencial para inserção de CVC nos pacientes com hipertensão intracraniana é a veia femoral. Para entender esse conceito, basta se lembrar de que a posição de Trendelemburg leva ao aumento da pressão venosa central, o que piora ainda mais a hipertensão intracraniana.

Vale ressaltar que, em levantamento da Sociedade Americana de Anestesiologistas[12], todos os processos contra médicos dessa especialidade pela ocorrência de embolia aérea após inserção de CVC resultaram em condenação, deixando evidente a importância do adequado posicionamento do paciente, minorando a ocorrência de tal evento.

## Cuidados com antissepsia

Depois de adequadamente posicionado o paciente, vem outro passo importante: a antissepsia da pele; e colocação de campos esterilizados. Isso é fundamental para a profilaxia de infecção e constitui a primeira de uma série de medidas que deverão acompanhar toda a manipulação desse instrumento.

Nesse contexto, vale citar o Pronovost Checklist,[6] uma ferramenta baseada em cinco passos que tem a finalidade de reduzir a ocorrência de infecções de corrente sanguínea relacionadas ao CVC, desde sua inserção até sua retirada, a saber:

1. Higienização das mãos – Realizar antissepsia das mãos imediatamente antes de colocar as luvas estéreis.
2. Antissepsia da pele do paciente com clorexidine – Aplicar solução de clorexidine esfregando por pelo menos 30 segundos e deixando secar por pelo menos 2 minutos. Clorexidine parece ser melhor do que iodo povidona.
3. Barreira máxima de precaução – O profissional que realizará o procedimento deve vestir máscara, gorro, avental e luvas estéreis. Todo o corpo do paciente deve ser coberto com campos esterilizados.
4. Evitar inserção em veia femoral – Há evidência científica de que a inserção em veias subclávias diminua o risco de infecção.
5. Remover cateteres desnecessários – Revisão diária da necessidade de manutenção do cateter, retirando-o mais precocemente possível.

A rígida adequação a esses passos, apesar de simples, reduz a ocorrência de infecções relacionadas ao cateter, sendo, portanto, ferramenta indispensável ao manejo desse dispositivo.

A supervisão do procedimento por enfermeira ou médico é outra medida que diminui a ocorrência de infecções relacionadas ao cateter.[13] Eles podem alertar durante o procedimento caso alguma quebra de técnica asséptica seja percebida.

Cuidados permanentes com o cateter, prevenindo e corrigindo erros simples como curativo não oclusivo, tampas mal colocadas, manipulação do cateter sem lavar as mãos ou sem utilização de luvas, parecem compor uma estratégia capaz de reduzir a ocorrência dessas complicações.[14]

## Punção e cateterização

A punção deve ser realizada com a técnica adequada e o auxílio de ultrassonografia pode ser de grande valor.

Descrita inicialmente para cateterização arterial, a técnica de Seldinger[15] é, hoje, a mais utilizada para a punção e cateterização venosa central, utilizando um fio-guia como intermediário entre a punção do vaso e a inserção do cateter. Uma complicação comum durante a inserção do fio-guia é a ocorrência de arritmias, geralmente brandas e limitadas mas que podem dar origem a ritmos acompanhados de instabilidade e até parada cardiocirculatória. As alterações de ritmo acontecem pelo contato direto do fio-guia, ou mesmo do cateter, com estruturas cardíacas, portanto, para evitá-las, deve-se limitar a inserção do fio-guia a no máximo 16 cm.[16,17] Fica evidente, então, que a indução proposital de arritmias não deve ser realizada como forma de constatar o correto posicionamento do fio-guia. Além disso, com a movimentação do paciente, pode haver migração do cateter ao longo dos dias, com variação de até 3 cm, levando ao aparecimento tardio de arritmias e à necessidade de reposicionamento do cateter.

Quanto à utilização da ultrassonografia, metanálise publicada no British Medical Journal, em 2007,[18] comparou a taxa de sucesso na cateterização venosa central nos três principais sítios (veias jugulares internas, subclávias e femorais) com e sem a utilização desse dispositivo e demonstrou a superioridade obtida com seu uso em todas as localizações. Como a realização de punção subclávia guiada por ultrassonografia é muito complexa e a punção femoral carrega menores riscos de complicações mecânicas em sua execução, o sítio que agrega maior interesse na utilização da ultrassonografia é a veia jugular interna. Ensaio clínico publicado no Critical Care, em 2006,[19] comparou a realização desse procedimento nessa localização, com e sem o uso de ultrassonografia, e demonstrou que o dispositivo diminuiu o tempo para realização da cateterização, aumentou a taxa de sucesso e diminuiu a ocorrência de punção da carótida, pneumotórax e hemotórax e do número de tentativas necessárias para atingir o objetivo.

Quanto à punção e cateterização venosa central, a experiência do operador é um ponto de suma importância para aumentar a taxa de sucesso. O ideal é que, até o médico adquirir experiência suficiente, que, no caso dos cateteres venosos centrais, gira em torno de 50 procedimentos, ele não excute essa tarefa sem a adequada supervisão de um profissional mais experiente. Além disso, o acesso a centros de simulação, com a realização do procedimento em modelos, parece contribuir para a evolução dos profissionais em treinamento.[20]

Limitar o número de tentativas em um mesmo sítio é outro ponto crucial a fim de minorar a ocorrência de complicações. Há aumento de seis vezes na ocorrência de complicações quando mais de três tentativas são necessárias em comparação à realização em uma única tentativa. Parece sensato que o profissional busque ajuda quando mais de três tentativas são necessárias.[20]

Vale relembrar que, durante a punção e inserção do cateter, podem acontecer episódios de embolia aérea, cuja prevenção já foi discutida. Além disso, deve-se prevenir a ocorrência de embolia do fio-guia, mantendo-o continuamente seguro por uma das mãos do operador. Apesar de parecer uma complicação muito rara e anedótica, essa foi a principal causa de processo judicial contra anestesistas nos Estados Unidos relacionado à cateterização venosa central.[12]

## Checagem do adequado posicionamento do cateter

Após a inserção do CVC, deve-se realizar adequada colocação de curativo e é obrigatória a realização de radiografia de controle antes de começar a utilizá-lo, desde que haja tempo hábil para tal. Essa conduta visa reconhecer o mau posicionamento do cateter, evitando, assim, a efusão pleural e mediastinal de medicações, além de poder diagnosticar pneumotórax e hemotórax ocultos.

Outra forma de verificar o posicionamento é por meio dos traçados de pressão, o que pode ser feito antes mesmo de inserir o cateter, conectando a linha de medida à agulha de punção, possibilitando o diagnóstico de punção arterial acidental, ou mesmo de cateterização arterial quando realizada após a inserção do cateter. Quando a punção arterial é reconhecida antes da inserção do cateter, a simples retirada e compressão são suficientes para evitar complicações; porém, quando ocorrem cateterização e reconhecimento tardio da punção arterial, pode haver sangramento importante e complicações neurológicas associadas, necessitando de abordagem cirúrgica no momento da retirada do dispositivo.[21]

## Utilização e retirada do cateter

Durante a manipulação do cateter, vale o princípio da abordagem vigilante centrada nos cuidados intensivos para evitar infecção, desde a manutenção de curativo limpo, seco e bem coaptado, lavagem das mãos e utilização de luvas durante a manipulação até a correta utilização de tampas oclusivas.

No momento da retirada, é importante ressaltar a preocupação com a embolia aérea. Colocando-se o paciente em posição de Trendelemburg, outra complicação possível é a ocorrência de sangramento, sendo importante conhecer e corrigir eventuais estados de coagulopatia. Vale a pena lembrar que, em casos suspeitos de infecção do cateter, deve-se enviar a ponta do dispositivo para cultura, mantendo técnica asséptica durante a sua retirada.

## Conclusão

A cateterização de veias centrais é procedimento padrão na prática médica conforme comentado, o caso descrito tinha indicação formal para essa técnica. Entretanto, complicações relacionadas a CVC são eventos comuns, ainda que potencialmente evitáveis por meio de medidas simples. O estabelecimento de protocolos para a manipulação do dispositivo, desde sua inserção até a retirada, é uma medida eficaz para a redução da ocorrência de complicações. Quando o médico que realizará o procedimento apresentar pouca experiência, ele deve ser supervisionado e solicitar ajuda sempre que apresentar dificuldades técnicas, tentando limitar o número de tentativas. Recomenda-se, sempre que possível, guiar o procedimento por ultrassonografia. A escolha do sítio de punção deve ser baseada na preferência do operador e nas condições clínicas do paciente, evitando, sempre que possível, as veias femorais.

A checagem do adequado posicionamento do cateter, por meio principalmente da radiografia de tórax, nunca deve ser negligenciada, sendo realizada assim que possível.

Em resumo, indicação criteriosa, conhecimento das condições clínicas do paciente, padronização dos procedimentos, adequada supervisão, pronta checagem do posicionamento do dispositivo e retirada tão precoce quanto possível são os pilares para evitar complicações relacionadas ao cateter venoso central.

## Referências bibliográficas


1. Eisen LA, Narasimhan M, Berger JS, et al. Mechanical complications of central venous catheters. J Intensive Care Med 2006; 21:40.
2. CDC Guidelines for the Prevention of Intravascular CatheterRelated Infections, 2011 http://stacks.cdc.gov/view/cdc/5916/. Acessado em: 6 de fev. 2014.
3. McGee DC, Gould MK. Preventing complications of central venous catheterization. N Engl J Med 2003; 348:1123.
4. Ruesch S, Walder B, Tramer MR. Complications of central venous catheters: internal jugular versus subclavian access-a systematic review. Crit Care Med. 2002;30:454–460
5. Parienti JJ, du Cheyron D, Timsit JF, et al. Metaanalysis of subclavian insertion and nontunneled central venous catheterassociated infection risk reduction in critically ill adults. Crit Care Med 2012; 40:1627.
6. Pronovost P, Needham D, Berenholtz S, et al. An intervention to decrease catheterrelated bloodstream infections in the ICU. N Engl J Med 2006; 355:2725.
7. Roberts S, Johnson M, Davies S. Nearfatal air embolism: fibrin sheath as the portal of air entry. South Med J 2003; 96:1036.
8. Laskey AL, Dyer C, Tobias JD. Venous air embolism during home infusion therapy. Pediatrics 2002; 109:E15.
9. Heckmann JG, Lang CJ, Kindler K, et al. Neurologic manifestations of cerebral air embolism as a complication of central venous catheterization. Crit Care Med 2000; 28:1621.
10. Mirski MA, Lele AV, Fitzsimmons L, Toung TJ. Diagnosis and treatment of vascular air embolism. Anesthesiology 2007; 106:164.
11. Ely EW, Hite RD, Baker AM, et al. Venous air embolism from central venous catheterization: a need for increased physician awareness. Crit Care Med 1999; 27:2113.
12. Domino KB, Bowdle TA, Posner KL, Spitellie PH, Lee LA, Cheney FW. Injuries and liability related to central vascular catheters: a closed claims analysis. Anesthesiology 2004; 100:1411-1418.
13. Berenholtz SM, Pronovost PJ, Lipsett PA, et al. Eliminating catheterrelated bloodstream infections in the intensive care unit. Crit Care Med 2004; 32:2014.
14. Shapey IM, Foster MA, Whitehouse T, et al. Central venous catheterrelated bloodstream infections: improving postinsertion catheter care. J Hosp Infect 2009; 71:117.

15. SELDINGER SI. Catheter replacement of the needle in percutaneous arteriography; a new technique. Acta radiol 1953; 39:368.
16. Boyd R, Saxe A, Phillips E. Effect of patient position upon success in placing central venous catheters. Am J Surg 1996; 172:380.
17. Tripathi M, Dubey PK, Ambesh SP. Direction of the Jtip of the guidewire, in seldinger technique, is a significant factor in misplacement of subclavian vein catheter: a randomized, controlled study. Anesth Analg 2005; 100:21.
18. Hind D, Calvert N, McWilliams R, Davidson A, Paisley S, Beverley C, Thomas S. Ultrasonic locating devices for central venous cannulation: meta-analysis. BMJ 2003; 327: 361.
19. Karakitsos D, Labropoulos N, De Groot E, et al. Real-time ultrasound-guided catheterisation of the internal jugular vein: a prospective comparison with the landmark technique in critical care patients. Critical Care 2006;10(6):R162. doi:10.1186/cc5101.
20. Britt RC, Novosel TJ, Britt LD, Sullivan M. The impact of central line simulation before the ICU experience. Am J Surg 2009; 197:533.
21. Oliver WC Jr, Nuttall GA, Beynen FM, et al. The incidence of artery puncture with central venous cannulation using a modified technique for detection and prevention of arterial cannulation. J Cardiothorac Vasc Anesth 1997; 11:851.

# Trombectomia Farmacomecânica de Tromboembolismo Pulmonar Bilateral

6

Alan Saito Ramalho
Domingos Dias Cicarelli

Nos pacientes submetidos a procedimentos cirúrgicos, o tromboembolismo pulmonar (TEP) é uma complicação pouco diagnosticada, podendo causar falência cardíaca direita e até morte.[1,2] Nos casos de TEP em pacientes que se encontram em pós-operatório recente, há contraindicação à terapêutica trombolítica, que deve ser realizada apenas em casos selecionados.[3,4]

O objetivo deste relato é apresentar um caso de paciente que apresentou TEP maciço no pós-operatório de cirurgia vascular, em que foi realizada trombólise intra-arterial.

## Caso clínico

Paciente do sexo masculino, 44 anos, natural e procedente de São Paulo, deu entrada no nosso serviço com edema de membros inferiores há 1 semana e dor. Apresentou, 15 dias antes, episódio de dispneia súbita sem dor precordial, com melhora espontânea. Etilista e tabagista. Não apresentava comorbidades ou alergias. Ao exame físico inicial, apresenta-se em bom estado geral, corado, hidratado, afebril, anictérico, acianótico e eupneico, FR = 20, SatO2 = 97% em ar ambiente, murmúrios vesiculares presentes bilateralmente sem ruídos adventícios, sem alterações na propedêutica cardíaca e abdominal, FC = 84, PA = 122 x 78. O membro inferior esquerdo (MIE) apresentava empastamento de panturrilha, edema de região anterior da perna, dor à palpação, sensibilidade distal diminuída e pulsos femoral, poplíteo e pedioso ausentes. O membro inferior direito (MID) apresentava boa perfusão periférica, ausência de edema, pulsos presentes.

Foi submetido à ultrassonografia com Doppler arterial e venosa de membros inferiores (MMII), que revelou trombose venosa profunda subaguda femoropoplítea à direita e oclusão trombótica aguda na artéria poplítea esquerda. Angiotomografia computadorizada de tórax evidenciou tromboembolismo pulmonar à direita e a de MMII, apresentou trombose arterial em MIE (artéria poplítea) (Figura 6.1).

Devido ao diagnóstico de obstrução arterial aguda de artéria poplítea esquerda e síndrome compartimental em compartimento anterior e lateral de perna esquerda, o

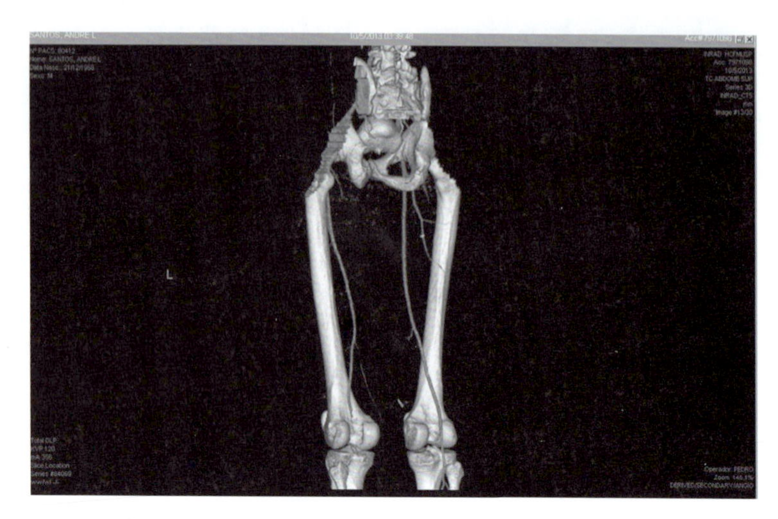

Figura 6.1: Angiotomogafia de membros inferiores mostrando oclusão arterial na artéria poplítea esquerda.

paciente foi submetido à embolectomia de MIE para reperfusão e fasciotomia pela equipe da cirurgia vascular. Iniciada anticoagulação com enoxaparina 80 mg subcutânea a cada 12 horas e analgesia. Após a abordagem cirúrgica, foi realizada arteriografia de controle que mostrava ótima perfusão do MIE.

O paciente foi encaminhado à unidade de terapia intensiva (UTI), sendo mantida anticoagulação plena com heparina em infusão contínua e controle de TTPA. No primeiro dia na UTI, apresentava normalidade hemodinâmica, porém, na região da fasciotomia, havia sinais de musculatura isquêmica e CPK = 2557 (rabdomiólise), sendo realizada hidratação. No segundo dia, CPK = 1170, sem piora da função renal. No entanto, apresentou episódios de hipotensão inicialmente revertidos com cristaloides. Realizada ecocardiografia transtorácica, que revelou comprometimento sistólico de ventrículo direito e pressão sistólica de artéria pulmonar (PSAP) de 73 mmHg, sem disfunção de ventrículo esquerdo e deslocamento da membrana da região da fossa oval do septo interatrial com discreto *shunt*, compatível com forame oval patente. Após administração de solução salina agitada endovenosa, observou-se presença precoce e espontânea de microbolhas em câmaras esquerdas. Diante da hipótese de TEP maciço e por apresentar contraindicação para trombólise, foi encaminhado à radiologia intervencionista para trombectomia intra-arterial.

Foi realizada cateterização da veia femoral direita sob anestesia local pela equipe da radiologia intervencionista, seguida de arteriografia pulmonar, que evidenciou falha de enchimento em artéria pulmonar direita e ramos da artéria pulmonar esquerda compatíveis com TEP maciço. Foi realizada fibrinólise locorregional (trombólise intra-arterial) por cateter (10 mg RT-PA em bolo) + lise necessárias dos coágulos de TEP (trombectomia mecânica) com cateter PigTail®. Mantida infusão de RT-PA por cateter em veia femoral direita com extremidade no tronco da artéria pulmonar na taxa de 3 mg/h. O paciente foi informado do risco de sangramento, reencaminhado à UTI e foi realizado controle de fibrinogênio (> 150) e TTPA (1,5-2). Apresentava-se estável do ponto de vista hemodinâmico (Figura 6.2).

Na UTI foi mantida anticoagulação plena com heparina em infusão contínua e suporte hemodinâmico. No dia seguinte, apresentou episódio de sangramento importante pela fasciotomia, ferida cirúrgica de embolectomia e sítio punção da veia femoral direita. Inicialmente, foi realizado curativo compressivo e administrada protamina 25 mg intravenosa (IV), sendo suspensa a fibrinólise e a heparinização venosa. Exames de controle mostraram TTPA (R) = 7; INR = 1,5; fibrinogênio = 590; Hb/Ht = 9,1/28,7%; Fator V 09/05: 143%; atividade antifator X ativado 17/05: 1. Houve controle do sangramento e o paciente foi submetido à nova arteriografia de controle 12 horas após a trombectomia locorreginal farmacomecânica, que mostrou resolução parcial de trombo em artéria pulmonar direita com oclusão subtotal de tronco comum das arteríolas para lobo inferior do pulmão direita e resolução total nos ramos da artéria pulmonar esquerda. Diante da melhora clínica e arteriográfica, foi suspensa a trombólise e mantida a anticoagulação plena (Figura 6.3).

Na manhã seguinte, apresentou sangramento maciço pela região da fasciotomia, queda para Hb = 3,1. Realizados curativo compressivo e interrupção da anticoagulação, recebeu cristaloide e 3 unidades de concentrado de hemácias, ficando estável hemodinamicamente e com Hb de 9,1 após essas medidas. A musculatura do compartimento anterior do MIE apresentava sinais de isquemia persistente. No dia seguinte, a equipe da cirurgia plástica realizou abordagem para desbridamento da fasciotomia para remoção de áreas desvitalizadas, sem intercorrências. Após o procedimento, o paciente foi mantido na UTI com anticoagulação plena com enoxaparina subcutânea (80 mg a cada 12 horas). Após 2 dias de consecutivas melhoras dos parâmetros clínicos e laboratoriais, recebeu alta da UTI. A pesquisa de alteração de fatores pró-trombóticos foi negativa.

Durante a internação hospitalar, foi mantida a anticoagulação sem outros episódios hemorrágicos, evoluiu com infecção no sítio da fasciotomia, sendo realizados ainda três procedimentos cirúrgicos para desbridamento da fasciotomia de compartimento anterior, curativo a vácuo e enxerto de pele (dermoepidérmico/espessura parcial) em perna esquerda (área doadora: face medial coaxa E). Recebeu alta em bom estado geral, com anticoagulação plena com enoxaparina, para seguimento ambulatorial com equipe da cirurgia plástica e vascular.

## Discussão

O tromboembolismo pulmonar é uma condição grave, acometendo aproximadamente 2,5% dos pacientes hospitalizados, com mortalidade superior a 30%, nos casos de TEP maciço.[1,3] Entre os fatores de risco, incluem-se os procedimentos cirúrgicos de grande porte, imobilização prolongada,

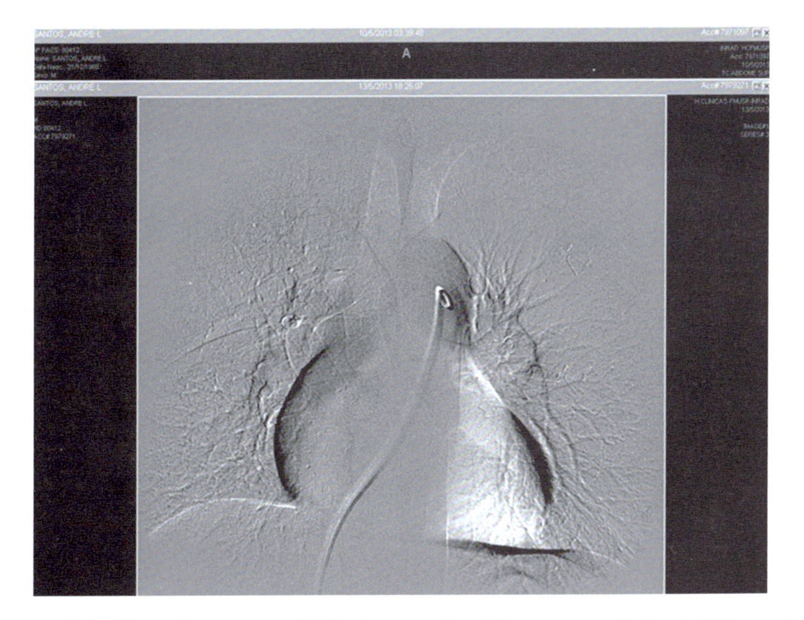

Figura 6.2: Cateter PigTail® usado para trombólise locorregional farmacomecânica de TEP maciço.

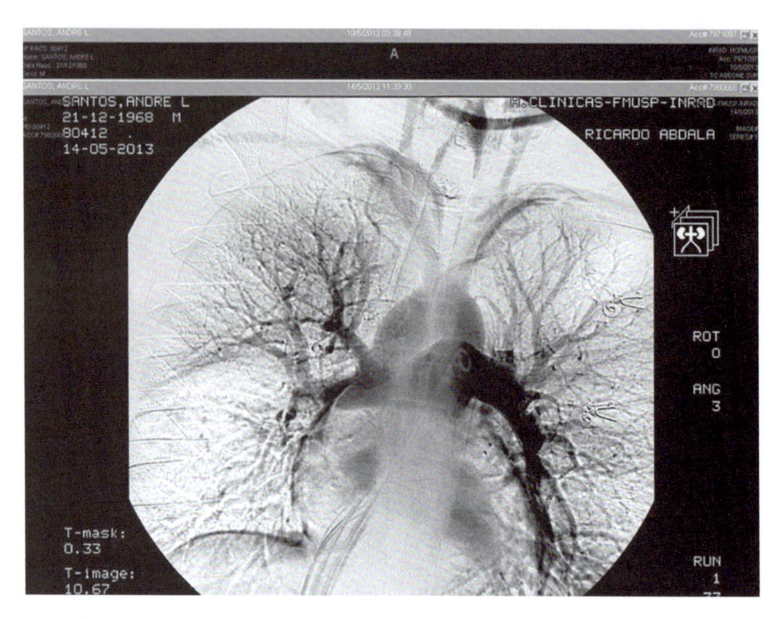


Figura 6.3: Arteriografia pulmonar de controle após trombólise locorregional evidenciando melhora do padrão de enchimento das artérias pulmonares. Resolução da falha de enchimento dos ramos pulmonares esquerdos e resolução parcial de trombo em artéria pulmonar direita com oclusão subtotal de tronco comum das arteríolas para lobo inferior do pulmão direita.

acidente vascular encefálico (AVE), insuficiência venosa crônica dos membros inferiores, além dos distúrbios do sistema de coagulação, como as deficiências de antitrombina III, proteína S e proteína C.[1] No caso descrito, o paciente apresentava como fatores de risco o porte cirúrgico, a imobilização prolongada, o tabagismo e eventos tromboembólicos prévios.

Depois de feito o diagnóstico, existe a necessidade da estratificação de risco, sendo considerados de alto risco os pacientes que apresentam instabilidade hemodinâmica, insuficiência respiratória ou disfunção do ventrículo direito ao ecocardiograma. Nesses casos, indica-se a anticoagulação e o uso de fibrinolíticos (trombólise), além da suplementação de oxigênio para correção da hipóxia e administração de fluídos, para manutenção da pré-carga do ventrículo direito.[4] Este paciente encontrava-se com instabilidade hemodinâmica e disfunção do ventrículo direito. No entanto, por estar em pós-operatório recente, apresentava contraindicação ao uso de trombolítico.[4,5]

Como se encontrava instável hemodinamicamente, necessitando de quantidades crescentes de cristaloides, optou-se pela trombectomia fármaco-mecânica, com observação rigorosa dos parâmetros clínicos, principalmente os relacionados a possíveis complicações hemorrágicas, que eventualmente ocorreram após o procedimento e exigiram cuidados intensivos.[3,5]

## Conclusão

Uma opção terapêutica ao TEP maciço no pós-operatório é trombectomia farmacomecânica, especialmente nos casos em que o tratamento clínico é contraindicado.

## Referências bibliográficas

1. Piazza G, Goldhaber SZ. Acute pulmonary embolism: part I.Epidemiology and diagnosis. Circulation 2006; 114:e28–e32.
2. Kumar N, Janjigian Y, Schwartz DR. Paradoxical worsening ofshock after the use of percutaneous mechanical thrombectomy(PMT) device in a post partum patient with a massive pulmonary embolism. Chest 2007; 132:677–679.
3. Rojas SSO, Veiga VC, Carvalho JC, et al. Trombolise intra-arterial pulmonar e aneurisma cerebral. RevBras Ter Intensiva. 2008; 20(3):318-320.
4. Kucher N, Goldhaber SZ. Risk stratification of acute pulmonary embolism. SeminThrombHaemost 2006; 32:838–847.
5. Kucher N. Catheter embolectomy for acute pulmonary embolism. Chest 2007; 132:657–663.

# Tamponamento Cardíaco e Filtro de Veia Cava

7

Andrea Faria da Silva
Edilson Sérgio de Paula Jr.
Claudia Marquez Simões
Antônio Eduardo Zerati

## Caso clínico

Paciente do sexo masculino, 56 anos, admitido com queixa de colúria e acolia fecal. Relatado histórico prévio de pancreatite aguda resolvida e trombose de membro inferior esquerdo, com necessidade de implante de filtro de veia cava inferior em outro serviço. Foi submetido à tomografia computadorizada (TC) de abdome e pelve, que evidenciou massa expansiva heterogênea em cabeça de pâncreas e múltiplas lesões em parênquima hepático, compatíveis com metástases. Havia sinais de obstrução da via biliar, com icterícia obstrutiva, confirmada pela imagem. Optado pela realização de colangiopancreatografia endoscópica retrógrada (CPRE) para papilotomia e passagem de prótese metálica biliar.

Dois dias após a CPRE, o paciente apresentou sinais de sepse e foi encaminhado à unidade de terapia intensiva (UTI). Foi admitido ictérico, taquipneico, taquicárdico. Saturação periférica de oxigênio de 96% em ar ambiente, com abdome flácido e doloroso à palpação. Foram solicitados exames laboratoriais e passagem de cateter central em veia femoral direita, devido ao desconforto respiratório do paciente. Três horas após admissão na UTI, apresentou piora do padrão ventilatório e hemodinâmico, entrando em critérios de choque séptico, com necessidade de doses baixas de norepinefrina. A ecocardiografia transtorácica, observou-se pericárdio espessado, com derrame moderado e restrição ao enchimento ventricular. Neste momento, a equipe de cirurgia torácica foi acionada, sendo indicada drenagem pericárdica em centro cirúrgico.

O paciente deu entrada em sala operatória (SO) consciente, taquidispneico, com turgência jugular bilateral, cabeceira elevada e suporte ventilatório não invasivo. Foi transferido à mesa de operação, mantendo-se decúbito elevado e monitorizado. Após oxigenação com oxigênio a 100% sob máscara facial, foi realizada indução intravenosa em sequência rápida, com fentanil 100 mcg, cetamina 100 mg e succinilcolina 80 mg. Intubado através de laringoscopia direta, sem intercorrências. Obtenção de linha arterial invasiva radial.

A equipe cirúrgica realizou incisão subxifoidiana para acesso pericárdico, sendo observado sangramento ativo abundante e objeto metálico preso ao miocárdio. Neste momento, foi feita a esternotomia para acesso e retirada do corpo estranho, sendo verificados fios de aço atravessados em átrio direito compatíveis com o filtro. O paciente evoluiu com instabilidade hemodinâmica grave, necessidade de expansão volêmica, administração de concentrados de hemácia e plasma fresco congelado, além de bicarbonato de sódio e adrenalina em bomba de infusão contínua.

Durante o período intraoperatório, ocorreram três paradas cardiorrespiratórias em sequência, com duração total de 27 minutos de suporte avançado de vida segundo os algoritmos validados pela *American Heart Association*, sendo declarado óbito após a terceira parada cardiorrespiratória. Após recuperados exames de imagem do paciente, foi notado que o cateter venoso central (CVC) da veia femoral esquerda estava em íntimo contato com o filtro de veia cava colocado na cava inferior, a montante das veias renais (Figura 7.1).

As causas do óbito pós-necropsia divulgadas foram: neoplasia maligna pancreática metastática; trombose venosa de membro inferior esquerdo; embolia de prótese vascular; perfuração de átrio direito.

## Discussão: filtro de veia cava

A trombose venosa profunda (TVP) é uma complicação frequente nos pacientes com câncer, principalmente no período perioperatório, podendo levar a quadros mais graves como embolia pulmonar e óbito. A embolia pulmonar apresenta sinais e sintomas inespecíficos como dispneia, dor torácica, até *cor pulmonale* agudo, sendo exigido um alto grau de suspeição para realização do diagnóstico. O padrão-ouro do diagnóstico é a angiografia pulmonar, mas o exame mais amplamente utilizado é a angiotomografia computadorizada.[1]

A profilaxia para TVP é, portanto, de suma importância nesse grupo de pacientes, e pode ser mecânica – por meio do estímulo à deambulação, fisioterapia motora e uso de meias de compressão elástica ou compressão pneumática intermitente – e química – baseada na prescrição de medicamentos anticoagulantes. Maior eficiência é alcançada com a associação de ambas. O filtro de veia

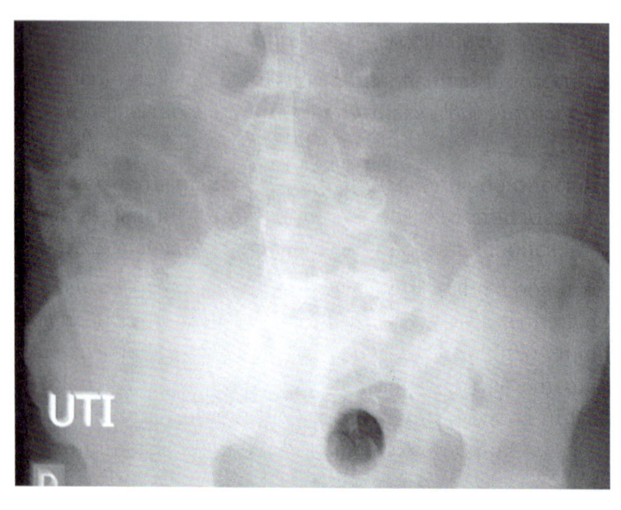


Figura 7.1: Cateter venoso central da veia femoral esquerda em íntimo contato com o filtro de veia cava colocado na cava inferior, a montante das veias renais.

cava é um dispositivo implantado por via percutânea e locado, geralmente, no segmento infrarrenal da veia cava, mas passível de ser posicionado na porção suprarrenal, caso a TVP se propague para a veia cava infrarrenal. O implante na veia cava superior é muito pouco frequente. O procedimento é realizado por uma equipe de Cirurgia Vascular ou Radiologia Intervencionista. Fabricados em cromo-cobalto ou níquel-titânio (nitinol), têm desenhos diversos que variam conforme a marca, mas com a propriedade de reter o coágulo que migra de uma veia profunda distal, evitando a progressão do êmbolo até as artérias pulmonares. Sua fixação à parede da veia é feita por ganchos ou "barbelas" e há, atualmente, modelos que apresentam um gancho que permite sua remoção também por via percutânea (Figura 7.2).

O tratamento da TVP e da embolia pulmonar é a anticoagulação. O filtro de veia cava é indicado, portanto, em pacientes com TVP diagnosticada recentemente e com contraindicação para anticoagulação. As principais situações que configuram impedimento para anticoagulação são contagem de plaquetas inferior a 50.000/mm3, indivíduos com sangramento ativo, politraumatizados, pacientes em pós-operatório recente (< 15 dias) de neurocirurgia, cirurgia oftalmológica ou outra operação de grande porte ou, ainda, pacientes que terão de interromper a anticoagulação por um período superior a 24 horas para a realização de algum procedimento invasivo, coleta de líquido cefalorraquidiano (LCR) há menos de 24 horas. Outras indicações para a colocação do filtro de veia cava são a ocorrência de tromboembolismo na vigência de anticoagulação adequada e baixa reserva cardiopulmonar. Indicações relativas para o implante do filtro são hipertensão arterial de difícil controle (> 180 x 110 mmHg), imagem de trombo flutuante e dificuldade de anticoagulação

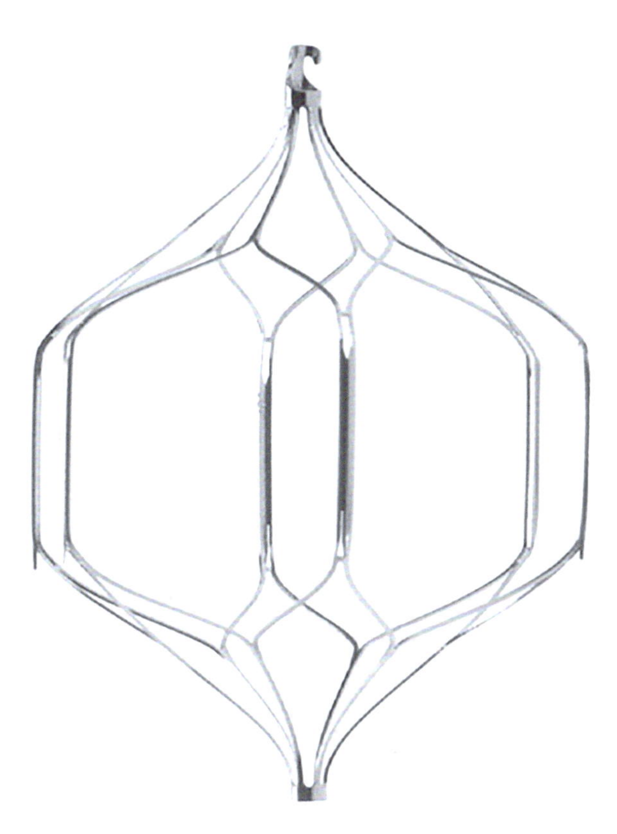

Figura 7.2: Modelo de filtro fabricado em nitinol.

adequada[2]. O filtro de veia cava não mostrou benefícios e não deve ser indicado apenas como profilaxia (em pacientes sem TVP diagnosticada) em pacientes de alto risco.[3]

O filtro de veia cava mostrou-se bastante seguro e eficaz, inclusive nos pacientes oncológicos,[4] mas, como todo procedimento invasivo, traz consigo riscos associados. As principais complicações da colocação do filtro de veia cava compreendem eventos precoces, como hematoma no local punção, perfuração venosa, mau posicionamento. Sua incidência varia na literatura entre 1 e 12,4% dos pacientes. Também há complicações tardias, como migração, rompimento e quebra do filtro, trombose ou perfuração de cava, embolismo pulmonar recorrente. Sua incidência varia na literatura entre 1,7 e 33%.[3]

A migração é definida como a mudança de posição do filtro cranial ou caudal da posição colocada por mais de 2 cm do documentado em imagem prévia, com incidência variando de 0 a 18%.[3]

A embolização de filtro é definida como o movimento do filtro para uma distância considerável do local alvo, sendo o local mais comum para a migração o átrio direito. Como consequências possíveis tem-se a perfuração da respectiva parede, tamponamento cardíaco e infarto agudo de miocárdio (IAM). Sua incidência varia entre 2 e 5%. Os fatores predisponentes para embolização são: diâmetro de veia cava 28 mm ou superior; mau posicionamento do filtro; e grande êmbolo criando "efeito vela" que desloca e emboliza o filtro para o coração. Dessa forma, é de suma importância a avaliação angiográfica antes da liberação do dispositivo, a fim de identificar veia cava inferior e o local de inserção das veias renais. Isso é importante para atestar a perviedade do segmento da veia cava onde se pretende depositar o filtro, evitando o posicionamento inadequado (p. ex.: veia ilíaca) e verificar se o calibre da veia cava inferior é compatível com as dimensões do filtro. Há modelos de filtro para cava de 30 a 35mm. A embolização cardíaca pode gerar lesões miocárdicas e tamponamento cardíaco, que será discutido adiante.[3]

O tratamento das complicações é controverso. Uma recente revisão comparou a remoção por via endovascular *versus* toracotomia e demonstrou não haver diferença significativa de mortalidade ou morbidade.[5]

## Discussão: tamponamento cardíaco

O pericárdio parietal normal é constituído de uma membrana fibrosa rígida, cuja pressão negativa durante a sístole permite o adequado enchimento ventricular diastólico. O volume do líquido pericárdico em um adulto normal é de 20 a 50 mL, sendo a variação da pressão pericárdica de -4 a +4 mmHg durante o ciclo respiratório.

O tamponamento cardíaco resulta de um aumento da pressão no saco pericárdico como consequência a um acúmulo intrapericárdico de sangue ou coágulos (pós-cardiotomia, perfuração da câmara, aneurisma dissecante da aorta, traumatismo, terapia anticoagulante), derrames exsudativos (tumores, infecção, idiopático), derrames não-exsudativos (uremia, lúpus eritematoso sistêmico, atrite reumatoide, idiopático, radiação) ou ar. A magnitude e gravidade do quadro clínico dependem mais da taxa de acúmulo e velocidade de formação do que do volume absoluto.[6,7]

O acúmulo de líquido no espaço pericárdico eleva a pressão local, acarretando a diminuição do enchimento diastólico dos ventrículos; consequentemente, gera uma queda do volume sistólico e da pressão arterial. Com a diminuição do volume sistólico, há ativação do sistema nervoso simpático e consequente taquicardia e vasoconstrição a fim de manter o débito cardíaco de maneira compensatória.

O quadro clínico pode incluir hipotensão, taquicardia, aumento da resistência vascular sistêmica, baixo débito cardíaco (DC). Com a equalização das pressões de enchimento diastólico esquerdo e direito, exagero na variação da pressão arterial (PA) com a respiração, volume de ejeção fixo e reduzido (DC e PA dependentes da frequência cardíaca) e falha da resposta ao volume e múltiplos inotrópicos resultando em choque cardiogênico. Além disso, a ausculta cardíaca característica é a de abafamento de bulhas. A descrição clássica dos achados de turgência jugular, hipotensão e abafamento de bulhas é denominada de tríade de Beck.[8]

O diagnóstico pode ser feito por meio do eletrocardiograma, mas a ecocardiografia é o exame de preferência. Ao eletrocardiograma, podem-se encontrar anormalidades inespecíficas do segmento ST e onda T, complexo QRS de baixa voltagem em todas as derivações, variações do segmento ST como sinais de isquemia miocárdica e pericardite, além de alternância elétrica. À ecocardiografia, podem-se ver os derrames pericárdicos e quantificá-los. Outros sinais ecocardiográficos incluem diminuição das dimensões do ventrículo esquerdo e da excursão da valva mitral na inspiração, desvio do septo interventricular em direção ao ventrículo esquerdo, alterações das características do fluxo transvalvar aórtico e mitral ao doppler, movimento posterior diastólico da parede do ventrículo direito e incisura sistólica no epicárdio do ventrículo direito.[9]

O tratamento pode ser realizado por drenagem simples do líquido pericárdico por acesso subxifoide através de punção ou cirurgicamente. A toracotomia anterior esquerda ou esternotomia mediana pode ser indicada para biópsia pericárdica ou pericardiectomia. Outra opção é a toracoscopia esquerda que permite drenagens e biópsias.[10,11]

## Considerações anestésicas

A passagem do filtro de veia cava é simples do ponto de vista do manejo anestésico, podendo ser realizada sob anestesia local e sedação ou até mesmo sob anestesia geral. O que chama a atenção, nesses casos, é a complexidade do paciente em si, que muitas vezes tem outros procedimentos cirúrgicos associados, que demandam a instalação do filtro. Para esses pacientes, recomenda-se atentar a essa possível multiplicidade de procedimentos para o planejamento anestésico. Outro ponto importante é verificar o potencial uso de medicações anticoagulantes e antiagregantes plaquetárias no período pré-operatório.

Mas para os casos com tamponamento cardíaco, situações muito graves e de alto risco, em geral não se prescreve medicação pré-anestésica uma vez que é o estado de acentuada ativação simpática-adrenal que mantém a perfusão dos órgãos vitais, além de se tratar de uma condição de urgência. A inibição parcial desse efeito compensatório com ansiolíticos pode ser maléfica e levar à descompensação aguda do quadro.[12]

O preparo para anestesia deve incluir a rotina da sala, o preparo de medicações de urgência e vasopressores e inotrópicos que devem ser deixados já diluídos para uso imediato como norepinefrina, metaraminol, efedrina, dobutamina e epinefrina. Deve-se ter um acesso venoso calibroso. Nos casos de choque cardiogênico ou com repercussão hemodinâmica, deve-se iniciar o procedimento após a obtenção de linha arterial invasiva. A monitorização da pressão venosa central (PVC) pode ser desejável, mas não deve retardar o início do procedimento.[13]

Preferencialmente, a indução deve se iniciar na presença de cirurgião já paramentado, para a eventual necessidade de alguma intervenção em caráter emergencial. A anestesia geral com pressão positiva nas vias aéreas durante ventilação mecânica pode levar à diminuição aguda do retorno venoso, que pode desencadear hipotensão profunda e parada cardíaca. Preferencialmente, a indução da anestesia, intubação, incisão e drenagem devem ser efetuadas em um curto período de tempo, o que requer uma equipe treinada e experiente para realização do procedimento.[13]

Outra opção de manejo do paciente com tamponamento é a drenagem sob anestesia local e posterior indução anestésica. Mesmo assim, a súbita descompressão do coração pode levar a reflexos indesejáveis; no entanto, essa conduta fica reservada aos casos com repercussões extremas dados os riscos associados.

Deve-se atentar aos cuidados no manuseio da via aérea, uma vez que, por se tratar de condição de urgência, o período de jejum pode não ter sido observado. Deve ser realizada a intubação traqueal sob anestesia tópica ou, ainda, a sequência rápida de intubação.

Os agentes de indução são limitados, dados os riscos da vasodilatação periférica e depressão miocárdica. Em geral, são usadas doses reduzidas de opioides, relaxantes musculares e, para indução, etomidato ou cetamina. Quaisquer que sejam as técnicas para indução, deve-se estar preparado para tratamento de instabilidade cardiovascular. A medicação de destaque na indução anestésica do paciente com tamponamento cardíaco é a cetamina por seus efeitos de aumento significativo e transitório da pressão arterial, débito cardíaco e frequência cardíaca. Entretanto, deve-se ter em mente que a ela também leva a um aumento do trabalho cardíaco e de consumo de oxigênio e é depressora direta do miocárdio por mecanismos de inibição do íon cálcio.[14]

Após a abertura cirúrgica do tórax é esperada, uma normalização da relação de pressão entre pericárdio e câmaras cardíacas. Exceto em caso de lesões ou atordoamento do miocárdio, ocorre melhora importante da pressão arterial, do volume sistólico, do estado acidobásico e da função renal. A possibilidade de extubação após o procedimento deve ser analisada levando-se em conta a presença de estabilidade clínica sem suporte de drogas vasoativas, integridade de função neurológica, adequação da função pulmonar, temperatura corporal e função neuromuscular. A maioria dos pacientes pode ser extubada após a drenagem desde que se observe estabilidade hemodinâmica. O caso descrito mostra uma situação de grave tamponamento consequente ao deslocamento do filtro de veia cava. Apesar do procedimento correto e em tempo hábil, o tamponamento provocou grave choque cardiogênico não revertido com a drenagem.

## Referências bibliográficas


1. Yoshida WB LS. Doenças vasculares periféricas. In: Maffei FHA LS, Yoshida WB, Rollo HA, ed. Procedimentos de interrupção venosa na trombose venosa profunda e embolia pulmonar: MEDSI; 2002:1473-87.
2. Maffei FHA CJ, Ramacciotti E, Castro AA para o Grupo de Elaboração de Normas de Orientação Clínica em Trombose Venosa Profunda da SBACV. Normas de orientação clínica para a prevenção, o diagnóstico e o tratamento da trombose venosa profunda. J Vasc Br 2005:S205-S20.
3. Wehrenberg-Klee E, Stavropoulos SW. Inferior vena cava filters for primary prophylaxis: when are they indicated? Seminars in interventional radiology 2012;29:29-35.
4. Zerati AE, Wolosker N, Yazbek G, Langer M, Nishinari K. Vena cava filters in cancer patients: experience with 50 patients. Clinics 2005;60:361-6.
5. Owens CA, Bui JT, Knuttinen MG, et al. Intracardiac migration of inferior vena cava filters: review of published data. Chest 2009;136:877-87.
6. Bodson L, Bouferrache K, Vieillard-Baron A. Cardiac tamponade. Current opinion in critical care 2011;17:416-24.
7. Saito Y, Donohue A, Attai S, et al. The syndrome of cardiac tamponade with "small" pericardial effusion. Echocardiography 2008;25:321-7.
8. Sternbach G. Claude Beck: cardiac compression triads. The Journal of emergency medicine 1988;6:417-9.
9. Lau TK, Civitello AB, Hemandez A, Coulter SA. Cardiac tamponade and electrical alternans. Texas Heart Institute journal from the Texas Heart Institute of St Luke's Episcopal Hospital, Texas Children's Hospital 2002;29:66-7.
10. Monaco F, Barone M, David A, Risitano DC, Lentini S. [Cardiac tamponade: a modified video-assisted thoracoscopic approach]. Chirurgia italiana 2009;61:321-6.

11. Perez-Etchepare E, Al Makki A, Varlet F, Lopez M. [Thoracoscopic treatment in pericardial tamponade]. Cirugia pediatrica: organo oficial de la Sociedad Espanola de Cirugia Pediatrica 2012;25:166-8.
12. McHugh SM, Wang X, Sullivan EA. Diagnosis of cardiac tamponade with transesophageal echocardiography following the induction of anesthesia for suspected testicular torsion. Annals of cardiac anaesthesia 2015;18:449-52.
13. Tung A. Critical care of the cardiac patient. Anesthesiology clinics 2013;31:421-32.
14. Aye T, Milne B. Ketamine anesthesia for pericardial window in a patient with pericardial tamponade and severe COPD. Canadian journal of anaesthesia. Journal canadien d'anesthesie 2002;49:283-6.

# Parada Cardiorrespiratória Durante Bloqueio Subaracnóideo

8

Aline Macêdo Pinheiro
Larissa Ono
Domingos Dias Cicarelli

## Resumo

Prescreve-se, a seguir, um caso de parada cardiorrespiratória imediatamente após a realização de um bloqueio subaracnóideo. O paciente foi prontamente reanimado, voltando à circulação espontânea sem sequelas neurológicas. Discute-se, a seguir, toda a fisiopatologia que está envolvida na parada cardíaca após a raquianestesia e suas peculiaridades.

## Caso clínico

Paciente do sexo masculino, 62 anos, portador de carcinoma de células transicionais na bexiga, foi internado eletivamente para nova ressecção transuretral (RTU) de bexiga por recidiva do tumor vesical. Apresentava hipertensão arterial sistêmica e antecedentes cirúrgicos de prostatectomia radical em 2008 e RTU de bexiga em 2007 e 2013. Após monitorização e venóclise, foi realizada raquianestesia com 12,5 mg de bupivacaína com dextrose e 5 mcg de sufentanil, associada à sedação com 5 mg de midazolam. Após posicionamento em decúbito dorsal horizontal (DDH), o paciente evoluiu com bradicardia sinusal, rapidamente seguida por parada cardiorrespiratória em fibrilação ventricular (FV). Foi prontamente iniciada reanimação cardiorrespiratória de acordo ao protocolo do *Advanced Cardiac Life Support* (ACLS) elaborado pela American Heart Association. Ocorreu retorno à circulação espontânea após 20 minutos de reanimação, apresentando-se em ritmo sinusal com extrassístoles ventriculares isoladas. O paciente foi encaminhado para a unidade de terapia intensiva (UTI) intubado, sob ventilação mecânica, estável hemodinamicamente sem drogas vasoativas (DVA). Realizado também ecocardiografia transtorácica que evidenciou desempenho sistólico biventricular preservado e pressão sistólica de artéria pulmonar (PSAP) de 35 mmHg. Apresentou boa evolução na UTI, sendo extubado 1 dia após sua admissão sem sequelas neurológicas e recebendo alta para enfermaria 48 horas após o episódio de parada cardiorrespiratória.

## Discussão

O bloqueio subaracnóideo é uma técnica anestésica amplamente utilizada pela facilidade de execução e segurança. No entanto, há riscos importantes a serem considerados, tais como a bradicardia e a parada cardiorrespiratória. O interesse pelo tema surgiu nas décadas de 1940 e 1950, quando casos de parada cardiorrespiratória em adultos saudáveis ocorreram após bloqueio espinhal. [1,2] A incidência dessa intercorrência no perioperatório relacionada ao bloqueio de neuroeixo é bastante heterogênea, variando de 4,3 a 6,4 casos: 10.000 anestesias.[3,4] Segundo trabalho realizado no Hospital das Clínicas da Faculdade de Medicina da Universidade de São Paulo, avaliando os eventos de parada cardiorrespiratória no intraoperatório de cirurgias realizadas no ano de 2007, foram encontrados 13 casos: 10.000 anestesias, sendo a atividade elétrica sem pulso (AESP), provavelmente relacionada à hipovolemia, o ritmo mais comum.[5]

A maioria dos trabalhos relata que a parada cardiorrespiratória ocorre mais frequentemente durante a anestesia geral, quando comparada ao bloqueio de neuroeixo, e atribuem o achado à gravidade dos pacientes submetidos à anestesia geral, à evolução do conhecimento sobre a fisiologia do bloqueio, ao desenvolvimento da monitorização e ao uso de anestésicos locais menos tóxicos.[6,7,8]

A mortalidade de causa anestésica é estimada em 1:100.000 anestesias.[9,10] Entre as complicações inerentes ao bloqueio subaracnóideo, a parada cardiorrespiratória é a mais grave e o conhecimento da fisiologia se faz importante a fim de evitar tal evolução. O bloqueio subaracnóideo causa aumento da vasodilatação periférica que, por conseguinte, reduz a pré-carga, que, associada ao bloqueio simpático das fibras cardioaceleradoras, leva à redução da frequência cardíaca. A diminuição da pressão atrial direita é dependente do nível de bloqueio sensitivo. Em bloqueios altos, a pressão atrial direita se reduz em 53%, enquanto em bloqueios mais baixos a redução é de 36%.[11] A redução da pré-carga desencadeia reflexos responsáveis por causarem bradicardia grave e até assistolia. A queda do retorno venoso promove o estímulo de mecanorreceptores e barorreceptores localizados na parede atrial direita, bem como o menor estiramento das células de marca-passo que, em conjunto, promovem a diminuição da frequência cardíaca. A diminuição do volume diastólico final do ventrículo esquerdo estimula os mecanorreceptores da parede inferoposterior do ventrículo, desencadeando o reflexo de Bezold-Jarisch. Esse reflexo contribui para o agravamento do tônus parassimpático, piorando a bradicardia, a vasodilatação sistêmica e a hipotensão. O espectro que culmina com a parada cardiorrespiratória durante raquianestesia pode surgir mais facilmente em determinados pacientes. Indivíduos com frequência cardíaca basal inferior a 60 batimentos por minuto têm risco cinco vezes maior de desenvolver bradicardia e aqueles com tônus vagal aumentado têm risco três vezes maior.[12] O uso de betabloqueadores, a presença de bloqueio atrioventricular prévio e a idade abaixo de 50 anos também são fatores de risco para a bradicardia. Pollard e colaboradores, em 2001, demonstraram que pelo menos dois fatores de risco estavam presentes em metade dos casos de parada cardiorrespiratória durante anestesia espinhal.[13] Pacientes com múltiplos fatores de risco e com reposição hídrica insuficiente podem necessitar de atropina e/ou vasopressores.

Em caso de bradicardia acentuada, o uso de agentes mistos (alfa e beta) adrenérgicos objetiva o aumento da pressão arterial sistêmica e a manutenção da perfusão coronariana, por meio do aumento de frequência e débito cardíacos, com menor aumento de resistência vascular sistêmica. O êxito em reverter uma parada cardiorrespiratória após bloqueio subaracnóideo é menor, uma vez que há redução da perfusão coronariana e supressão dos níveis plasmáticos de norepinefrina devido à supressão adrenal.[14]

No caso descrito, supõe-se que a parada cardiorrespiratória tenha ocorrido pelo bloqueio simpático ocasionado imediatamente após a raquianestesia, envolvendo toda fisiopatologia descrita anteriormente.

## Referências bibliográficas


1. Pollard JB. Cardiac arrest during spinal anesthesia: common mechanisms and strategies for prevention. Anesth Analg. 2001; 92: 252-256.
2. Koop SL, Horlocker TT, Warner ME, Hebl JR, Vachon CA, Schroeder DR, Gould AB, Sprung J. Cardiac arrest during neuraxial anesthesia: frequency and predisposing factors associated with survival. Anesth Analg. 2005; 100: 855-865.
3. Sprung J, Warner ME, Contreras MG, Schroeder DR, Beighley CM, Wilson GA, Warner DO. Predictors of survival following cardiac arrest in patients undergoing noncardiac surgery: A study of 518,294 patients at a tertiary referral center. Anesthesiology. 2003; 99: 259-269.
4. Auroy Y, Narchi P, Messiah A, Litt L, Rouvier B, Samii K. Serious complications related to regional anesthesia: results of a prospective survey in France. Anesthesiology. 1997; 87: 479-486.
5. Sebbag I, Carmona MJC, Gonzalez MMC, Alcântara HM, Lelis RGB, Toledo FO, Aranha GF, Nuzzi RXP, Auler Jr JOC. Frequency of intraoperative cardiac arrest and medium-term survival. São Paulo Med J. 2013; 131: 309-314.
6. Cicarelli DD, Gotardo AOM, Auler JOC, Olivetti GT, Oliveira FS. Incidência de óbitos anestésico-cirúrgicos nas primeiras 24 horas. Revisão de prontuários de 1995 no Hospital das Clínicas da FMUSP. Rev Bras Anestesiol. 1998; 48:289-294.
7. Zuercher M, Ummenhofer W. Cardiac arrest during anesthesia. Curr Opin Crit Care. 2008; 14: 269-274.
8. Braz JRC, Silva ACM, Carlos E, Nascimento Jr P, Vianna PTG, Castiglia YMM, Vane LA, Lemônica L, Módolo NSP, Ganem EM, Amorim RB, Rodrigues Jr GR. Parada cardíaca durante anestesia em hospital universitário de atendimento terciário (1998 a 1996). Rev Bras Anestesiol. 1999; 49: 257-262.
9. Lagasse RS. Anesthesia safety: Model or myth? A review of the published literature and analysis of current original data. Anesthesiology. 2002; 97: 1609-1617.
10. Ellis SJ, Newland MC, Simonson JA, Peters KR, Romberger DJ, Merecer DW, Tinker JH, Harter RL, Kindscher JD, Qiu F, Lisco SJ. Anesthesia-related Cardiac Arrest. Anesthesiology. 2014; 120: 829-838.
11. Limongi JAG, Lins RSM. Parada Cardiorrespiratória em Raquianestesia. Rev Bras Anestesiol. 2011; 61: 110-120.
12. Carpenter RL, Caplan RA, Brown DL, Stephenson C, Wu R. Incidence and risk factors for side effects of spinal anesthesia. Anesthesiology. 1992; 76: 906-916.
13. Pollard JB. High doses of local anesthetics during spinal anaesthesia may increase the risk of life-threatening vagal reactions. Br J Anaesth. 2003; 90: 525-526.
14. Rosenberg JM, Wortsman J, Wahr JA, Cryer PE, Gomez-Sanchez CE. Impaired neuroendocrine response mediates refractoriness to cardiopulmonary resuscitation in spinal anesthesia. Crit Care Med. 1998; 26: 533-537.

# Drogas Vasoativas

9

Laura Alencar Cavalcante Nascimento Lima
Gabriel Grudtner Buratto
Nancy Brisola Conti

Será abordado um caso de proctocolectomia oncológica, que evoluiu com necrose de retroperitônio e choque grave, com necessidade de uso de drogas vasoativas (DVA) em doses elevadas por tempo prolongado. Discutiremos as indicações, modo de ação, indicação clínica, doses recomendadas e possíveis complicações do uso das principais drogas vasoativas presentes em nossa prática clínica.

## Caso clínico

Paciente do sexo masculino, 39 anos, com diagnóstico de adenocarcinoma de reto baixo, acompanhado em outra instituição, foi submetido a 30 sessões de quimioterapia e radioterapia neoadjuvantes, com realização de abordagem cirúrgica após 4 meses do diagnóstico, sem sucesso na ressecção do tumor. Iniciou novo ciclo de quimioterapia, com nova tentativa cirúrgica (1 ano depois aproximadamente), também sem resultado satisfatório. Realizou o 3º ciclo de quimioterapia nos 6 meses seguintes e foi encaminhado a esta instituição para reestadiamento e nova abordagem cirúrgica. Foi, então, realizada proctectomia, anastomose coloanal, ileostomia em alça de proteção e linfadenectomia. Durante o intraoperatório, apresentou hipotensão necessitando de norepinefrina por 2 horas na dose de 0,05 mcg/kg/min. O procedimento transcorreu sem intercorrências, com paciente extubado em sala, sem DVA, encaminhado para recuperação pós-anestésica (RPA). Após 2 horas na RPA, o paciente recebeu alta para enfermaria. Manteve-se hemodinamicamente estável quando, 4 horas depois, iniciou quadro de hipotensão não responsiva a volume, necessitando de DVA, sendo reintroduzida norepinefrina na dose de 0,23 mcg/kg/min com aumento progressivo para 2,4 mcg/kg/min. Solicitada transferência para unidade de terapia intensiva (UTI); com piora do quadro, já na UTI, foi associada vasopressina 0,04 UI/min e indicada cirurgia de emergência. Diagnosticada necrose de retroperitônio, no intraoperatório, e realizados lavagem da cavidade, desbridamento de área necrosada e peritoniostomia a vácuo; mantidas DVA durante todo o procedimento: norepinefrina 2,5 mcg/kg/min e vasopressina 0,06 UI/min. Retornou para UTI, apresentando piora do choque nos dias consecutivos a despeito do início de antibioticoterapia de amplo espectro. Optado, então, por associação de epinefrina. No quinto pós-operatório (PO5), da primeira abordagem cirúrgica (proctectomia), ao exame físico, foi observada má perfusão periférica com cianose de extremidades (5 dias após início de DVA). No 7º dia (PO7), já apresentava extremidades com cianose fixa e, 3 dias depois, isquemia (PO10), ainda necessitando de DVA. Com o uso ininterrupto de DVA, houve progressão das lesões e delimitação das áreas de isquemia irreversível em mãos e pés (Figura 9.1A, B, C e D). Permaneceu em tratamento intensivo com manejo de antibióticos e DVA, apresentando melhora clínica lenta e gradual. Aguardada estabilidade do quadro, no 52° dia (D52), foram indicadas e realizadas amputações transtibial bilateral e transradial esquerda, ainda em uso de norepinefrina em baixa dose. Após 34 dias (D86), clínica e hemodinamicamente estável sem DVA, recebeu alta da UTI para enfermaria, e foi submetido à amputação de falanges (2°, 3°, 4° e 5° quirodáctilos); 15 dias depois (D101), recebeu alta hospitalar.

O paciente permaneceu 85 dias na UTI, dos quais 77 em uso de DVA. Fez uso de norepinefrina, em dose mínima de 0,01 mcg/kg/min e máxima de 3,8 mcg/kg/min, durante os 67 dias. Manteve doses acima de 2 mcg/kg/min somente por 3 dias (Figura 9.2). Utilizou vasopressina (Figura 9.3) em doses de 0,015 a 0,06 UI/min (4 dias com valores entre 0,04 e 0,06 UI/min) e epinefrina (Figura 9.4) em doses de 0,02 mcg/kg/min a 0,16 mcg/kg/min, ambas por 5 dias (sempre em associação à norepinefrina). A associação de norepinefrina, vasopressina e epinefrina foi mantida por 3 dias.

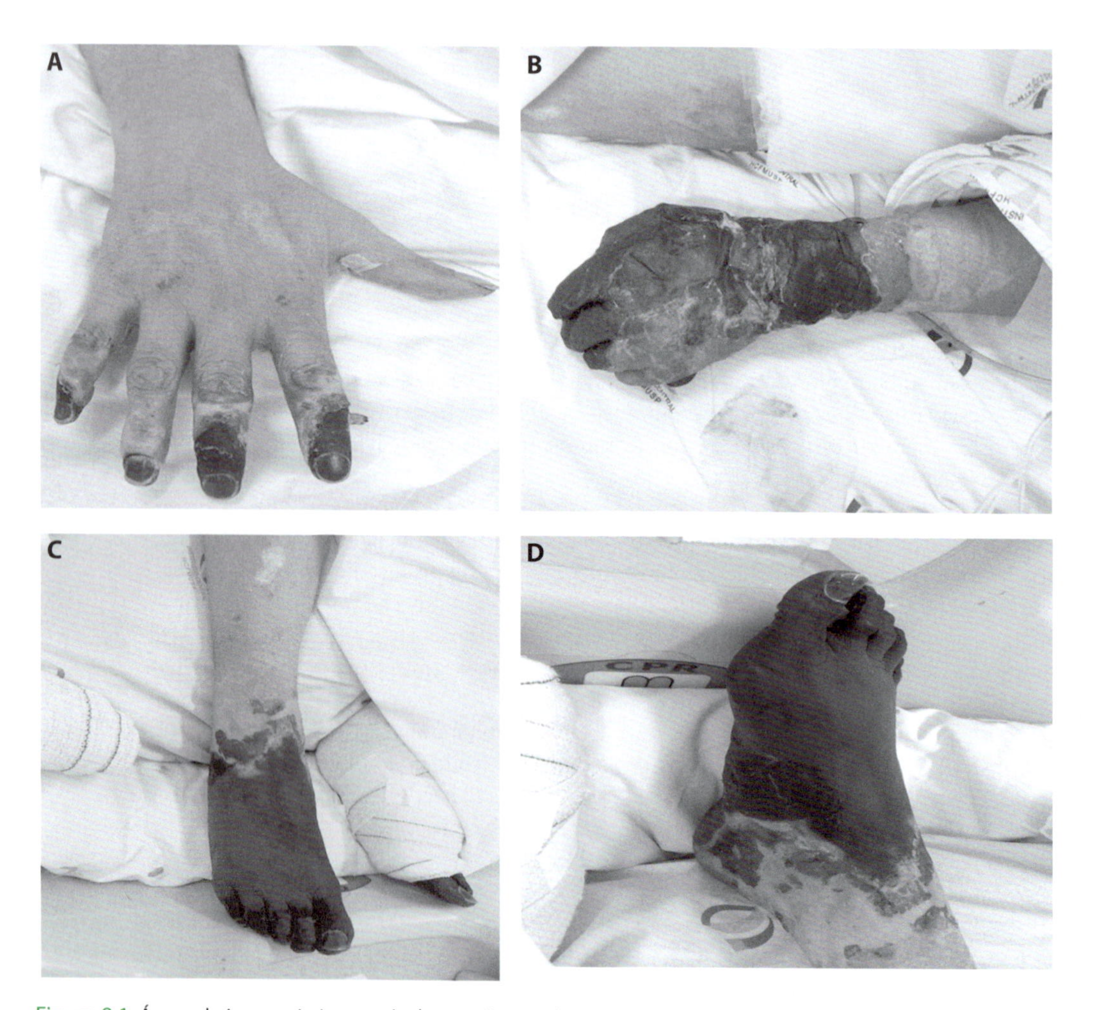


Figura 9.1: Áreas de isquemia irreversível em mãos e pés.

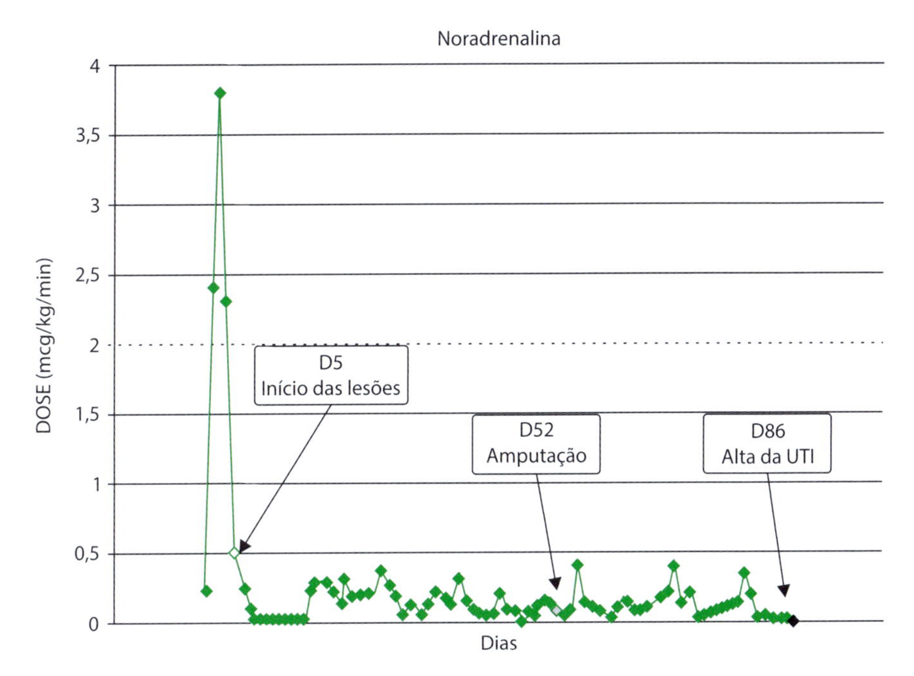


Figura 9.2: Evolução da dose de noradrenalina em mg/kg/min ao longo da internação.

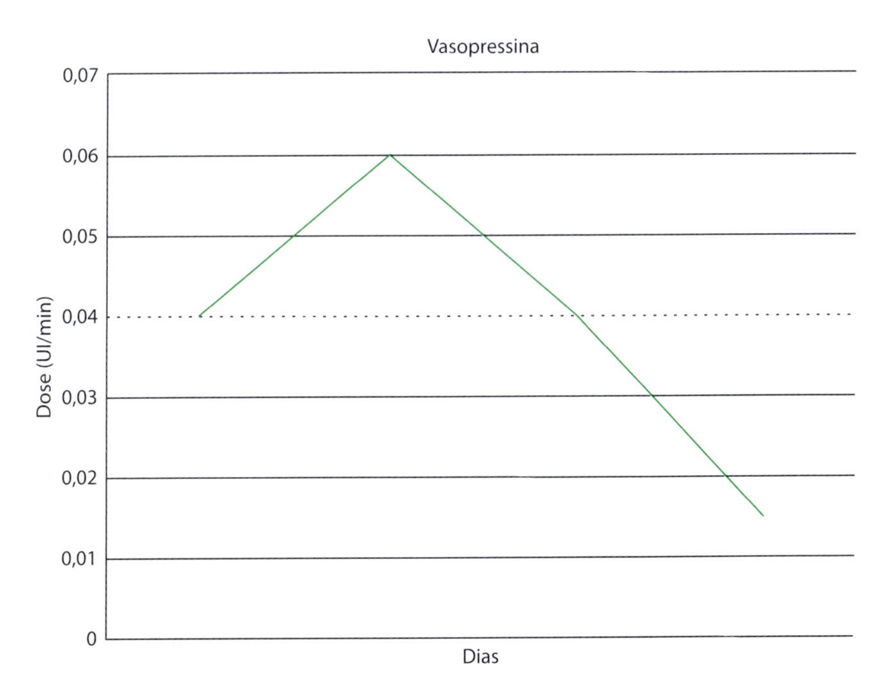


Figura 9.3: Evolução da dose de vasopressina em UI/min ao longo da internação.

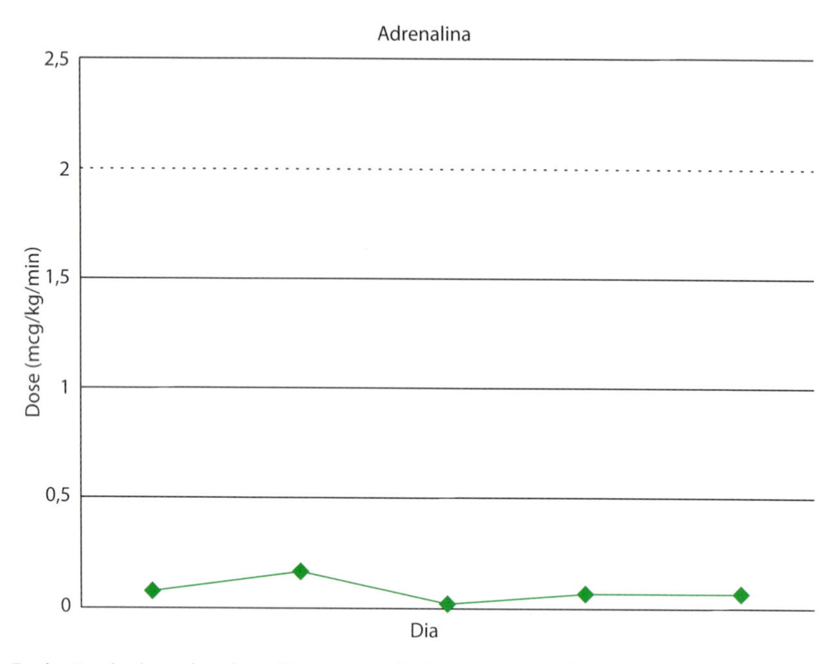


Figura 9.4: Evolução da dose de adrenalina em mg/kg/min ao longo da internação.

## Discussão

### Sepse grave[14]

- Considerada grave quando cursa com disfunção de órgãos, hipoperfusão ou hipotensão. Qualquer das seguintes manifestações define sua presença:
- Cardiovascular – Pressão arterial sistólica (PAS) < 90 mmHg ou Pressão Arterial Média (PAM) < 70 mmHg, por pelo menos 1 hora, apesar de reposição volêmica ou uso de vasopressores;
- Sistema Nervoso Central (SNC) – *Delirium* (deterioração aguda do estado mental);
- Metabólica – pH < 7,30 e ácido lático > 1,5 vezes o limite superior da normalidade;
- Pulmonar – $PaO_2/FiO_2 < 250$ se outras disfunções presentes ou < 200 se única disfunção;
- Renal – Insuficiência renal aguda (IRA) ou débito urinário < 0,5 mL/kg/hora;
- Gastrintestinal – Disfunção hepática (hiperbilirrubinemia, aumento de transaminases);
- Hematológico – Plaquetas < 80.000 ou queda de 50% em 3 dias ou coagulação intravascular disseminada (CIVD).

O manejo dos pacientes com quadro séptico grave implica ressuscitação volêmica precoce e agressiva nas primeiras 6 horas, associada com outras medidas de ressuscitação, o que se relaciona com melhores prognósticos. Essa reposição realizada com soluções cristaloides, principalmente com solução fisiológica (SF) – NaCl 0,9% –, é empírica com 500 a 1.000 mL nos primeiros 30 minutos e visa os seguintes parâmetros:

- Pressão venosa central (PVC) 8-12 mmHg;
- PAM > 65 mmHg;

- Débito urinário > 0,5 mL/kg/hora;
- Saturação venosa central de oxigênio ($SvO_2$) > 70%.

## Choque séptico[14]

Define-se pela presença de sepse grave com persistente hipoperfusão ou hipotensão apesar de reposição volêmica adequada.

A sepse grave e o choque séptico (CS) são condições com alta mortalidade. No estudo nacional BASES, a mortalidade de sepse grave e CS foram de 46,9 e 52,2%, respectivamente, o que demonstra uma semelhança insuspeita nos desfechos dessas duas condições.

Medidas imediatas:

- Infusão de 1.000 mL de SF em 30 minutos;
- Coleta de exames para avaliação do hemograma, função renal, proteína C-reativa, bioquímica e hemocultura, além de radiografia de tórax;
- Iniciar imediatamente antibioticoprofilaxia (foco infeccioso presumível);
- Sem resposta à reposição volêmica (SF pode ser repetido): iniciar DVA como a norepinefrina; a infusão de dobutamina pode ser realizada em pacientes com baixo DC;
- Hemoglobina (Hb) entre 7,0 e 9,0;
- Corticosteroides em baixas doses por 7 dias.*

## Drogas vasoativas (DVA)[1,2,4,7,8]

Fármacos que apresentam efeitos vasculares periféricos, pulmonares e/ou cardíacos, diretos ou indiretos, em pequenas doses e com respostas dose-dependentes de efeito rápido e curto, por meio de receptores situados no endotélio vascular ou miocárdico.

O objetivo é otimizar a relação $DO_2/VO_2$ (entrega/consumo de oxigênio), distribuindo adequadamente oxigênio ($O_2$) em face da demanda metabólica alterada dos diferentes órgãos e tecidos, na tentativa de preservar a função bioquímica celular.

Como medida atualmente mais aceita, a hipovolemia deve ser corrigida previamente (ou, no mínimo, simultaneamente) à instituição da terapia vasopressora. Esta é, então, em seguida indicada se há redução maior que 30 mmHg da PAS, ou para uma PAM abaixo de 60 mmHg quando a hipoperfusão em curso acarreta disfunção de órgão(s)-alvo.

Desde a década de 1940, muitos vasopressores têm sido utilizados na prática diária; contudo, poucos ensaios clínicos controlados têm documentado melhores resultados de uma medicação em relação à outra, ou buscado compará-las diretamente. Como consequência, a forma como esses agentes são geralmente utilizados reflete, em grande medida, a opinião de especialistas, dados de pesquisa com modelos animais e/ou a utilização de *surrogate endpoints* (p. ex.: oxigenação dos tecidos) como alternativas menos estritas (e, por isso, mais viáveis) na investigação sobre um possível aumento ou diminuição da mortalidade e morbidade com o uso de uma ou outra DVA.

* Os corticosteroides diminuem a produção de óxido nítrico (NO) e de prostaglandinas. Esteroides em baixas doses eram considerados por 7 dias em pacientes com CS, mas o estudo CORTICUS, que não demonstrou benefícios com glicocorticosteroides, tornou tais medidas questionáveis.

## Receptores adrenérgicos[1,3,11]

Dividem-se em alfa (α) e beta (β). A estimulação de cada grupo tem efeitos benéficos e/ou prejudiciais em potencial.

Existem dois tipos de receptor alfa:

1. α1, encontrado principalmente nas células do músculo liso das arteríolas e veias, mas também no coração.
   - Seu agonismo normalmente causa contração do músculo liso, levando à vasoconstrição. Por estar também presente no miocárdio, pode aumentar a duração da contração, sem aumentar a cronotropia, fenômeno sem significado clínico claro.
2. α2, encontrado nos terminais pré-sinápticos adrenérgicos.
   - Sua estimulação diminui a liberação subsequente de transmissores adrenérgicos, atuando por *feedback* negativo.

Foram descritas três principais formas de receptor beta:

1. β1, encontrado principalmente no miocárdio e no aparelho justaglomerular renal.
   - Há aumento da frequência e contratilidade cardíacas a partir de seu agonismo, bem como estímulo do sistema renina-angiotensina-aldosterona.
2. β2, encontrado no músculo liso, fígado e trato gastrintestinal.
   - Causa vasodilatação no músculo esquelético e cardíaco, relaxamento uterino, broncodilatação, diminuição da motilidade gastrintestinal e glicogenólise/gliconeogênese.
3. β3, encontrado no tecido adiposo.
   - Estimula a lipólise.

## Norepinefrina[1,2,4,6,8,10]

Catecolamina produzida pela medula adrenal e por neurônios pós-ganglionares do sistema nervoso simpático a partir do aminoácido tirosina.

Ao atuar tanto sobre receptores α1quanto β1, produz potente vasoconstrição e aumento modesto do DC. A partir de estudos comparativos e da larga experiência clínica acumulada com seu uso, a norepinefrina alcançou o posto de vasopressor de escolha para o tratamento do CS.

Em resposta ao aumento da PAM, ocorre, geralmente, uma bradicardia reflexa, de modo que o leve efeito cronotrópico é cancelado e a frequência cardíaca (FC) permanece inalterada ou mesmo algo diminuída.

*Potenciais efeitos adversos:* insuficiência cardíaca, isquemia do miocárdio e edema pulmonar; hipoperfusão renal, hepatoesplâncnica e distal (necrose de extremidades); hipertensão, angina de peito, arritmias ventriculares, cefaleia, hiperglicemia e acidose metabólica.

A vasoconstrição causada pela norepinefrina pode aumentar a pós-carga, precipitando isquemia miocárdica, insuficiência cardíaca e edema pulmonar. Embora tenha havido a preocupação de que a vasoconstrição excessiva pudesse ter efeitos negativos sobre o fluxo sanguíneo, particularmente nas circulações hepatoesplâncnicas e renais, estudos têm sugerido que a medicação tende a aumentar com sucesso a pressão arterial sem causar deterioração significativa da função desses órgãos, especialmente na presença de diminuição do tônus vascular, tal como no CS.

Deve ser administrada por via intravenosa em bomba de infusão contínua (doses de 0,05 a 2 mcg/kg/min).[5,9] Classicamente, não há descrição de dose máxima, mas a literatura afirma que doses acima da preconizada tendem a não trazer benefício.

### Interações medicamentosas

- guanetidina;
- IMAO;
- metildopa;
- fenotiazinas.

## Epinefrina[1,2,6,7,11]

Síntese do neurotransmissor secretado pela medula adrenal, com ação α1 e β1 potente, e β2 moderada. Apresenta ações moduladas pela dose administrada (faixa recomendada: 0,05 a 2 mcg/kg/min):[5,9]

Baixas doses (< 0,1 mcg/kg/min):

- o efeito beta predomina: aumento do DC devido ao inotropismo e cronotropismo β1, enquanto a vasoconstrição alfa é geralmente compensada pela vasodilatação β2, com diminuição da resistência vascular sistêmica (RVS) e efeitos variáveis sobre a PAM.

Doses maiores (≥ 0,1 mcg/kg/min):

- efeito alfa predominante, produzindo um aumento da RVS associado.

É mais frequentemente usada para:

- Tratamento de anafilaxia;
- Agente de 2ª linha (depois da norepinefrina) no CS;
- Controle da hipotensão após revascularização do miocárdio (RVM).

### Efeitos adversos

- taquicardia; arritmias (β1);
- hipertensão arterial;
- necrose de extremidades;
- diminuição de pH intramucoso gástrico; e
- vasoconstrição esplâncnica.

O grau de vasoconstrição esplâncnica parece ser maior com epinefrina do que com doses equipotentes de norepinefrina ou dopamina em pacientes com CS, embora a importância clínica disso não seja clara.

Estudo comparando as duas medicações em pacientes com choque não relatou diferenças nos desfechos, embora a epinefrina tenha se associado com taquicardia significativa, acidose lática e aumento das necessidades de insulina nas primeiras 24 horas.

### Interações medicamentosas

- alfabloqueadores;
- betabloqueadores;
- anti-histamínicos;
- diuréticos;
- derivados do ergot;
- nitratos;
- anestésicos gerais;

- glicosídeos cardíacos;
- guanetidina;
- metildopa; e
- levotiroxina.

## Dobutamina [6,7,13]

Agente de escolha para aumento do inotropismo, quando a contração do miocárdio e consequente volume sistólico apresentam-se insuficientes e limitantes na geração de DC adequado. Indicado para elevar o índice cardíaco (IC) para níveis acima de 2,5 L/min/m2.

Tem propriedades predominantemente β1-adrenérgicas, também atuando sobre receptores β2 (vasodilatação, podendo causar hipotensão). Ainda, alguns efeitos α1 que limitam o aumento da FC (visto, por exemplo, com o puro estímulo beta do isoproterenol).

Seu efeito cronotrópico positivo parece ser contrabalançado por aumento do fluxo coronariano, assim a extração de $O_2$ no território cardíaco pode permanecer inalterada. Contudo, aumentos excessivos da FC podem causar isquemia, principalmente com doses muito altas (20 a 40 mcg/kg/min). Ainda, pode desencadear arritmia, taquicardia, náuseas, tremores, hipocalemia e cefaleia. A dose-padrão recomendada é de 2,5 a 20 mcg/kg/min.[5,9]

Estudo usando IEPO (imagem espectral por polarização ortogonal) mostrou melhora da perfusão capilar em pacientes com CS, independentemente de seus efeitos sistêmicos, com doses de 5 mcg/kg/min, sugerindo efeitos adicionais específicos sobre o fluxo sanguíneo regional. Importante notar que se verificou "melhora" da perfusão, mas não "geração" de perfusão em que ela estivesse abolida. Verificam-se também aumento do fluxo sanguíneo renal e mesentérico e diminuição da pressão de oclusão da artéria pulmonar (POAP).

## Vasopressina [6,7,12,15]

Nonapeptídeo liberado no hipotálamo, em resposta à elevação da osmolaridade plasmática, hipovolemia grave e/ou hipotensão. Tem quatro tipos de receptores:

- V1 (V1a) – musculatura lisa vascular (vasoconstrição), gliconeogênese, agregação plaquetária, reconhecimento social, ciclo circadiano, liberação de fVIII e fvW.
- V2 – ductos coletores renais (antidiurese), liberação de fvW.
- V3 (V1b) – adeno-hipófise (estímulo à liberação de ACTH, estresse), interpretação social de estímulos olfatórios.
- 4º tipo: endotélio vascular e túbulos coletores. Aumenta disponibilidade de cálcio no citosol.

Sua ação não é afetada pelo *downregulation* de receptores beta e alfa-adrenérgicos, comumente observado em pacientes com CS. Ainda, aumenta a sensibilidade vascular a outros agentes vasopressores e incrementa a liberação de cortisol, cujos níveis encontram-se inadequados em pacientes com sepse, denominada "insuficiência adrenal relativa", distúrbio preditor de mortalidade.

Cerca de um terço dos pacientes em CS desenvolvem déficit relativo de vasopressina, com níveis mais baixos do que no paciente com choque cardiogênico para o mesmo grau de hipotensão. Esses níveis inadequadamente baixos se devem a:

- Alteração em sua liberação (origem multifatorial);
- Depleção dos estoques na hipófise (intensa liberação precoce);
- Disfunção autonômica;

- Elevação dos níveis de norepinefrina, com efeito inibitório central;
- Aumento da produção de NO endotelial na hipófise posterior, provocando *downregulation* na liberação do hormônio.

Os pacientes em CS, porem, são muito sensíveis à infusão de baixas doses de vasopressina, com poderosa vasoconstrição decorrente. A "normalização" de seu nível sérico se associa a menor necessidade de outros agentes vasopressores, aumento do débito urinário e diminuição da resistência vascular pulmonar.

A combinação de vasopressina e norepinefrina é superior a esta sozinha no manejo do CS resistente à catecolamina. No entanto, ensaios clínicos recentes mostram que, em comparação com a norepinefrina isolada, a associação com vasopressina não trouxe benefícios sobre a mortalidade em pacientes mais graves.

*Doses*: 0,01 a 0,04 UI/min. Em baixas concentrações, promove vasodilatação coronariana, cerebral e pulmonar. Doses acima de 0,1 UI/min levam a significativo aumento da PAM e da RVS, com efeitos inotrópicos e cronotrópicos negativos (diminuição da FC e do DC), além de vasoconstrição intensa no músculo esquelético, gordura, pâncreas, tireoide, coronárias e trato gastrintestinal (este, mesmo com pequenas doses).[5,9]

## Milrinone[1,2,4,6,8]

Pertence ao grupo dos inibidores da fosfodiesterase 3 (iPDE3), que causam diminuição da degradação de adenosina 3',5'-monofostato (AMP - do inglês 3',5'-cyclic Adenosine MonoPhosphate) cíclico celular, resultando em aumento do AMPc em miócitos do músculo cardíaco e liso.

A aplicação clínica dos primeiros iPDE (teofilina, cafeína) é limitada pela baixa especificidade cardiovascular e um perfil de efeitos secundários desfavoráveis, enquanto inamrinone, milrinone e outros inibidores de PDE mais novos têm encontrado maior aceitação e aplicabilidade.

Há aumento do DC pelo inotropismo positivo e pela diminuição da pré-carga e pós-carga, com dilatação dos vasos de resistência e capacitância (*inodilatador*). Essa elevação do DC é superior à do nitroprussiato, apesar de reduções comparáveis na RVS. Os efeitos venoarteriais da milrinona são maiores do que os da dobutamina, em concentrações que produzem melhoras semelhantes do DC. Daí a frequente necessidade de associação da milrinona com maiores doses de fluidos e vasopressores.

Medicação indicada principalmente para insuficiência cardíaca congestiva (ICC) descompensada/grave, fila de transplante cardíaco ou choque hipodinâmico (choque "frio": índice de RVS > 800 dyne.s.cm$^5$ e IC <3,3 L/min/m$^2$).

Alguns estudos sugeriram que a milrinona pode ter efeitos anti-inflamatórios adicionais e efeitos benéficos sobre a perfusão hepatoesplâncnica. No entanto, a administração de curto prazo tem sido associada com incidência de arritmias, especialmente em coronariopatas.

*Doses:* ataque – 50 mcg/kg, intravenoso (IV), lentamente em 10 minutos; manutenção – 0,375 a 0,75 mcg/kg/min, em infusão IV contínua. Dose total diária máxima de 1,13 mg/kg.[5,9]

## Conclusão

Ao se alcançarem doses máximas de um primeiro agente, sem controle ou efeito adequado, um segundo medicamento deve ser adicionado. Em situações em que tal medida ainda se mostre ineficaz, como no CS refratário, relatos descrevem a adição de um terceiro agente, embora não haja ensaios clínicos controlados que demonstrem robustamente a utilidade dessa abordagem.[4,7,8]

Na ausência de resposta pressórica, em vez de prolongar excessivamente o uso de vasopressores, faz-se necessário o emprego de medidas alternativas (p. ex.: balão intra-aórtico – BIA), sob pena de comprometimento miocárdico ainda maior.[8]

## Referências bibliográficas


1. Araújo S. Drogas vasoativas. In: Terzi RGG, Araújo S. *Técnicas básicas em UTI*, 2.ed., Manole, São Paulo, cap. 11, p. 215-232, 1992.
2. Slullitel A, Ribas Jr. PA. Vasopressores. In: Cangiani LM, et al. *Tratado de Anestesiologia SAESP*. 7. ed. 2012.
3. Goodman & Gilman's The Pharmacological Basis of Therapeutics, 12ed. Chapter 25: Regulation of Renal Function and Vascular Volume. New York: McGraw-Hill, 2012.
4. Ostini FM, et al. O uso de drogas vasoativas em terapia intensiva. Medicina, Ribeirão Preto, 31: 400-411, jul./set. 1998.
5. Allen JM. Understanding vasoactive medications: focus on pharmacology and effective titration. J Infus Nurs. 2014 Mar-Apr;37(2):82-6.
6. Manaker S, Parsons PE. Use of vasopressors and inotropes. www.UpToDate.com. Literature review current through: Apr 2014. Topic last updated: Mar 21, 2013.
7. Havel C, et al. Vasopressors for hypotensive shock. Cochrane Database Syst Rev. 2011.
8. Vincent, J-L. Hemodynamic Support of the Critically Ill Patient. In: Longnecker DE, et al. *Anesthesiology*. 2ed. 2012.
9. Brandão Neto RA. Prescrição de drogas vasoativas e sepse. www.medicinanet.com.br. 2010.
10. Guimarães HP, et al. Fármacos Vasoativos. In: Guimarães HP, et al. *Manual de Bolso de UTI*. 4ed. 2013.
11. Rang HP, Dale MM, Ritter JM, Moore PK. The vascular system. In: *Pharmacology*. 7ed. 2012.
12. Martins LC, et al. Efeitos da vasopressina na função cardíaca. Arq Bras Cardiol 2010; 94(2): 229-234.
13. De Backer D, et al. The effects of dobutamine on microcirculatory alterations in patients with septic shock are independent of its systemic effects. Crit Care Med. 2006 Feb;34(2):403-8.
14. Westphal G, et al. Sepse: ressuscitação hemodinâmica. In: *Projeto Diretrizes*. AMB e ANSS. 2011.
15. Holmes CL, Patel BMP, Russell JA, Walley KR. Physiology of vasopressin relevant to management of septic shock. Chest 2001; 120: 989-1002.

# Perfuração Acidental da Dura-Máter com Cateter Peridural em Duplo Bloqueio em Obstetrícia

10

Bianca Yuki Kanamura
Laura Alencar Cavalcante Nascimento Lima
Nora Elizabeth Rojas Alvarez
Marcelo Luis Abramides Torres

## Caso clínico

Paciente do sexo feminino, 20 anos de idade, deu entrada no pronto-socorro de nossa instituição, com queixa de saída de líquido claro pela vagina há 2 horas. Paciente primigesta, com idade gestacional de 40 semanas e 6 dias, com histórico de asma parcialmente controlada, sendo a última crise há 2 meses e tratada com budesonida. Ao exame físico, apresentava-se em bom estado geral, discretamente hipocorada, eupneica, com pressão arterial (PA) de 120/70 mmHg, frequência cardíaca (FC) de 96 batimentos por minuto (bpm), temperatura de 37°C. Não apresentava alterações à ausculta cardiopulmonar. No exame abdominal, aferiu-se altura uterina de 38 cm, batimento cardíaco fetal (BCF) de 146 bpm. No toque vaginal, o colo uterino apresentava-se grosso, medianizado, amolecido e pérvio para 3 cm. Ao exame especular, observou-se saída de pequena quantidade de líquido claro à manobra de Valsalva. Diante dos achados clínicos e propedêuticos, levantou-se a hipótese diagnóstica de rotura prematura das membranas ovulares associada a pós-datismo. Como conduta inicial, realizaram-se cardiotocografia fetal, punção de um acesso venoso e coleta de exames laboratoriais, sendo a paciente encaminhada ao centro obstétrico para indução de trabalho de parto com ocitocina.

Durante a permanência na sala de pré-parto, a paciente evoluiu para fase ativa do trabalho de parto, sendo que, após 12 horas, apresentava, ao exame físico, colo uterino com dilatação de 8 a 9 cm, BCF de 144 bpm. Neste momento, foi indicada a realização da analgesia para o parto. Encaminhada à sala cirúrgica, optou-se pela realização do duplo bloqueio. O procedimento foi realizado sob técnica asséptica, com acesso ao espaço peridural em nível de L3-L4, mediante técnica de Dogliotti, obtendo-se sucesso na primeira tentativa. Realizada, então, a punção subaracnóidea de acordo com a técnica "agulha dentro da agulha" e injeção de 5 mg de bupivacaína 0,5% hiperbárica e sufentanil 5 mcg. Posteriormente, realizou-se a passagem do cateter peridural sem intercorrências, não foi observado refluxo de líquido cefalorraquidiano (LCR) à aspiração do catater. A paciente foi colocada em posição de litotomia após o procedimento anestésico, sendo o nível sensitivo delimitado em T10.

Como não houve progressão do trabalho de parto, foi indicada cesariana. A complementação da anestesia foi realizada com 12 mL de lidocaína a 2%, com vasoconstritor, via cateter peridural. Após aproximadamente 5 minutos, a paciente apresentou quadro de depressão respiratória, rebaixamento do nível de consciência e midríase. Sua FC era de 110 bpm e PA de 83/38. Iniciada ventilação assistida com máscara facial. Foi administrado bolo de metaraminol (0,6 mg como dose total) e midazolam 2 mg intravenoso. Foi levantada a hipótese diagnóstica de "raqui total". Após 10 minutos, nasceu feto vivo, sexo masculino, com Apgar 7-9-9 (1°, 5° e 10 ° minutos), peso de 3.695 gramas, com lesão de pele em região malar direita por tocotraumatismo.

Durante a realização do procedimento cirúrgico, a paciente esteve mantida por 120 minutos em ventilação assistida sob máscara, até retorno completo da ventilação espontânea. Ao final da cirurgia, ela se encontrava-se hemodinamicamente estável, contactuante, consciente, eupneica, oximetria de pulso com saturação de 97% com cateter nasal de oxigênio sob fluxo de 2 L/minuto minuto, sendo, então, encaminhada à unidade de recuperação pós-anestésica.

Ainda com bloqueio motor em membros inferiores, foram aspirados 3 mL de líquido claro pelo cateter peridural e enviados para análise laboratorial; após esse procedimento, o dispositivo foi retirado. Após 3 horas, a paciente apresentou retorno de atividade motora em membros inferiores. Prescreveram-se hidratação e analgesia intravenosa, e a paciente foi encaminhada para a enfermaria. A amostra aspirada do cateter foi caracterizada como LCE.

A paciente evoluiu favoravelmente, sem cefaleia, sem déficit neurológico residual nem dificuldade respiratória. No primeiro pós-operatório, apresentou um episódio de hipotensão ortostática, em virtude de anemia secundária ao sangramento intraparto, corrigida na enfermaria. Teve alta hospitalar no 4° dia do pós-operatório junto com o recém-nascido.

## Discussão

### Introdução

A raquianestesia é universalmente aceita como técnica de escolha para cesarianas.

Apesar dos benefícios e da sua fácil execução, pode cursar com complicações leves como a cefaleia pós-raqui, sintomas neurológicos, lombalgia, hematoma peridural e infeção do neuroeixo. Complicações mais graves e urgentes podem acontecer após injeção intravascular e subaracnóidea de anestésico local, incluindo a toxicidade sistêmica, raquianestesia alta e a raquianestesia total, que necessitam de rápido diagnóstico e tratamento e que podem resultar na necessidade de intubação traqueal.[1]

## Raquianestesia total

### Definição

O bloqueio de neuroeixo alto é o bloqueio por anestésicos locais que se estende acima de T4. Pode ser devido a uma injeção subaracnóidea com dispersão excessiva ou por injeção inadvertida de anestésico nesse espaço. Os sintomas incluem queixas como dormência em mãos, dificuldade respiratória, náuseas, bradicardia e hipotensão.

O bloqueio de neuroeixo total ou completo ocorre por dispersão intracraniana de anestésicos locais (como tronco cerebral e nervos cranianos). Os sintomas incluem marcantes hipotensão e bradicardia, depressão respiratória e hipóxia, perda de consciência, podendo levar à parada cardiorrespiratória.[2]

## Epidemiologia

Uma revisão das queixas obstétricas na base de dados da ASA de 1990 a 2003 mostrou que a causa mais comum de morte materna/lesão cerebral em anestesia regional foi bloqueio neuroaxial alto (n = 15). Doze queixas envolviam anestesia peridural, sendo que 10 delas envolviam injeção subaracnóidea. Paradas cardiorrespiratórias, definidas como bradicardia ou colapso cardiovascular súbito durante bloqueio de neuroeixo, na ausência de bloqueio alto com estabilidade hemodinâmica precedendo o evento, ocorreram em duas queixas.[3]

Na população obstétrica, a injeção intratecal após aspiração negativa da agulha e do cateter peridural é rara e estimada em cerca de 1:1.750 e 1:126.000, respectivamente, e pode ocorrer apesar do uso de cateteres multiperfurados.[4]

## Mecanismo

Bloqueio espinhal total ou completo é causado pela ação de anestésicos locais no funcionamento normal da medula espinhal no nível cervical e, ocasionalmente, no tronco cerebral. Pode acontecer tanto com anestesia peridural como subaracnóidea. A profunda hipotensão ocorre por bloqueio diferencial simpático toracolombar (T1-L2), com queda de retorno venoso e, consequentemente, do débito cardíaco. Ocorre bradicardia intensa nos bloqueios acima de T4 devido oao bloqueio das fibras simpáticas cardioaceleradoras, resultando em predominância do estímulo vagal. A insuficiência respiratória decorre da paralisia da musculatura respiratória e/ou disfunção do drive respiratório central. Pode haver rebaixamento do nível de consciência e midríase bilateral.[2]

Importante lembrar que contribuem para o bloqueio neuronal alto doses excessivas, falta de redução de dose padrão em alguns pacientes (gestantes, obesos, idosos), sensibilidade e propagação incomuns, nível de administração do bloqueio e posicionamento.[2]

A gravidade e a duração do bloqueio dependerão do tipo de anestésico local, da concentração utilizada e do volume injetado.

## Manejo

O tratamento consiste em detecção precoce da complicação e suporte hemodinâmico e ventilatório. A paciente deve ser adequadamente monitorizada, posicionada com o útero deslocado para a esquerda e a analgesia peridural cessada.

Em seguida, as seguintes medidas deverão ser tomadas:[2]

- Insuficiência respiratória/rebaixamento do nível de consciência: garantir adequada oxigenação e via aérea segura.
- Hipotensão: a manutenção da pré-carga é fundamental. Reposição volêmica e posição de cefalodeclive podem ajudar.
- Bradicardia: deve ser prontamente revertida com uso de anticolinérgicos como a atropina. Em função da lentidão circulatória, a atropina isoladamente pode não ser suficiente, sendo imperativo o uso de vasopressores de ação mista, alfa e beta-adrenérgicas, como a efedrina,

aumentando a resistência vascular periférica e opondo-se aos efeitos deletérios inotrópicos e cronotrópicos negativos decorrentes do aumento do tônus vagal. No entanto, na presença de bradicardia intensa, recomenda-se epinefrina na dose de 0,01 a 0,1 mg/kg, pois essa medicação apresenta maior ação α2-adrenérgica. Por não apresentar efeito vagolítico, a epinefrina deve ser sempre administrada junto à atropina.

## Dose-teste: é possível detectar a migração do cateter?

Em 1981, Moore e Batra[5] propuseram 45 mg de lidocaína com 15 mcg de epinefrina como a dose-teste ideal para evitar as consequências de uma injeção crítica de anestésico local intravascular, subdural ou subaracnóidea. A eficácia dessa dose-teste permanece indeterminada até hoje. Uma série de relatos de caso foi publicada, na qual a dose-teste não apenas falhou, mas também induziu eventos adversos sérios.

A incidência de migração não intencional de cateter peridural locado no intravascular é de cerca de 4,9 a 7% na população obstétrica, sendo menor a incidência de entrada intravascular não detectada por aspiração, de 2,3% em cateter de orifício único e de 0,6% para cateter multiperfurado.[4]

Uma revisão sistemática de 2006[4] avaliou a efetividade da dose-teste e de outros métodos de detecção de migração de cateter, mediante análise de sensibilidade e valor preditivo positivo. Para pacientes grávidas, os melhores resultados (S > 80, VPP > 80) foram observados em dois estudos em centros distintos:

1. sedação, sonolência ou tontura após 5 minutos de injeção 100 mcg de fentanil peridural;
2. ausculta positiva por Doppler precordial após injeção de 10 mL de solução salina agitada.

Talvez a realização de dose-teste clássica tenha sido menos eficaz na população obstétrica devido ao falso-positivo quando estão presentes contrações uterinas e pela possibilidade de diminuir a circulação uteroplacentária.

Como visto anteriormente, na população obstétrica, a injeção subaracóidea após aspiração negativa da agulha e do cateter é rara. A mesma revisão não encontrou nenhum estudo duplo-cego randomizado com sensibilidade e valor preditivo positivo maior que 80 para nenhuma substância avaliada (lidocaína, ropivacaína, bupivacaína ou levobupivacaína) no intuito de identificar perfuração inadvertida de dura-máter. O trabalho conclui que, considerando-se a incidência infrequente do evento, um teste com valor preditivo positivo próximo a 100 deveria ser necessário para ser clinicamente útil.

## Via aérea difícil não prevista

Algumas considerações devem ser feitas sobre a anatomia e a fisiologia da via aérea na população obstétrica. A via aérea na grávida apresenta edema e friabilidade de mucosas que predispõe ao sangramento. Edema de laringe pode dificultar intubação orotraqueal, sendo indicadas cânulas menos calibrosas. As modificações respiratórias na grávida incluem redução da capacidade residual funcional (CRF), redução da complacência da parede torácica e aumento da frequência respiratória, com aumento do trabalho respiratório, o que pode ser agravado por dor e fadiga do trabalho de parto e pela posição supina, esta podendo reduzir ainda mais a CRF. Todos esses fatores acelerarão o início da dessaturação na grávida durante hipoventilação e apneia. Outro fato importante a ser considerado é que a grávida é uma paciente com "estômago cheio", pois há atraso de esvaziamento gástrico, redução do pH gástrico e incompetência do esfíncter gastresofágico durante a gravidez.[6]

A via aérea deve ser avaliada em todos os pacientes na admissão pelo índice de Mallampatti e outros preditores de via aérea difícil, como edema facial, obesidade e pescoço curto, flexão do pescoço e extensão atlanto-occipital, distância tireomentoniana, abertura da boca e dentição. No preparo da intubação, um regime profilático na tentativa de neutralizar ou amenizar a acidez no estômago com antiácidos, ranitidina ou metoclopramida é comumente utilizado. No entanto, devido à baixa incidência de pneumonite aspirativa, é difícil provar que essas medicações reduzam a incidência ou melhorem o desfecho dessa complicação.[1]

Existe na literatura um grande número de algoritmos para via aérea difícil em obstetrícia, porém todos se baseiam em compilações de casos, não havendo *guidelines* baseados em evidências sobre o assunto.[6] No caso clínico em questão, houve um exemplo de via aérea difícil não prevista. No cenário obstétrico, a indução em sequência rápida é usual em função do risco de aspiração e quando a intubação é difícil, ventilação sob máscara facial deve ser iniciada para garantir a adequada oxigenação e ventilação. Dispositivos de Guedel orotraqueais podem ser utilizados para melhorar a ventilação. Guedel nasal pode ser utilizado, porém tem alto potencial para sangramento. Algoritmos sugerem que, nessa situação, duas pessoas participem da ventilação e que pressão a cricoide deve ser mantida durante o processo, podendo ser aliviada em caso de ventilação inadequada.[7]

Uma vez garantida a ventilação do paciente por máscara facial, a equipe da obstetrícia deve se posicionar sobre a urgência ou não da retirada imediata do feto. No caso de parto não urgente, a mãe pode ser acordada e, então, deve-se optar por anestesia regional ou intubação acordada. No caso de urgência na realização do parto, pode-se optar por manter a paciente em ventilação sob máscara facial com pressão cricoide e continuar com a cirurgia. Uma série de casos tem demonstrado que essa abordagem é prática.[8] Outros dispositivos foram usados com sucesso, como a máscara laríngea (ML), sendo publicados em relatos de casos.[9,10] Uma série de casos[11] de 1.067 pacientes submetidas a cesáreas eletivas nas quais a ML foi usada concluiu ser este um procedimento seguro. No entanto, o estudo incluiu cesáreas eletivas de baixo risco com jejum completo. No caso da situação não ventila e não intuba, a decisão a ser tomada é se a via aérea a ser usada deve ser cirúrgica ou não. O uso de ML ou Combitube foi sugerido nesse subgrupo. Existem relatos de casos nessas situações com ML e ML de intubação.[12,13,14] As técnicas cirúrgicas abrangem ventilação a jato transtraqueal, cricotireoidectomia e traqueostomia, sendo a literatura muito pobre sobre o assunto na área obstétrica.

Na situação do caso em discussão, bem como em falhas de bloqueio do neuroeixo com cesariana já iniciada em que se opte pela conversão à anestesia geral, não se deve utilizar a máscara facial como solução definitiva. É obrigatório a intubação traqueal para garantia de boa ventilação e proteção das vias aéreas no caso de regurgitação de conteúdo gástrico.

## Profilaxia de cefaleia pós-raqui

A perfuração acidental da dura-máter é uma complicação da anestesia peridural com incidência de até 3,6% e, quando ocorre, aumenta a taxa de cefaleia em 50%.[15]

No intuito de prevenir a cefaleia pós-punção, inúmeras medidas profiláticas têm sido discutidas e publicadas no mundo todo por se tratar de uma complicação que causa significativa morbidade, de grande impacto na relação mãe-bebê, podendo, inclusive, prolongar a alta hospitalar.

Medidas conservadoras como hidratação e repouso no leito têm um histórico de não serem muito efetivas.[16] Dessa forma, estratégias invasivas têm sido propostas para prevenção, sendo as medidas mais comuns: colocação de cateter intratecal por tempo prolongado; bolo de solução salina; e *blood patch* profilático.

O British Journal of Anesthesiology (BJA), em 2010,[17] realizou uma revisão sistemática sobre medidas invasivas para profilaxia de cefaleia pós-raquianestesia. Esse estudo incluiu 17 ensaios clínicos, no total de 1.264 pacientes.

A morfina peridural se mostrou eficaz, porém o estudo foi baseado em um único ensaio clínico encontrado, obtendo-se um risco relativo (RR) de 0,25. As únicas outras evidências encontradas foram dois relatos de caso.

O momento ideal para realização do *blood patch* é ainda incerto. As publicações mais consistentes apontam maior eficiência quanto maior o tempo entre a perfuração e a indicação do procedimento. A utilização do *blood patch* como profilaxia para a cefaleia pós-punção de dura está praticamente descartada pela literatura. É ineficaz e não é procedimento isento de risco, devendo ter indicação precisa e comprovada evificiência.

Existem algumas teorias sobre como o cateter subaracóideo poderia prevenir a cefaleia pós-punção dural. Uma hipótese é a de que o grande calibre dos cateteres intratecais fecham o pertuito que causa saída de LCE. Outra possibilidade seria a de que a resposta inflamatória pudesse auxiliar no fechamento do pertuito dural. Na revisão da BJA,[17] a redução do RR não foi significativa em cateteres deixados por menos de 24 horas. Em relação aos cateteres deixados além desse tempo, os estudos encontrados mostraram resultados conflitantes. O autor conclui que a medida pode ser útil como opção de tratamento, porém não existe evidência para que a recomendação seja forte.

Por fim, acredita-se que a injeção de solução salina peridural possa temporariamente equilibrar a pressão e minimizar a saída de LCE. No entanto, a evidência é de apenas um estudo não randomizado que mostrou resultados estatisticamente significativos aplicando 40 a 60 mL de solução salina antes do parto e na manhã seguinte, comparado com aplicação de apenas a primeira solução de 40 a 60 mL.

## Referências bibliográficas


1. Cangiani L, Slullitel A, Potério G. Tratado de Anestesiologia SAESP. 7. ed. São Paulo, Rio de Janeiro, Belo Horizonte: Atheneu; 2012. 2305-2324 p.
2. Cangiani L, Slullitel A, Potério G. Tratado de Anestesiologia SAESP. 7. ed. São Paulo, Rio de Janeiro, Belo Horizonte: Atheneu; 2012. 1479-1513 p.
3. Davies JM, Posner KL, Lee LA, Cheney FW, Domino KB. Liability associated with obstetric anesthesia: a closed claims analysis. Anesthesiology. 2009 Jan;110(1):131–9.
4. Guay J. The epidural test dose: a review. Anesth Analg. 2006 Mar;102(3):921–9.
5. Moore DC, Batra MS. The components of an effective test dose prior to epidural block. Anesthesiology. 1981 Dec;55(6):693–6.
6. Vasdev GM, Harrison BA, Keegan MT, Burkle CM. Management of the difficult and failed airway in obstetric anesthesia. J Anesth [Internet]. 2008 Feb [cited 2015 Jun 21];22(1):38–48. Available from: http://link.springer.com/10.1007/s00540-007-0577-z
7. Anesthesia for emergency deliveries. ACOG committee opinion: committee on obstetrics: maternal and fetal medicine. Number 104--March 1992. Int J Gynaecol Obstet Off Organ Int Fed Gynaecol Obstet. 1992 Oct;39(2):148.
8. Hawthorne L, Wilson R, Lyons G, Dresner M. Failed intubation revisited: 17-yr experience in a teaching maternity unit. Br J Anaesth. 1996 May;76(5):680–4.
9. Minville V, N'guyen L, Coustet B, Fourcade O, Samii K. Difficult airway in obstetric using Ilma-Fastrach. Anesth Analg. 2004 Dec;99(6):1873.

10. Vaida SJ, Gaitini LA. Another case of use of the ProSeal laryngeal mask airway in a difficult obstetric airway. Br J Anaesth. 2004 Jun;92(6):905; author reply 905.
11. Han TH, Brimacombe J, Lee EJ, Yang HS. The laryngeal mask airway is effective (and probably safe) in selected healthy parturients for elective Cesarean section: a prospective study of 1067 cases. Can J Anaesth J Can Anesth. 2001 Dec;48(11):1117–21.
12. Cook TM, Nolan JP. Failed Obstetric Tracheal Intubation and Postoperative Respiratory Support with the Proseal Laryngeal Mask Airway: Anesth Analg [Internet]. 2005 Jan [cited 2015 Jun 21];100(1):290. Available from: <http://content.wkhealth.com/linkback/openurl?sid=WKPTLP:landingpage&an=00000539-200501000-00054>.
13. Chadwick IS, Vohra A. Anaesthesia for emergency Caesarean section using the Brain laryngeal airway. Anaesthesia [Internet]. 1989 Mar [cited 2015 Jun 21];44(3):261–2. Available from: <http://doi.wiley.com/10.1111/j.1365-2044.1989.tb11254.x>.
14. Awan R, Nolan JP, Cook TM. Use of a ProSeal laryngeal mask airway for airway maintenance during emergency Caesarean section after failed tracheal intubation. Br J Anaesth. 2004 Jan;92(1):144–6.
15. Choi PT, Galinski SE, Takeuchi L, Lucas S, Tamayo C, Jadad AR. PDPH is a common complication of neuraxial blockade in parturients: a meta-analysis of obstetrical studies. Can J Anaesth J Can Anesth. 2003 May;50(5):460–9.
16. Allen C, Glasziou P, Del Mar C. Bed rest: a potentially harmful treatment needing more careful evaluation. Lancet Lond Engl. 1999 Oct 9;354(9186):1229–33.
17. Apfel CC, Saxena A, Cakmakkaya OS, Gaiser R, George E, Radke O. Prevention of postdural puncture headache after accidental dural puncture: a quantitative systematic review. Br J Anaesth. 2010 Sep;105(3):255–63.

# Choque Hemorrágico Complicado por Síndrome Compartimental Abdominal após Transplante Renal

11

Hélcio Jangue Ribeiro
Thais Almeida Corrêa
Bianca Yuki Kanamura
Joao Victor Barelli
Leandro Utino Taniguchi

## Caso clínico

Paciente do sexo masculino, natural e procedente de São Paulo, com antecedente de espinha bífida congênita, exclusão funcional do rim esquerdo e refluxo vesicoureteral à direita. Desde os 2 anos de idade apresentava infecções de repetição do trato urinário e insuficiência renal crônica, tornando-se dialítico aos 9 anos de idade. Aos 11 anos, foi submetido a transplante renal de doador familiar vivo e, posteriormente, ampliação vesical. Houve perda gradual da função do enxerto, sendo submetido à transplantectomia aos 23 anos. Nessa época, apresentou um acidente vascular encefálico (AVE) hemorrágico, passando a apresentar epilepsia como sequela. Aos 26 anos, realizou novo transplante renal de doador falecido, mas que evoluiu para nova perda do enxerto por infecção por *Polyomavirus* (vírus BK). Devido à falência de acessos vasculares, foi encaminhado a nossa instituição para seguimento, onde foi submetido à passagem de acesso transparieto-hepático com auxílio da radiologia intervencionista.

Em agosto de 2014, aos 29 anos, e já com insuficiência cardíaca diastólica, foi internado em caráter de urgência para realização de um novo transplante renal com doador falecido. A indução anestésica foi feita com propofol, fentanil e cisatracúrio; sendo mantida com isoflurano, fentanil e cisatracúrio. Obtida linha de pressão arterial invasiva. Não foi possível obter outros acessos periféricos ou centrais, mesmo com auxílio de ultrassonografia e equipe experiente. Três horas após o início da anestesia, o paciente passou a apresentar sinais de instabilidade hemodinâmica e sangramento em sítio cirúrgico. Iniciada infusão de vasopressores pelo cateter de diálise transparieto-hepático: inicialmente norepinefrina, com posterior necessidade de epinefrina. Realizada dose de ataque de ácido tranexâmico com manutenção contínua e correção de distúrbios hidroeletrolíticos.

O paciente foi enviado à unidade de terapia intensiva (UTI) com intubação orotraqueal, sedado, em uso de norepinefrina 1 mcg/kg/minuto e epinefrina 0,1 mcg/kg/minuto em infusão contínua. Durante a cirurgia foram usados 14.000 mL de cristaloides, 5 concentrados de hemácias e 7 unidades de crioprecipitados. Anúrico durante todo o procedimento. Na UTI, foram introduzidos meropenem e vancomicina empiricamente devido ao choque refratário, além de protocolo de transfusão maciça.

Até a manhã seguinte, foram coletados 1.500 mL de coleção hemática pelo dreno de fossa ilíaca em um período de 5 horas. Consultada a equipe de urologia, que inicialmente não indicou reabordagem cirúrgica. Ao longo da tarde, cursou com aumento da pressão intra-abdominal, atingindo um pico de 27 mmHg. Reavaliado pela equipe da Urologia, que optou por reabordagem em conjunto com equipe de Cirurgia Geral pela hipótese diagnóstica de síndrome compartimental abdominal.

No intraoperatório, foi identificado sangramento difuso sem foco definido, coleção serosa volumosa e colo direito isquêmico, assim como alças de delgado com má perfusão. Diante desse achado, foi optado por realizar tamponamento com compressas e mantido com peritoniostomia. Paciente permaneceu em cirurgia por 160 minutos e após o procedimento foi reencaminhado à UTI, onde evoluiu com piora do choque, necessidade crescente de vasopressores e óbito na manhã do dia seguinte.

Enviado ao Serviço de Verificação de Óbitos da Capital, que identificou como causa da morte "choque séptico causado por isquemia intestinal em pós-operatório de transplante renal com coagulopatia contribuindo ao desfecho do caso".

## Discussão

Neste capítulo, pretendemos discutir alguns aspectos a respeito do manejo do paciente em questão. Em virtude de sua complexidade, o caso será discutido em partes consideradas de suma importância para o diagnóstico e condução do caso.

## Alterações fisiopatológicas do paciente renal crônico relevantes no manejo anestésico

Algumas alterações fisiopatológicas impostas pela doença renal devem ser levadas em consideração no planejamento anestésico de todo paciente renal crônico, e não somente do paciente candidato a transplante renal.

A hipervolemia é uma das mais importantes alterações no paciente portador de doença renal crônica, que tem seus níveis corporais de água e sódio aumentados, embora manifestações clínicas possam não ser aparentes até que a taxa de filtração glomerular caia para níveis muito baixos. Além disso, hiperpotassemia surge tanto como consequência direta da perda de função tubular do rim em excretar potássio quanto como reflexo da acidemia que gradualmente se instala com a progressão da doença. Embora a capacidade de acidificar a urina esteja mantida na maioria dos pacientes com doença renal crônica, a progressiva incapacidade de produzir amônia e seus derivados (compostos básicos) associada à queda de níveis plasmáticos de bicarbonato torna frequente a acidose metabólica no paciente renal crônico.[1,2]

Anemia também é um achado comum no paciente renal crônico. A deficiência da produção de eritropoietina evidencia a anemia normocítica normocrômica principalmente em estágios avançados da doença, quando a taxa de filtração glomerular cai para níveis abaixo de 30 mL/minuto. Também existe forte predisposição a sangramentos em virtude da disfunção plaquetária (menor agregação e adesividade plaquetária com decréscimo da atividade do fator plaquetário 3).

Hipertensão é uma importante causa e também consequência da doença renal crônica. A hipervolemia desenvolve papel central na gênese da hipertensão no paciente renal crônico e, por isso, o manejo pressórico desses pacientes é facilitado com uso de diurético. Hiperreninemia associada com regimes pressóricos supranormais são os principais responsáveis pela hipertrofia ventricular esquerda e insuficiência cardíaca diastólica desses pacientes. Edema pulmonar pode ocorrer mesmo na ausência de sobrecarga volêmica devido ao aumento da permeabilidade vascular dos capilares da microcirculação pulmonar.

## Quais são os cuidados principais para anestesia em procedimentos de transplante renal?

O transplante renal pode ser considerado um procedimento de médio porte. Os receptores de rim de doador falecido são submetidos à cirurgia em caráter de relativa urgência, uma vez que ela está condicionada à viabilidade do rim isquêmico, que não deve ultrapassar 48 horas.

Idealmente, a diálise deve preceder todos os transplantes renais a fim de minimizar as alterações hidroeletrolíticas e metabólicas descritas na seção anterior, como hiperpotassemia, acidose metabólica, hipertensão arterial (não renina-dependente) e edema pulmonar.[1,3-5]

Em geral, a perda sanguínea é pequena, quando não há intercorrências, e há consenso quanto à necessidade de se colocar um cateter venoso central (CVC) na veia jugular interna para assegurar hidratação adequada no período perioperatório. A maioria dos autores considera suficiente a medida da pressão arterial não invasiva, recomendando a pressão arterial invasiva em casos selecionados, em que há necessidade de medição acurada e contínua da pressão arterial, gasometrias frequentes e provável necessidade de uso de drogas vasoativas.

Considerando o fluxo sanguíneo renal como correspondendo de 15 a 25% do débito cardíaco e sabendo que os rins conseguem com sucesso autorregular seu fluxo sanguíneo a partir de valores de pressão arterial média (PAM) entre 60 e 160 mmHg, vemos a importância de manter a PAM e o débito cardíaco otimizados para a perfusão do enxerto transplantado. Recomenda-se que a pressão arterial sistólica (PAS) seja maior ou igual a 90 mmHg e a PAM maior ou igual a 60 mmHg durante e após a reperfusão renal.

A hidratação intraoperatória com o uso de cristaloides, ponto fundamental no manejo de um paciente portador de doença renal crônica, deve ser permissiva durante o transplante, porém cautelosamente adaptada às condições clínicas do receptor, lembrando que insuficiência cardíaca diastólica é a cardiopatia mais comum do paciente renal crônico e edema pulmonar pode ocorrer mesmo em regimes de normovolemia.[1,3-5] Além disso, a pressão venosa central (PVC) é de suma importância durante o transplante renal e se relaciona com o grau de perfusão do enxerto. Valores entre 10 mmHg e 15 mmHg são utilizados como parâmetro ideais na maioria dos serviços. Os diuréticos são utilizados juntamente com a hidratação para estimular a função precoce do enxerto: furosemida na dose de 1-2 mg/kg e manitol na dose de 20 a 50 gramas, durante a revascularização do rim.

## No intraoperatório, quais foram as possíveis causas de choque desse doente?

Devido ao sangramento volumoso, foi iniciado o protocolo de transfusão maciça. Segundo protocolo da instituição: 4 unidades de concentrados de hemácias; 4 unidades de plasma fresco descongelado; 6 unidades de plaquetas (ou uma aférese de plaquetas ou uma unidade a cada 10 kg); e 6 unidades de crioprecipitado (ou uma unidade a cada 10 kg); sempre lembrando da reposição de cálcio, correção da acidose metabólica quando pH < 7,2 ou bicarbonato < 12 mEq/L e controle da temperatura objetivando normotermia. É possível considerar o uso de DDAVP (desmopressina) em pacientes urêmicos (como no nosso caso clínico) ou em uso de antiagregantes plaquetários antes da transfusão de plaquetas.

No entanto, apesar de todos os esforços, com reposição volêmica vigorosa, transfusão maciça e uso de doses crescentes de drogas vasoativas, o paciente continuava com sangramento importante. Nesses casos, a utilização de ácido tranexâmico como antifibrinolítico foi considerada.

Já na UTI, diante de todas as comorbidades e condições clínicas associadas ao paciente, foi considerada a hipótese de translocação bacteriana como sendo a responsável pela persistência e progressão do choque, o que motivou o início de antimicrobianos de largo espectro com cobertura de flora intestinal. J. MacFie e colaboradores[6] apontam vários fatores de risco para translocação bacteriana que podemos encontrar nesse caso clínico como cirurgia abdominal de urgência, infecções de repetição recentes e, principalmente, imunossupressão. Na presença dos fatores mencionados associados à instabilidade hemodinâmica que se seguiu ao sangramento, o organismo pode ficar mais suscetível à quebra da barreira intestinal e, consequentemente, ao quadro séptico, com persistência e agravamento do choque e início de distúrbios de coagulação.

## O que é síndrome compartimental abdominal? Como identificá-la e proceder diante dela?

Durante internação na UTI, houve piora progressiva do quadro clínico, evoluindo com distensão abdominal e associação de vasopressores em doses elevadas. Nesse contexto, uma entidade clínica importante em pacientes submetidos a cirurgias abdominais, muitas vezes responsável pela piora clínica e pelo aumento da morbimortalidade de pacientes críticos em UTI, é a síndrome compartimental abdominal (SCA), que ocorre quando o paciente apresenta pressão intra-abdominal ≥ 20 mmHg, associada a uma falência orgânica não existente previamente devido ao aumento da pressão intra-abdominal.

De acordo com o consenso de 2013,[7] é necessário o reconhecimento precoce dos pacientes de risco para o manejo adequado e consequente melhora nos resultados e na sobrevida dos acometidos. Portanto, vale relembrar, neste momento, os principais fatores de risco associados à SCA:

- anemia;
- hipotermia;
- coagulopatia (PTTA > 2 × normal ou INR > 1,5);
- trombocitopenia (plaquetas < 55.000/mm$^3$);
- bacteremia/sepse;
- hipotensão;
- administração de excesso de fluidos;
- múltiplas transfusões;
- necessidade de ventilação mecânica/uso de PEEP (*positive end-expiratory pressure*);
- disfunção hepática, entre outros.

O paciente em questão apresentava diversos desses fatores relacionados.

Uma vez identificado o paciente de risco, o manejo clínico deve ser efetuado passo a passo até haver diminuição da pressão intra-abdominal (PIA). As principais medidas são eliminar conteúdos intraluminais, eliminar lesões que ocupam o espaço intra-abdominal, melhorar a complacência da parede abdominal, otimizar a administração de fluidos (evitar ressuscitação volêmica excessiva, objetivando balanço hídrico zerado ou negativo) e otimizar a perfusão regional e sistêmica. Faz-se necessário medir a PIA a cada 4 ou 6 horas, ou continuamente, a fim de mantê-la em valores menores ou iguais a 15 mmHg. Se a diminuição da PIA for refratária ao tratamento clínico, mantendo-se persistentemente acima de 20 mmHg, na presença de nova disfunção ou falência orgânica, considera-se a abordagem cirúrgica descompressiva[7-11]

## Como explicar a *causa mortis* da necropsia? De que modo o choque se relaciona com a isquemia intestinal?

A necropsia do paciente evidenciou "choque séptico como consequência da isquemia intestinal". Nesse contexto, cabe discutir a "Resposta Hemodinâmica Mesentérica ao Choque Circulatório", título de artigo publicado por Ceppa e colaboradores[12] em que afirmam que em condições de choque ocorre vasoconstricção sistêmica nos vasos de resistência arteriolar, havendo, contudo, uma resposta desproporcionalmente maior na circulação mesentérica. Há manutenção da circulação sistêmica à custa do comprometimento importante dos órgãos mesentéricos, com consequentes lesões de hipóxia/isquemia e reperfusão:

- isquemia intestinal não oclusiva;
- colite isquêmica;
- "úlcera de estresse";
- isquemia hepática;
- colecistite acalculosa isquêmica; e
- pancreatite isquêmica.

Em choque leves e moderados, o insulto ao epitélio intestinal pode ser subclínico, mas o dano que ocorre pode perturbar a integridade da barreira da mucosa intestinal, permitindo a translocação bacteriana e a passagem de toxinas bacterianas luminais para a corrente sanguínea. Além disso, lesão em órgãos distantes (não mesentéricos) pode ser outra consequência da isquemia mesentérica, uma vez que esta leva à síndrome de resposta inflamatória sistêmica intensa com consequente progressão da lesão tecidual local e hipermetabolismo, culminando na síndrome da angústia respiratória e falência de múltiplos órgãos. No caso em questão, a disfunção hemodinâmica promovida pelo sangramento excessivo associado à SCA (que, por consequência, também agrava a hipoperfusão esplâncnica), potencialmente, ocasionou a isquemia não obstrutiva do intestino, o que piorou a condição de choque do paciente.

## Referências bibliográficas


1. Miller RD et al. Bases da Anestesiologia. 6. ed., Rio de Janeiro, Elselvier 2012.
2. Barash PG, Culler BF, Stoelting RK, Calahan MK, Stock MC. Clinical Anesthesia. 6. ed. Philadelphia, Lippincott Williams, 2009: 1393 – 1417.
3. Morgan GE, Mikhail MS, Murray MJ. Anestesiologia Clínica. 4. ed, Rio de Janeiro: Revinter, 2010.

4. Cangiani M, Posso P, Pot rio M et al. Tratado de Anestesiologia SAESP. 7. ed. São Paulo: Editora Atheneu, 2011.
5. Yao FSF, Artusio JF. Anestesiologia: Abordagem orientada para o problema. 6. ed., Rio de Janeiro, Guanabara Koogan, 2010.
6. MacFie J, Reddy BS, Gatt M, Jain PK, Sowdi R, Mitchell CJ. Bacterial translocation studied in 927 patients over 13 years. Br J Surg. 2006 Jan;93(1):87-93.
7. Kirkpatrick AW, Roberts DJ, De Waele J, et al. Intra-abdominal hypertension and the abdominal compartment syndrome: updated consensus definitions and clinical practice guidelines from the World Society of the Abdominal Compartment Syndrome. Intensive Care Medicine. 2013;39(7):1190-1206. doi:10.1007/s00134-013-2906-z.
8. Al-Mufarrej F, Abell LM, Chawla LS. Understanding Intra-Abdominal Hypertension : From the Bench to the Bedside. J Intensive Care Med 2012 27: 145 originally published online 27 April 2011.
9. Cheatham ML, Safcsak K. Intra-abdominal Hypertension and Abdominal Compartment Syndrome: The Journey Forward. Am Surg. 2011 Jul;77 Suppl 1:S1-5.
10. Anand RJ, Ivatury RR. Surgical Management of Intra-abdominal Hypertension and Abdominal Compartment Syndrome. Am Surg. 2011 Jul;77 Suppl 1:S42-5.
11. De Keulenaer BL, De Waele JJ, Malbrain ML. Nonoperative Management of Intra-abdominal Hypertension and Abdominal Compartment Syndrome: Evolving Concepts. Am Surg. 2011 Jul;77 Suppl 1:S34-41.
12. Ceppa EP, Fuh KC, Bulkley GB. Mesenteric hemodynamic response to circulatory shock. Curr Opin Crit Care. 2003 Apr;9(2):127-32.

# Urossepse em RTU de Próstata

12

Desiree Mayara Marques
Saullo Queiroz Silveira
Matheus L. da S. Ferro Costa
Affonso Celso Piovesan

Relata-se caso de sepse grave de foco urinário após ressecção transuretral de próstata. Discutem-se o manuseio perioperatório de pacientes com infecção do trato urinário definida urossepse, sua fisiopatologia, seus principais agentes causadores, fatores de risco e estratégias e metas de tratamento.

## Caso clínico

Paciente do sexo masculino, com 60 anos de idade, tabagista (40 maços ao ano), etilista, portador de hipertensão arterial sistêmica (HAS) em uso de inibidor da angiotensina, diabetes melito (DM) tipo 2 em uso de metformina e hiperplasia prostática benigna (HPB) em uso de finasterida e de sonda vesical de demora (SVD). Foi internado eletivamente para ressecção transuretral de próstata (RTUP). Há quatro dias antes da internação vem deambulando com dificuldade, apresentando dor lombar e inapetência.

Em sua avaliação pré-operatória constavam os seguintes exames complementares:

- hemoglobina = 14,9 mg/dL;
- leucócitos totais = 8.330 por $mm^3$ sem desvio à esquerda;
- plaquetas = 258.000 por $mm^3$;
- glicemia = 140 mg/dL;
- hemoglobina glicada = 6,3%;
- creatinina = 0,98 mg/dL;
- ureia 26 mg/dL;
- sódio 141 mEq/L;
- índice de normatização internacional (INR) = 1,09;
- eletrocardiograma de 12 derivações (ECG) com sobrecarga de câmaras esquerdas;
- bloqueio divisional anterossuperior esquerdo e alterações de repolarização ventricular.

Ao exame físico, apresentava discreta desidratação, escleras amareladas, diurese clara pela sonda vesical de demora, pressão arterial (PA) de 90 × 60 mmHg, frequência cardíaca (FC) de 59 batimentos por minuto (bpm), frequência respiratória (FR) de 20 incursões respiratórias por minuto (irpm) e discreta confusão mental.

Realizada raquianestesia com 15 mg de bupivacaína hiperbárica, 100 mcg de morfina e 20 mcg de fentanil. Saída de secreção purulenta pela uretra após retira de sonda vesical de demora. Discutida a possibilidade de suspensão do procedimento frente à franca presença de pus na via urinária, porém decidiu-se por prosseguir com a ressecção transuretral de próstata, associada à introdução de antibioticoterapia com ceftriaxone. O paciente manteve-se estável hemodinamicamente durante toda a cirurgia. Ao final, após aproximadamente 3 horas em sala operatória, encontrava-se sonolento, RASS (sigla em inglês para a escala Richmond de sedação e agitação) 0, pressão arterial de 110 × 58 mmHg, FC de 71 bpm, sem sinais de desconforto respiratório.

Durante a admissão na recuperação pós-anestésica, evoluiu com rebaixamento do nível de consciência e hipotensão (pressão arterial de 60 × 30 mmHg), sendo submetido à expansão volêmica, intubação orotraqueal, punção de acesso venoso central, escalonamento de antibioticoterapia com utilização de piperacilina-tazobactam e vancomicina, colhidos exames laboratoriais, hemocultura, urocultura e levado para a unidade de terapia intensiva (UTI). Durante as horas seguintes, a despeito das medidas terapêuticas adotadas, evoluiu em choque séptico com necessidade crescentes de drogas vasoativas, ressuscitação volêmica e de mais de uma classe de vasopressores, desenvolvendo disfunção de múltiplos órgãos, acidose metabólica refratária sem condições de hemodiálise e indo a óbito durante a madrugada seguinte. Dias após o evento, fora isolado em hemocultura de sangue periférico colhido à admissão na UTI, *Enterobacter cloacae*, com perfil multirresistente aos agentes testados, sensível somente a carbapenêmicos.

## Discussão da literatura

### Introdução

Infecções do trato urinário estão entre as mais frequentes doenças infecciosas tanto na comunidade quanto no ambiente hospitalar. Nos Estados Unidos, é causa de mais de 7 milhões de consultas médicas anuais e responsável por cerca de 15% dos antibióticos prescritos ambulatorialmente. Responde também por mais de 100 mil internações hospitalares, sendo a maior parte por pielonefrite. Além disso, cerca de 40% das infecções adquiridas em ambiente hospitalar são de trato urinário, muitas associadas à presença de sondas e cateteres.[2]

Complicações infecciosas em procedimentos urológicos são relativamente comuns, especialmente naquelas em que há abertura do trato urinário com extravasamento de urina. Três tipos de infecções pós-operatórias podem ser identificados:

- infecções urinárias;
- infecções de ferida cirúrgica; e
- sepse.[6]

A sepse decorrente de infecções urinárias, denominada urossepse, constitui 5% do total de casos. Trata-se de quadro grave, responsável por altas taxas de morbidade e mortalidade.[2] Como observado no caso relatado.

Entre todos os procedimentos cirúrgicos urológicos, a ressecção endoscópica da próstata é o mais estudado com relação a risco de infecção. Devido à manipulação cirúrgica e à permanência de sonda vesical de demora (irrigação vesical), mais de 30% desses pacientes apresentam bacteriúria no pós-operatório.[7]

Condições inerentes a esse ato cirúrgico aumentam, em muito, o risco de bacteremia e sepse. Em recente revisão de 2.291 artigos publicados, observou-se incidência de infecção do trato urinário sintomática e febril em cerca de 10% dos pacientes submetidos à RTU de próstata sem antibioticoprofilaxia e sepse em cerca de 4%.[8]

As ressecções endoscópicas de próstata ou vesicais são realizadas com irrigação contínua. Muitas vezes, o líquido utilizado para irrigação é instilado com pressão excessiva, favorecendo a translocação. Associado a esse fato, há extensa abertura de vasos sanguíneos arteriais e venosos expondo, assim, o sistema circulatório do paciente aos agentes irrigantes. A complicação cirúrgica mais conhecida é a intoxicação hídrica, uma hiponatremia dilucional decorrente da absorção de água livre para o sistema sanguíneo. Dessa mesma maneira, agentes infeciosos encontram maior facilidade para promover infecções sistêmicas. Com o uso de antibióticos, esses índices caem substancialmente, chegando a 2,9 e 1% (comparados aos 10% e 4% já referidos, respectivamente).[8]

Cirurgias para extração de cálculos renais, especialmente cálculos grandes, em que é necessário procedimento percutâneo, também se associam com altos índices de bacteriúria e infecções pós-operatórias. Nesses pacientes, são encontradas bactérias na urina em cerca de 35% dos casos e infecções febris em cerca de 10%.[6]

## Sepse

Sepse é uma resposta sistêmica do hospedeiro à infecção, que pode levar ao choque séptico – sepse grave mais hipotensão não revertida com medicamentos e expansão volêmica com grande probabilidade de disfunção aguda de órgãos.[5]

Sinais e sintomas da SIRS (síndrome da resposta inflamatória sistêmica) são de alerta para a presença de sepse,[3] apesar de poderem aparecer em quadros clínicos não infecciosos.

A Surviving Sepsis Campaign de 2012[5] define sepse pela presença de infecção suspeita, ou comprovada, mais alguns dos seguintes critérios:

- Variáveis gerais
  - Febre (> 38,3°C)
  - Hipotermia (temperatura basal < 36°C)
  - Frequência cardíaca > 90 bpm ou mais do que dois desvios-padrão acima do valor normal para a idade
  - Taquipneia
  - Estado mental alterado
  - Edema significativo ou balanço fluido positivo (> 20 mL/kg acima de 24 horas)
  - Hiperglicemia (glicose no plasma > 140 mg/dL ou 7,7 mmol/L) na ausência de diabetes
- Variáveis inflamatórias
  - Leucocitose (contagem de glóbulos brancos > 12.000 mcL–1)
  - Leucopenia (contagem de glóbulos brancos < 4.000 mcL–1)
  - Contagem de glóbulos brancos normal com mais do que 10% de formas imaturas
  - Proteína C-reativa no plasma mais do que dois desvios-padrão acima do valor normal
  - Procalcitonina no plasma mais do que dois desvios-padrão acima do valor normal

- Variáveis hemodinâmicas
  - Hipotensão arterial (PAS < 90 mmHg, PAM < 70 mmHg ou redução de PAS > 40 mmHg em adultos ou menos de dois desvios-padrão abaixo do normal para a idade)
- Variáveis de disfunção de órgãos
  - Hipoxemia arterial ($PaO_2/FIO_2 < 300$)
  - Oligúria aguda (diurese < 0,5 mL/kg/h por pelo menos 2 horas apesar de ressuscitação fluida adequada)
  - Aumento de creatinina > 0,5 mg/dL ou 44,2 mcmol/L
  - Anormalidades de coagulação (RNI > 1,5 ou TTPA > 60 s)
  - Íleo (ausência de sons intestinais)
  - Trombocitopenia (contagem de plaquetas < 100.000 mcL–1)
  - Hiperbilirubinemia (bilirubina total no plasma > 4 mg/dL ou 70 mcmol/L)
  - Variáveis de perfusão tissular hiperlactatemia (> 1 mmol/L)
  - Diminuição do enchimento capilar ou mosqueamento

O mesmo consenso define sepse grave como disfunção de órgão ou hipoperfusão tecidual induzida por sepse. Para fins diagnósticos, basta evidenciar qualquer um dos critérios seguintes em decorrência de infecção:

- Hipotensão induzida por sepse
- Lactato acima dos limites máximos normais laboratoriais
- Diurese < 0,5 mL/kg/hora por mais de 2 horas apesar da ressuscitação fluida adequada
- Lesão pulmonar aguda com $PaO_2/FIO_2 < 250$ na ausência de pneumonia como da fonte de infecção
- Lesão pulmonar aguda com $PaO_2/FIO_2 < 200$ na presença de pneumonia como da fonte de infecção
- Creatinina > 2 mg/dL (176,8 mcmol/L)
- Bilirrubina > 2 mg/dL (34,2 mcmol/L)
- Contagem de plaquetas < 100.000 mcL
- Coagulopatia (razão normalizada internacional > 1,5)

Ainda de acordo com esse protocolo, o choque séptico é definido como hipotensão induzida por sepse, persistente apesar da ressuscitação fluida adequada.

## Urossepse

Urossepse, como propõe o nome, refere-se à sepse secundária à infecção de trato urinário (ITU) e/ou de órgãos genitais masculinos, próstata, vesículas seminais, epidídimos, etc.[3]

As ITU podem ser divididas em complicadas e não complicadas. A ITU complicada é a que se associa a alguma anormalidade estrutural ou funcional do trato urinário, ou a alguma condição do paciente que traga prejuízo imunológico para ele, tais como diabetes, aids e uremia. Considera-se complicada qualquer ITU em homens, pois estes apresentam uretra mais longa do que as mulheres, constituindo-se em um importante fator de proteção contra esse tipo de infecção.[2]

Em geral, a urossepse é precedida de uma ITU complicada. Assim sendo, deve-se somar aos esforços de tratamento da sepse, uma busca detalhada por algum dos mecanismos de complicação descritos, lançando mão de exames de imagem e de tratamento cirúrgico, ou endoscópico, quando necessários para descomprimir a via urinária e drenar o foco de infecção.[3]

São fatores de risco para desenvolvimento de ITU:[2]

- Obstrução da via urinária:
  - Congênita: estenoses de ureter ou uretra; fimose; ureterocele; doença renal policistica
  - Adquirida: cálculos urinários; hipertrofia prostática; trauma urológico; gestação; tumores urológicos
- Perturbações do fluxo urinário: bexiga neurogênica; cistocele; refluxo vesicoureteral
- Manipulação: cateterização vesical; *stent* ureteral; nefrostomia; procedimentos urológicos em geral
- Alterações metabólicas: diabetes; nefrocalcinose; uremia
- Imunodeficiências

## Fisiopatologia

A via de contaminação mais comum do trato urinário é a ascendente, principalmente por organismos de origem intestinal. Por essa razão, as ITU são mais frequentes em mulheres porque possuem uretra mais curta. Essa via explica, ainda, o alto risco de infecção após manipulação e cateterização vesical, destacando a necessidade de realização de cuidadosa técnica estéril durante esses procedimentos.[2]

Outras vias possíveis de ITU são a hematogênica e a linfática. A via linfática é restrita a alguns patógenos menos comuns, como *Staphylococcus aureus, Candida* sp., *Salmonella* sp. e *Mycobacterium tuberculosis,* que causam infecções primárias em outros sítios. *Candida albicans* pode causar infecção por via hematogênica ou ascendente, mas é agente infrequente de infecções urinárias.

Nem todas as bactérias apresentam a mesma capacidade de produzir infecção. É documentado que, quanto mais comprometidas as defesas do organismo, menos fatores de virulência são necessários para produzir uma infecção.[4] Além disso, algumas linhagens de bactérias apresentam fatores de virulência especializados que facilitam sua ascensão pelo trato urinário inferior, podendo atingir a bexiga e, menos frequentemente, os rins.

## Agentes etiológicos

A maioria dos agentes causadores de ITU são bactérias gram-negativas, sendo as bactérias gram-positivas e leveduras agentes mais raros.[2]

A *Escherichia coli* é o agente causal mais frequente em pacientes com ou sem presença de sonda vesical, sendo responsável por cerca de 50% dos casos de urossepse. Outros organismos frequentes incluem *Proteus* spp. (15%), *Enterobacter* spp. e *Klebsiella* spp. (15%) e *Pseudomonas aeruginosa* (5%).[2]

Há variação também quanto ao agente infeccioso quando se comparam homens e mulheres. No sexo masculino, é maior a taxa de infecção por *Staphylococcus* spp., *Enterobacter* spp., *Serratia* spp. e *Pseudomonas* spp. No sexo feminino, é maior a taxa de infecção por *E. coli* e *Klebsiella* spp.

Bacteriúria polimicrobiana é encontrada em pacientes idosos e/ou com uso crônico de sondas ou cateteres urinários.[2]

Em pacientes transplantados, enterococos e bacilos gram-negativos são agentes causadores de urossepse comumente isolados.[2]

Quando se comparam os agentes causais, pode-se observar que micro-organismos isolados em ITU complicadas tendem a ser mais resistentes a antimicrobianos do que aqueles isolados em ITU não complicadas.[2]

## Profilaxia

A melhor maneira de prevenir a urossepse é identificar e corrigir os fatores predisponentes, quando possível. Pacientes com anormalidades de trato urinário não passíveis de correção apresentam risco de infecções graves e recorrentes.[2]

Atualmente, não existem casos que exijam, em adultos, profilaxia medicamentosa de longo prazo para infecções urinárias.[2] Além disso, estão sendo desenvolvidas cateteres de trato urinário com material que previna formação de biofilme que favorece a proliferação de germes.

Deve ser rigorosamente respeitada a técnica de assepsia para inserção de sondas urinárias, e o sistema de drenagem deve ser sempre fechado. Em pacientes com sondagem vesical crônica, a sonda deve ser trocada sempre que houver sintomas de ITU, antes da introdução de antibioticoterapia.[2]

Com relação ao risco de infecções pós-operatórias, as cirurgias urológicas podem ser classificadas em três tipos: procedimentos urológicos limpos são aqueles em que não há abertura do trato urinário, ou seja, não há contato da urina para outros tecidos. Procedimentos urológicos potencialmente contaminados são aqueles no qual há abertura, durante o ato cirúrgico, do trato urinário. Procedimentos urológicos contaminados são aqueles nos quais há exposição do campo cirúrgico a bactérias, por exemplo, cirurgias que envolvam abertura de alça intestinal, como ampliações vesicais e derivações urinárias; ou cirurgias que abordem focos infecciosos, como drenagem de abcessos ou nefrectomias por pionefrose.[6]

Pelo menos três estudos de metanálise confirmam a indicação de antibioticoterapia profilática em ressecção endoscópica de próstata, diminuindo a incidência de bacteriúria, infecções urinárias febris e sepse.[6-8] Há ainda fortes evidências que reforçam o seu uso em todas as cirurgias urológicas potencialmente contaminadas ou contaminadas. Em procedimentos urológicos limpos, a possibilidade de infecção pós-operatória de ferida justifica o uso de profilaxia em procedimentos abertos. Em procedimentos endoscópicos, por exemplo, cistoscopiae ureteroscopia, não é indicada.[6]

## Tratamento

### Atendimento inicial

Ao identificar um paciente em sepse, deve-se iniciar imediatamente terapia guiada por metas, conforme protocolo proposto pelo *Surviving Sepsis Campaign* de 2012, ao mesmo tempo tentar identificar essa condição por meio de anamnese, exame físico e exames complementares, definir o sítio primário da infecção[5]. A antibioticoterapia empírica de amplo espectro deve ser iniciada o mais rápido possível e não deve ser retardada pela espera de resultados de exames laboratoriais. A coleta de hemoculturas e urocultura deve, preferencialmente, anteceder o início da antibioticoterapia desde que não atrase a primeira dose da medicação. A utilização precoce de antibióticos reduz a mortalidade para esse tipo de paciente e deve ser iniciada o mais precocemente possível.[5]

As metas a serem buscadas nas primeiras 6 horas são:[5]

- Expansão volêmica com cristaloides, de modo a atingir pressão venosa central entre 8 e 12 mmHg e pressão arterial média acima de 65 mmHg;
- Iniciar drogas vasoativas caso a PAM menor ou igual a 65 mmHg não seja atingida com cristaloides;
- Fornecer oxigênio suplementar, e buscar uma saturação venosa central acima de 70%;
- Caso saturação venosa central não atinja 70% com suplementação de $O_2$, transfundir hemácias para obter hematócrito maior ou igual a 30%, ou iniciar dobutamina para melhorar inotropismo cardíaco.

## Exames de imagem

Sempre que houver a suspeita de ITU complicada ou de urossepse, deve ser feita investigação adicional em busca de alguma alteração de trato urogenital.[1-4]

Radiografias simples de abdome têm valor limitado, podendo visualizar calcificações e cálculos presentes em vias urinárias.[2]

Ultrassonografia é de grande valia nas emergências e urgências, podendo avaliar tamanho e alterações anatômicas renais, ureterais e do sistema pielocalicinal; avalia ainda presença de coleções. Também útil para avaliação da próstata.[2]

Tomografia computadorizada e ressonância magnética são métodos mais precisos para identificar nefrite intersticial bacteriana, microabscessos, pielonefrite enfisematosa e necrose papilar renal.[2]

Caso haja fatores de obstrução identificados, o trato urinário deve ser imediatamente drenado.[1-4]

## Terapia antimicrobiana

Antibioticoterapia de amplo espectro deve ser iniciada na 1ª hora de atendimento, preferencialmente após a coleta de amostras de sangue e urina que serão encaminhadas para cultura. Cada hora de atraso no início da administração dos antibióticos representa uma queda de 8% na taxa de sobrevivência pelas 6 horas seguintes.[5]

A antibioticoterapia inicial deve ser empírica, baseada no perfil de sensibilidade e resistência do agente esperado, assim como no perfil de resistência específico de cada instituição. Além disso, deve ser adequada ao perfil do paciente a ser tratado.[5] Em pacientes externos ou não internados, como o caso aqui abordado, o antibiótico deve ser orientado pelos gérmes mais comuns, conforme descrito neste texto.

Em geral, o emprego de cefalosporinas de 3ª geração, piperacilina combinada a um inibidor de betalactamase ou uma fluorquinolona são adequados para terapia inicial. Em casos de locais com resistência de bactérias a fluorquinolonas superior a 10%, terapia combinada com carbapenêmicos ou aminoglicosídeos está indicada. Em casos de ITU nosocomial, uma cefalosporina de 3ª geração com ação antipseudomonas ou piperacilina e tazobactam associada a um carbapenêmico ou aminoglicosídeo pode ser indicada como terapia inicial, cobrindo patógenos mais resistentes.[2]

No caso de ITU, é importante lembrar que a presença de sondas e cateteres, tecido cicatricial, cálculos, ou qualquer obstrução no trato urinário propiciam a formação de biofilme. A concentração inibitória mínima de agentes antimicrobianos é aumentada em 10 a 100 vezes pelo biofilme, impondo uma dificuldade na erradicação do agente.[3]

## Conclusão

O caso descrito apresentou uma grave complicação infecciosa devido à presença prolongada de sonda vesical; de qualquer modo, ao se retirar a sonda com evidência de secreção purulenta, o paciente necessitaria de algum procedimento para a drenagem de urina. A equipe de urologistas considerou que a ressecção transuretral associada a antibióticos de largo espectro seria o melhor procedimento para o caso. A urossepse consiste em complicação grave de uma infecção de trato urinário, apresentando altas taxas de morbidade e mortalidade. Qualquer obstrução da via urinária, seja ela intrínseca ou extrínseca, congênita ou adquirida, constitui importante fator de risco para desenvolvimento de ITU associada à urossepse. A manipulação das vias urinárias e presença de dispositivos, como sondas e cateteres, também aumentam o risco de desenvolvimento de infecção.

O reconhecimento precoce do quadro, associado à terapia inicial guiada por metas e antibioticoterapia empírica de amplo espectro de início na primeira hora, é fundamental, levando à queda significativa na mortalidade.

Para a prática do anestesista, é de grande importância reconhecer, entre os pacientes que se submeterão a procedimento urológico, quais apresentam alto risco dessa complicação. Esse profissional deve também reconhecer pacientes que por ventura cheguem à sala de cirurgia já em vigência de quadro séptico, tomando medidas adicionais para tratamento de complicações oriundas de infecção.

## Referências bibliográficas

1. Sepsis syndrome in urology (urosepsis). In: Grabe M, Bjerklund-Johansen TE, Botto H, Wullt B, Çek M, Naber KG, Pickard RS, Tenke P, Wagenlehner F. Guidelines on urological infections. Arnhem, The Netherlands: European Association of Urology (EAU); 2011 Mar. p. 33-9.
2. Kalra OP, Raizada A. Approach to a patient with urosepsis. J Glob Infect Dis. 2009 Jan-Jun; 1(1): 57–63.
3. Wagenlehner FME, Pilatz A, Naber KG, Weidner W. Therapeutic challenges in urosepsis. European Journal of Clinical Investigation. 2008.38;45-9
4. Wagenlehner FME, Lichtenstern C, Rolfes C, Mayer K, Uhle F, Weidner W, Weigand MA. Diagnosis and management for urosepsis. International Journal of Urology. 2013. 20, 963-970.
5. Dellinger RP, Levy MM, Rhodes A, Annane D, Gerlach H, Opal SM, Sevransky JE, Sprung CL, Douglas IS, Jaeschke R, Osborn TM, Nunnally ME, Townsend SR, Reinhart K, Kleinpell RM, Angus DC, Deutschman CS, Machado FR, Rubenfeld GD, Webb SA, Beale RJ, Vincent JL, Moreno R; Surviving Sepsis Campaign Guidelines Committee including the Pediatric Subgroup. Surviving sepsis campaign: international guidelines for management of severe sepsis and septic shock: 2012.Crit Care Med. 2013 Feb;41(2):580-637.
6. Grabe M. Antibiotic prophylaxis in urological surgery, a European viewpoint. Int J Antimicrob Agents. 2011 Dec;38 Suppl:58-63.
7. Berry A, Barratt A. Prophylactic antibiotic use in transurethral prostatic resection: a meta-analysis. J Urol, 167 (Pt 1) (2002), pp. 571–577.
8. Alsaywid BS, Smith GH. Antibiotic prophylaxis for transurethral urological surgeries: Systematic review. Urol Ann 2013;5:61-74.

# Anemia Falciforme e o Manuseio Anestésico em Paciente Obstétrica

# 13

Karla Lima Lopes
Ricardo Hideo Tachibana
Guilherme H. Fonseca

## Caso clínico

Paciente com idade de 20 anos, cor parda, hígida, gestante com 37 semanas, admitida no pronto-socorro com queixa de dor lombar e em membros inferiores há 1 dia. Ao exame físico:

- frequência cardíaca (FC) de 108 bpm;
- temperatura, 36,8°C;
- pressão arterial (PA), 122 × 86 mmHg.

Exames laboratoriais da admissão:

- hemoglobina, 12,2;
- hematócritos, 33,4;
- leucócitos, 20.080 (B de 6%, N de 81%, linfócitos de 12%);
- plaquetas, 268.000;
- proteína C-reativa de 15,4.

Internada no Hospital das Clínicas da Faculdade de Medicina da Universidade de São Paulo (HC-FMUSP) para avaliação ortopédica quanto à possível artrite séptica. No dia seguinte, a paciente evolui com taquicardia e leucorreia amarelo-amarronzada sem perdas de líquido associadas a sinais de sofrimento fetal agudo (DIP 2). Foi realizada hipótese diagnóstica de corioamnionite e indicada a resolução da gestação. No centro cirúrgico, a paciente foi admitida com saturação periférica de oxigênio de 90% em ar ambiente, taquicárdica (FC de 110 bpm) e com pressão arterial de 140 × 80 mmHg. Após monitorização e venóclise, foi realizada raquianestesia com bupivacaína pesada, fentanil e morfina. Recém-nascido do sexo feminino, com peso de 2.270 g, com presença de mecônio e Apgar 6 > 8 > 10.

Cerca de 6 horas após o nascimento do RN, a paciente evolui com dispneia súbita, dessaturação e desconforto respiratório, necessitando de intubação orotraqueal e ventilação mecânica.

A paciente foi encaminhada à UTI, apresentando-se taquicárdica (FC de 147 bpm), mas ainda sem necessidade de drogas vasoativas. Os exames iniciais apresentavam-se com anemia importante (Hb de 6,2 g/dL), plaquetopenia (44.000/$mm^3$), leucocitose (14.680 $mm^3$), coagulopatia ($TP_{INR}$ de 1,65; $TTPA_R$ de 1,41). Com suspeita de tromboembolismo foi submetida à angiotomografia de tórax que evidenciou trombo segmentar em ápice de pulmão direito com sinais de hipertensão pulmonar, *cor pulmonale* e consolidações alveolares em ambas as bases. Como possível novo diagnóstico, os familiares revelam que o irmão da paciente falecera por meningococcemia há 4 dias.

No primeiro pós-operatório (PO) pós-cesárea, a paciente continuou a evoluir com importante instabilidade hemodinâmica com possível diagnóstico de choque séptico e cardiogênico pelo tromboembolismo pulmonar (TEP), necessitando de altas doses de drogas vasoativas. Doze horas após a admissão, o choque estava refratário e a paciente apresentou parada cardíaca -por 10 minutos, respondendo às medidas de reanimação. Pelo choque refratário, foi realizada trombólise com alteplase para tratamento do TEP. A paciente evolui em piora progressiva e foi a óbito 16 horas após a admissão. No laudo do Serviço de Verificação de Óbitos, foram notados endometrite puerperal, TEP e *cor pulmonale* agudo e saíram os resultados dos exames previamente colhidos que mostravam eletroforese de hemoglobina com HbS de 53,5%, HbC de 44,7%,;e teste de hemólise em NaCl de 0,36% positivo. Diagnóstico final: doença falciforme (hemoglobinopatia SC) com tromboembolismo pulmonar e disfunção de múltiplos órgãos na doença falciforme.

## Revisão: anemia falciforme

A hemoglobina do adulto é uma proteína formada por duas cadeias alfa e duas cadeias não alfa ligadas a um complexo heme. A doença falciforme (DF) constitui um defeito genético no gene da globina beta do cromossomo 11, tornando a hemoglobina passível de polimerização quando desoxigenada (Figura 13.1), com distorção do formato normal de disco bicôncavo da hemácia em foice. Esse fenômeno leva a um quadro de anemia hemolítica e deflagra uma complexa sequência de eventos fisiopatológicos que provoca dano vaso-oclusivo agudo e crônico.

Estão incluídas entre as doenças falciformes a homozigose para hemoglobina S (HbSS – a única condição que é chamada de anemia falciforme) e as heterozigoses compostas (hemoglobinopatia

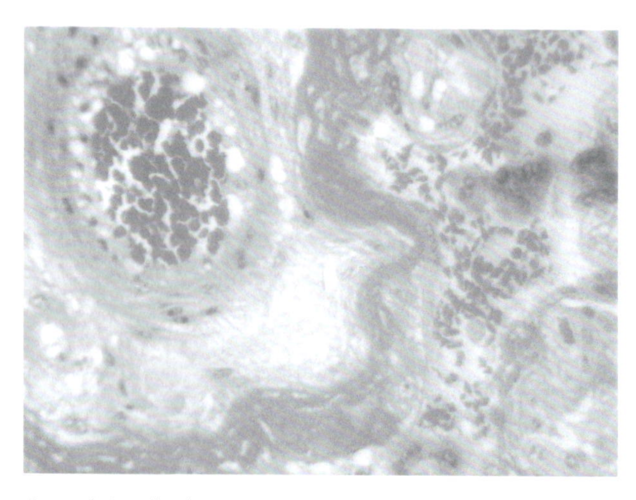

Figura 13.1: Aspecto microscópico da placenta. Circulação fetal – hemácias normais. Circulação materna – hemácias falcizadas.

SC e HbS-beta talassemia). O traço falciforme, que é a heterozigose (Hb AS), não é associado com anemia ou hemólise e raramente causa problemas clínicos. A doença falciforme é um problema de saúde mundial com 200.000 nascimentos de crianças homozigotas (Hb SS) na África. Aproximadamente 8% das crianças americanas afrodescendentes apresenta traço falciforme. No Brasil, estima-se que 3,5 mil crianças nascem a cada ano com doença falciforme. Com o aumento de expectativa de vida dessa população, boa parte das pacientes chega à idade fértil. A gestação pode ser associada com aumento de episódios dolorosos, exacerbação de anemia com necessidade de transfusão, infecção, pré-eclampsia e morte materna. Em algumas séries, mais de um terço das gestações de portadoras de anemia falciforme (AF) evoluem para abortamento e óbito fetal e uma grande proporção dos partos é prematura com recém-nascidos de baixo peso.

A hemoglobinopatia SC é associada com valores de hemoglobina mais elevados e marcadores de hemólise menos relevantes do que a anemia falciforme (hemoglobinopatia SS) (Tabela 13.1). Na ausência de triagem neonatal, tanto em nosso meio quanto em outros países, o diagnóstico costuma ser tardio (mediana de diagnóstico de 28 anos). O resultado é que uma fração substancial dos pacientes pode ser diagnosticada durante a gestação e, eventualmente, após complicações graves ou fatais como a paciente cujo caso foi aqui relatado.

Tabela 13.1: Comparação entre hemoglobinopatia SS e SC (note-se HB SC com valores de Hb próximos ao normal [HCFMUSP]).

| Parâmetros | SS (80 pac) | SC (124 pac) |
|---|---|---|
| Hb (g/dL) | 8,2 | 11,2 |
| VCM (fL) | 86 | 82,1 |
| Ret (%) | 11,2 | 4,2 |
| Leucócitos (× $10^3$/mm $^3$) | 11,4 | 8,9 |
| Plaquetas (× $10^3$/mm $^3$) | 407 | 289 |
| Hb Fetal (%) | 7,4 | 1,54 |
| DHL (U/L) | 1116 | 459 |

A avaliação pré-natal em conjunto com cuidados hematológicos adequados reduziu substancialmente os riscos maternos e, por isso, o conhecimento prévio do diagnóstico é importante para a condução adequada dos casos. A instituição da triagem para hemoglobinopatias durante o cuidado pré-natal tem o potencial de revelar os casos que chegam à gestação para acompanhamento sem diagnóstico.

A avaliação pré-operatória visa prever os riscos perioperatórios e indicar as medidas para evitar as complicações diretamente relacionadas à anemia falciforme. Koshy e colaboradores fizeram uma revisão de 1.079 procedimentos e observaram uma taxa de eventos relacionados à doença falciforme de 16,9% em cesarianas e histerectomias. História de doença pulmonar foi um preditor independente de eventos perioperatórios.

Essas pacientes requerem um cuidado especial quanto à hidratação no intraoperatório. No entanto, é importante evitar hiper-hidratação, pois a maior parte dos pacientes tem, apesar de jovens, disfunção diastólica. Deve-se também manter a normotermia e o equilíbrio acidobásico para a prevenção de falcização no pós-operatório. A hipoxemia deve ser evitada já que aumenta as taxas de infecção e infarto pulmonar, aumentando o risco de síndrome torácica aguda (STA), que é uma complicação específica da doença falciforme, com vaso-oclusão generalizada por trombos do leito pulmonar. Esta síndrome é definida pela presença de sinais e sintomas respiratórios, dor torácica, febre e, frequentemente, acompanhada de episódios dolorosos, podendo ser deflagrada pela cirurgia ou pelo trabalho de parto. Boa parte desses quadros, à autopsia, apresenta vaso-oclusão, trombose e infecção associadas, indicando uma fisiopatologia complexa. Deve haver cuidado na interpretação de angiotomografias e ecocardiograma nessa situação, pois a vaso-oclusão leva a falhas de enchimento na tomografia e elevação dos níveis de pressão de artéria pulmonar, podendo conduzir a diagnósticos equivocados de TEP. A fibrinólise tem discreto papel nesses casos. Pacientes com STA podem evoluir para dano sistêmico e generalizado, com insuficiência de múltiplos órgãos e sistemas. O tratamento da STA envolve uso precoce de transfusão de hemácias e eritrocitoaferese em casos graves ou com valores de hemoglobina elevadas, antibióticos e tromboprofilaxia.

A transfusão profilática não encontra evidência de benefício para procedimentos de pequeno e médio risco, porém pode proteger contra a STA em grandes procedimentos ou cirurgias ortopédicas. A transfusão de troca manual ou por eritrocitoaférese é mandatória em procedimentos neurocirúrgicos, oftalmológicos ou que envolvam circulação extracorpórea. Na gestação, há grande controvérsia sobre esse assunto. Um estudo prospectivo e randomizado com 72 gestantes com AF não mostrou diferença estatisticamente significativa no desfecho perinatal de gestantes submetidas à transfusão profilática e pacientes transfundidas apenas se hemoglobina abaixo de 6 g/dL ou hematócrito abaixo de 18%. No entanto, outros estudos mostram que a transfusão profilática ou a transfusão de troca diminuiu o risco de complicações relacionadas à AF mesmo em gestantes com histórico obstétrico e hematológico não significante. Portanto, as transfusões são bem indicadas para correção de anemia grave e sangramento intraoperatório significativo.

Até o momento, não há consenso sobre a melhor técnica anestésica para essas pacientes e estudos mostram que a técnica parece não influenciar no desfecho clínico dos casos. No entanto, alguns estudos apontam a anestesia geral como um fator de risco para o desenvolvimento de complicações relacionadas à vaso-oclusão no pós-parto. A indicação de anestesia peridural para tratamento de episódio dolorosos durante o trabalho de parto é descrita na literatura. A anestesia peridural parece melhorar a oxigenação e controlar melhor a dor quando comparada ao uso sistêmico de opioides. Isso se deve ao melhor controle da dor nociceptiva e também à vasodilatação associada. Sendo assim, a anestesia regional não está contraindicada e parece controlar melhor as dores da crise álgica.

Do ponto de vista prático, deve-se lembrar que a maior parte das gestantes com doença falciforme já chega com o diagnóstico conhecido. É importante, no entanto, considerar em nosso meio a existência de formas híbridas de hemoglobinopatia que podem ter curso desfavorável durante uma cirurgia ou gestação e que podem estar ainda sem diagnóstico.

## Referências bibliográficas

1. Camous J, N'da A, Etienne JM, Stéphan F. Anesthetic management of pregnant women with sickle cell disease-effect on postnatal sickling complications. Can J Anaesth 2008;55(5):276-83.
2. João R Friedrisch. Cirurgia e anestesia na doença falciforme. Rev. bras. hematol. hemoter. 2007;29(3):304-308.
3. Paul GF, C Alvin Head. Sickle Cell Disease and Anesthesia Anesthesiology 2004; 101:766 – 85.
4. Rajab EK, Skerman HJ. Sickle cell disease in pregnancy obstetric and anesthetic management. Saudi Med J 2004;25(3):265-276.
5. Powars DR, Hiti A, Ramicone E, Johnson C, Chan L. Outcome in hemoglobin SC disease: a four-decade observational study of clinical, hematologic, and genetic factors. Am J Hematol. 2002 Jul;70(3):206-15.
6. Gualandro SF, Fonseca GH, Yokomizo IK, Gualandro DM, Suganuma LM. Cohort study of adult patients with haemoglobin SC disease: clinical characteristics and predictors of mortality. Br J Haematol. 2015 Aug 10.

# Infarto Agudo do Miocárdio Perioperatório

14

Rodrigo Viana Quintas Magarão
Guilherme Macruz Feuerwerker
Ludhmila Abrahão Hajjar

Será apresentado o caso de uma paciente submetida à cirurgia vascular, que evoluiu com síndrome coronariana aguda (SCA), com supradesnivelamento do segmento ST durante o ato cirúrgico. Foi submetida à angioplastia primária, com reperfusão adequada da artéria responsável. As complicações cardiovasculares são as principais complicações das cirurgias não cardíacas, responsáveis por mortalidade a curto, médio e longo prazo. A associação da doença vascular com doença coronária é bastante comum pelos fatores de risco similares às duas afecções e pelos fatores inflamatórios e trombóticos consequentes ao trauma cirúrgico. O diagnóstico precoce possibilita a instituição imediata da terapia, que visa a reperfusão imediata da artéria ocluída e a recuperação da função ventricular.

## Caso clínico

Paciente do sexo feminino, 42 anos de idade, peso aproximado de 70 Kg, procurou o pronto-socorro da instituição em virtude de dor em membro inferior direito (MID), de início súbito há 10 horas, associada à dificuldade de deambulação. Antecedentes patológicos: esquizofrenia em tratamento com haloperidol e biperideno, além de tabagismo intenso (60 maços ao ano).

Foi avaliada pela equipe de cirurgia geral e de cirurgia vascular, apresentando, no exame físico:

- regular estado geral, com fácies de dor;
- pulso femoral direito presente, porém de intensidade diminuída;
- não palpados pulsos poplíteo, tibial posterior ou pedioso direito;
- MID isquêmico com redução de temperatura;
- sem alterações significativas no membro inferior esquerdo.

Aventada, então, a hipótese diagnóstica de oclusão arterial aguda. Feita analgesia com dipirona 2 g e cloridrato de tramadol 100 mg, anticoagulada com heparina não fracionada 5.000 unidades em bolo, colhidos exames gerais, eletrocardiograma (ECG) e radiografia de tórax, solicitada sala cirúrgica em caráter de urgência para embolectomia de MID por cateter de Fogarty.

A anestesia foi realizada com indução em sequência rápida (fentanil 100 mcg, propofol 120 mg, succinilcolina 60 mg) e mantida com sevoflurano 1,5 CAM. Sondas e cateteres: tubo orotraqueal número 7 simples; acesso venoso periférico calibre 20 G em membro superior esquerdo; linha de pressão arterial invasiva em artéria radial direita puncionada após indução anestésica; sonda vesical de demora passada pela equipe de cirurgia vascular. Feita antibioticoprofilaxia com ceftriaxone 1g. Usados como adjuvantes pantoprazol 40 mg e dexametasona 4 mg no início da anestesia.

A duração da anestesia foi de 400 minutos, durante os quais aparentemente houve reperfusão adequada do MID. A reposição volêmica intraoperatória foi feita com 2.500 mL de Ringer-lactato e apresentou diurese de 500 mL. Sangramento aproximado de 200 mL, sem necessidade de drogas vasoativas ou hemoderivados.

Ao final do procedimento, foi observada alteração do segmento ST na monitorização de cardioscopia, com supradesnivelamento. A paciente ainda se mantinha estável hemodinamicamente e sem sinais de baixo débito cardíaco. Foi realizada eletrocardiograma para confirmação (Figuras 14.1A e B).

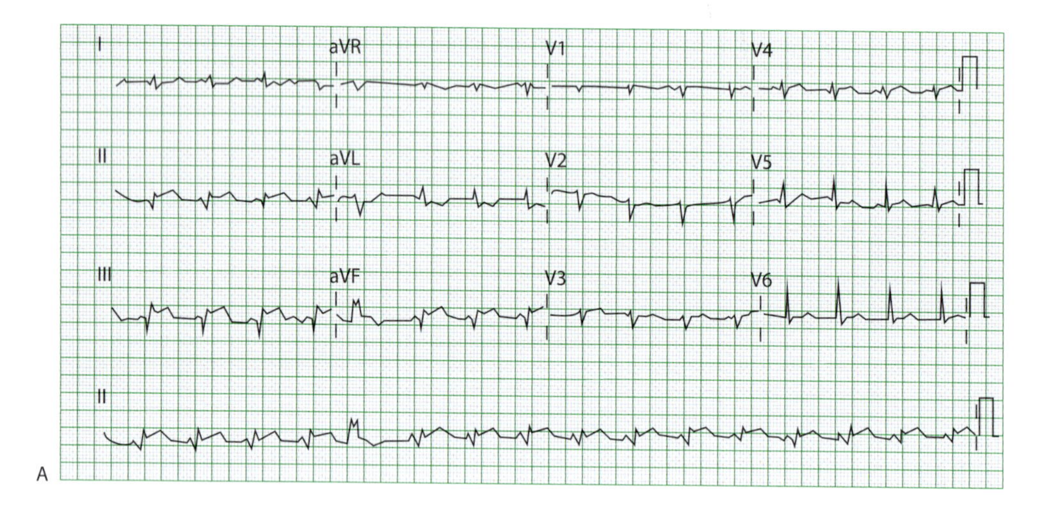


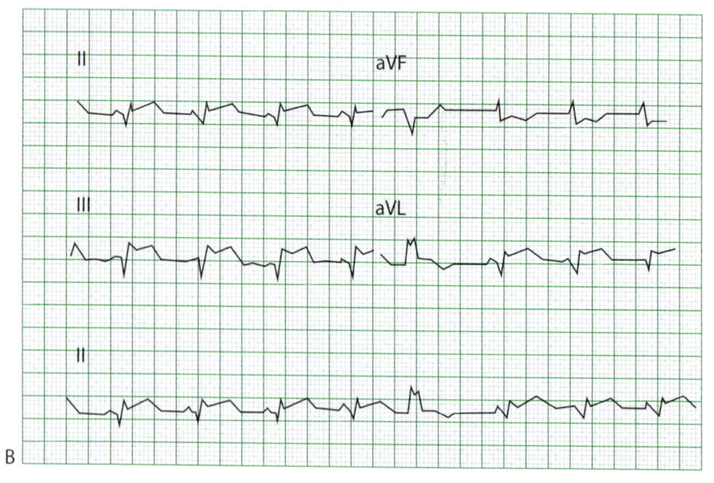


Figura 14.1 A e B: Eletrocardiogramas com supradesnivelamento de ST em D2, D3 e AVF.

Ao ser identificada a alteração de ECG, foi solicitada ecocardiografia transesofágica, dosagem de marcadores de necrose miocárdica, troponina T, CKMB) e feito contato com a equipe de cardiologia intervencionista.

A ecocardiografia transesofágica indicou discinesia de parede inferior e de ventrículo esquerdo (VE), aumento de ventrículo direito (VD) e aumento de átrio direito (AD) compatível com infarto de VD. Optado, neste momento, por colocação de cateter venoso central, feito ácido acetilsalicílico 300 mg via retal e clopidogrel 300 mg via sonda nasogástrica, conforme orientação da equipe de cardiologia consultada. A paciente foi encaminhada para angioplastia primária, sendo o tempo porta-balão de 20 minutos. A cineangiocoronariografia demonstrou oclusão aguda da artéria coronária direita. Foi feita a aspiração de trombos e colocado *stent* farmacológico (Figura 14.2).

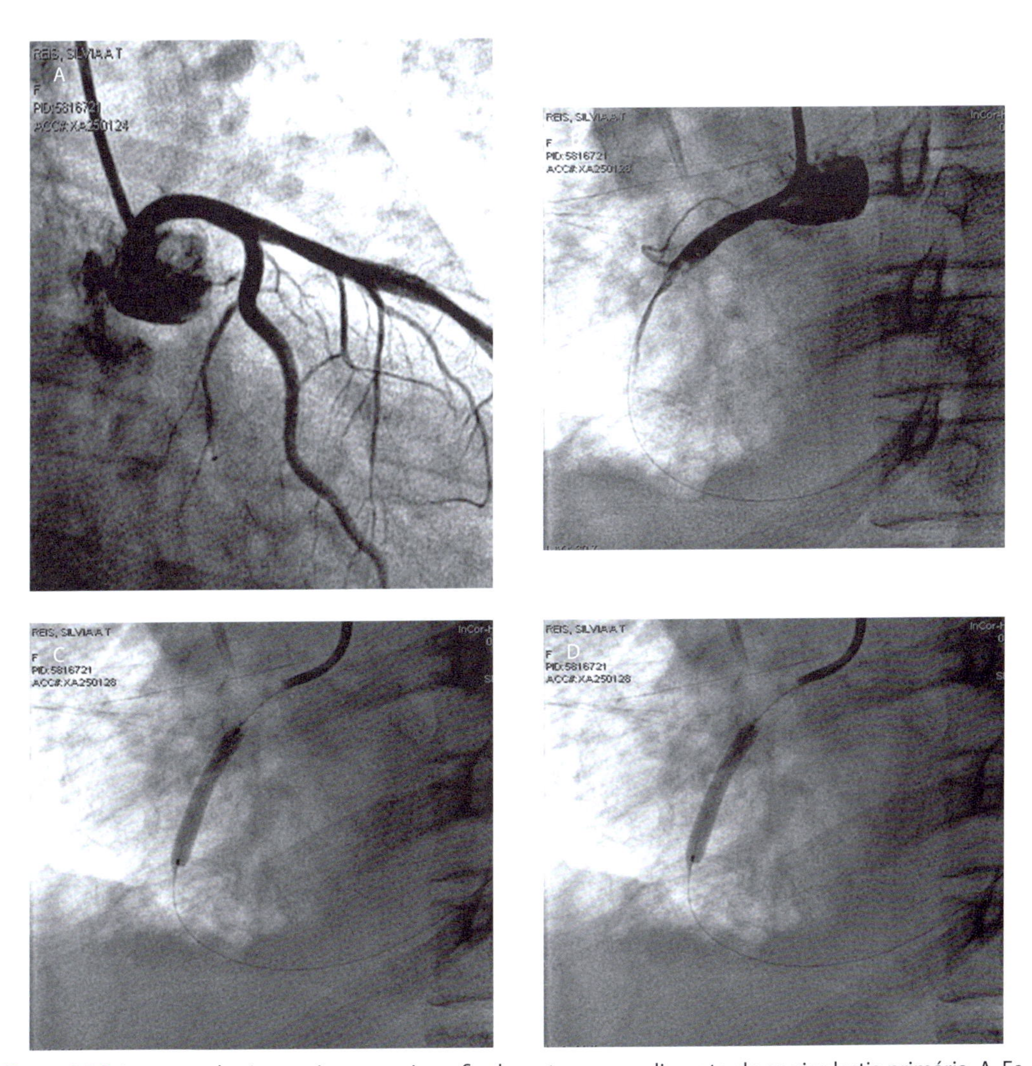


Figura 14.2: Imagens da cineangiocoronariografia durante o procedimento de angioplastia primária. A. Estudo angiográfico da coronária esquerda com irregularidades. B. Coronária direta com oclusão aguda de 100%. C. Angioplastia com *stent* farmacológico da coronária direita. D. Estudo angiográfico da coronária direita demonstrando restabelecimento do fluxo normal da artéria após o implante do *stent*.

A paciente foi admitida na unidade coronariana (UCO) da Instituição. Após o procedimento, evoluiu com choque cardiogênico e necessidade de dobutamina 20 mcg/kg/minuto e norepinefrina 0,06 mcg/kg/minuto.

Evoluiu após o procedimento com piora da perfusão em MID, ainda mantendo o nível térmico em pé e tornozelo, com palidez e cianose, sem pulsos distais. Realizada amputação transtibial no 5º pós-operatório da angioplastia primária. O procedimento foi feito sem intercorrências e a paciente admitida novamente na UCO para pós-operatório. Recebeu alta hospitalar no 12º pós-operatório de amputação e segue acompanhamento ambulatorial com a equipe de cirurgia vascular e cardiologia.

## Discussão do caso

### Introdução

Com o aumento da expectativa de vida e a predominância de doenças e agravos não transmissíveis, vem crescendo mundialmente o número de cirurgias realizadas, principalmente em pacientes com múltiplas comorbidades. As complicações cardíacas são as causas mais comuns de morbidade e mortalidade pós-operatórias, apesar dos avanços nas técnicas cirúrgicas e anestésicas.[1]

No Brasil, são realizadas aproximadamente três milhões de cirurgias não cardíacas por ano. Esse número é crescente, bem como o número absoluto de complicações cardíacas. A ocorrência de um infarto agudo do miocárdio (IAM) perioperatório aumenta a mortalidade, prolonga a internação em unidades de terapia intensiva (UTI) e a estadia hospitalar, aumenta custos e diminui a sobrevida a longo prazo.[2]

## Discussão

Neste capítulo, foi apresentado um caso de IAM pré-operatório diagnosticado no pós-operatório imediato. Existem poucas evidências de que a fisiopatologia, diagnóstico e tratamento do IAM perioperatório sejam diferentes do IAM fora do ambiente cirúrgico. A maioria dos estudos que relacionam eventos isquêmicos cardíacos com o perioperatório está orientada à estratificação do risco, buscando predizer a ocorrência de eventos cardiovasculares e contribuir para a detecção precoce de tais intercorrências.[3]

Dois mecanismos distintos estão relacionados à ocorrência do IAM perioperatório: a instabilização de placas de aterosclerose com ruptura e trombose; e a alteração na relação oferta/consumo de oxigênio do miocárdio em pacientes com doença coronariana crônica e estenoses significativas.[1]

No caso do IAM espontâneo, há a ruptura de uma placa vulnerável causada pelo aumento na força de cisalhamento na luz do vaso ou por processo inflamatório dentro da placa. A placa vulnerável é formada por uma capa fibrosa fina e um grande número de macrófagos e lipídeos no centro. Com sua ruptura, ocorrem agregação plaquetária local e consequente trombose, causando obstrução parcial ou total da luz do vaso, o que acarreta isquemia miocárdica.[4]

Alguns fatores do perioperatório contribuem para a instalação da isquemia, tais como aumento nos níveis de catecolaminas e cortisol no pós-operatório, dor, hipotermia, anemia, taquicardia e hipertensão, aumento de fatores pró-coagulantes (p. ex.: fibrinogênio e fator de Von Willebrand), diminuição de fatores anticoagulantes (p. ex.: proteína C, antitrombina III e α2-macroglobulina) e aumento da agregação plaquetária.[4]

Aproximadamente 60 a 70% dos IAM perioperatórios ocorrem nas primeiras 72 horas do pós-operatório. Em média, 80 a 90% dos casos não apresentam alterações eletrocardiográficas características e 50 a 80% dos casos são assintomáticos. O IAM perioperatório é mais frequente nos pacientes de sexo masculino, com doença coronariana prévia, insuficiência cardíaca, risco de Lee elevado e em cirurgias de alto risco. Uma vez ocorrido o evento isquêmico, a mortalidade intra-hospitalar oscila em torno de 11 a 25%.

Pacientes submetidos a cirurgias vasculares têm maior risco para desenvolver IAM perioperatório, já que são sabidamente portadores de quadros estabelecidos de aterosclerose.[5] Em um estudo da década de 1980, mil pacientes, que seriam submetidos a cirurgias vasculares, foram submetidos a estudos cineangiocoronariográficos e em 91% deles foi evidenciada doença arterial coronariana (DAC).[6]

O diagnóstico é difícil, pois, geralmente, não há sintomas e nem achados típicos nos exames. Pelas outras comorbidades quase sempre presentes (p. ex.: diabetes melito), idade em geral mais avançada dos pacientes, sedação anestésica e dor no membro a ser operado, não é incomum o IAM se apresentar com dor torácica ausente. Além disso, alterações inespecíficas de segmento ST no ECG podem estar associadas a outros distúrbios, como hidreletrolíticos ou hipotermia. A dosagem de CKMB é pouco sensível e pouco específica e a troponina T pouco específica, em função da possível concomitância de tromboembolismo pulmonar, insuficiência cardíaca congestiva, sepse, etc. Quanto mais tardio o diagnóstico, maior a taxa de mortalidade.[4]

Os critérios diagnósticos possíveis são elevação de marcadores de necrose miocárdica, principalmente com curva de decaimento com o tempo típica; sintomas de isquemia e equivalentes isquêmicos (sudorese, náuseas, vômitos, desmaios); alterações eletrocardiográficas sugestivas de isquemia; alteração de contratilidade segmentar no ecocardiograma e exclusão de outras causas para os achados encontrados. Quando disponível, a ecocardiografia é um exame que pode ajudar no diagnóstico, ao mostrar áreas de acinesia focal previamente ausentes.[4]

Para os pacientes de alto risco cardiovascular, recomendam-se ECG e enzimas cardíacas seriados por pelo menos 48 horas de pós-operatório, sendo que o paciente deve estar internado e monitorizado em unidade intensiva ou semi-intensiva apropriada.[4]

Com relação ao tratamento, não existem estudos randomizados direcionados para IAM perioperatório. Aceita-se atualmente que o tratamento seja similar ao instituído na SCA fora do contexto cirúrgico. No entanto, durante o perioperatório, deve-se atentar a possíveis causas, como hipotensão, anemia, dor e hipertensão, que poderiam predispor ao evento isquêmico, e corrigi-las prontamente.

Nos casos de IAM com e sem supradesnivelamento de ST, a antiagregação com ácido acetilsalicílico e clopidogrel ou a anticoagulação devem ser realizadas com cautela, após cuidadosa discussão interdisciplinar da relação risco-benefício do uso de tais medicamentos. Nos casos de IAM com supradesnivelamento de ST, recomenda-se a angioplastia primária, sendo a própria cirurgia recente, em especial cirurgia cardiovascular, uma contraindicação formal à trombólise. Em ambos os casos, o diagnóstico intra ou pré-operatório não é contraindicação absoluta à cirurgia. O risco-benefício e a necessidade da intervenção cirúrgica de emergência devem também ser analisados em conjunto pelas equipes de cirurgia vascular, antestesiologia e cardiologia.

## Conclusão

Considerando a crescente ocorrência de complicações cardiovasculares em cirurgias não cardiológicas e a ausência de quadro clínico e laboratorial típicos, é preciso redobrar a vigilância pré e pós-operatórias, especialmente nos pacientes portadores de doenças vasculares e de doença aterosclerótica conhecida. Esse era o caso na situação estudada. Ou seja, o próprio quadro de obstrução arterial periférica e o antecedente de tabagismo importante devem chamar atenção para a pesquisa prévia de doença coronariana. O diagnóstico precoce do IAM e tratamento em centro especializado permitiram a evolução favorável desta paciente.

## Referências bibliográficas

1. Landesberg G, Beattie WS, Mosseri M, Jaffe AS, Alpert JS. Perioperative myocardial infarction. Circulation. 2009; 119(22):2936-44.
2. Yu PC, Calderaro D, Gualandro DM, Marques AC, Pastana AF, Prandini JC, et al. Non-cardiac surgery in developing countries: epidemiological aspects and economical opportunities-the case of Brazil. PLoS One. 2010;5(5):e10607.
3. Heinisch RH, Barbieri CF, Nunes Filho JR, Oliveira GL, Heinisch LM. Prospective assessment of different indices of cardiac risk for patients undergoing noncardiac surgeries. Arq Bras Cardiol. 2002;79(4):327-38.
4. Gualandro e cols. Infarto agudo do miocárdio perioperatório. Arq Bras Cardiol. 2012; (online). Ahead print, PP.0-0.
5. Adesanya AO, de Lemos JA, Greilich NB, Whitten CW. Management of perioperative myocardial infarction in noncardiac surgical patients. Chest. 2006;130(2):584-96
6. Hertzer NR, Beven EG, Young JR, O'Hara PJ, Ruschhaupt WF, Graor RA, et al. Coronary artery disease in peripheral vascular patients. A classification of 1000 coronary angiograms and results of surgical management. Ann Surg. 1984;199(2):223-33.

# Tromboembolismo Pulmonar Agudo no Perioperatório – Diagnóstico, Tratamento e Profilaxia

15

Francine da Silva Piovesan
Bruno Érick Sinedino de Araújo
Nelson Mizumoto

## Caso clínico

E.B.P., 26 anos, sexo feminino, com antecedente pessoal de espinha bífida em L2-L3, possuía um lipoma lombar recidivado com duas intervenções prévias: a primeira em 2006 para descompressão medular; e a segunda em 2007 para sua ressecção. Tem história de redução de força muscular em membros inferiores e dificuldade para deambular há 6 meses, déficit motor e sensitivo em membros inferiores bilateral e bexiga neurogênica. Foi internada para ressecção do lipoma (Figura 15.1) em cirurgia eletiva pela neurocirurgia.

Realizou avaliação pré-anestésica na véspera da cirurgia em que constam: 58 kg; 166 cm de altura; bom estado geral, sem alterações ao exame cardiopulmonar e abdominal; extremidades bem perfundidas, sem cianose e sem edema; força motora grau IV em membro inferior esquerdo e grau III em membro inferior direito; reflexos hipoativos em membro inferior direito, e alteração de sensibilidade em membro inferior esquerdo. Apesar da força muscular reduzida, a paciente deambulava normalmente, sem necessidade de ajuda de terceiros. Em exames laboratoriais realizados na mesma semana apresentava hemoglobina de 14 g/dL; hematócritos de 39,7%; $Na^+$ de 141 mEq/L; $K^+$ de 4,2 mEq/L; ureia de 35; creatinina de 0,87 mg/dL; INR de 0,99; R de 1,14; e plaquetas de 217 mil. Eletrocardiograma com ritmo sinusal e radiografia de tórax normal. Negava uso de medicamentos e hábitos como tabagismo, etilismo e drogadição. Foi, portanto, classificada de baixo risco cardiológico, pulmonar e renal.

A anestesia iniciou-se às 08h20min, a programação para duração da cirurgia era de 3 horas. A paciente foi monitorizada com cardioscópio de cinco derivações, oxímetro de pulso, capnógrafo, analisador de gases, pressão arterial não invasiva, termômetro e sonda vesical. Os sinais vitais iniciais eram: frequência cardíaca (FC) = 78 bpm; pressão arterial (PA) = 118 × 76 mmHg e saturação de $O_2$ = 95% em ar ambiente. Foi realizada punção de acesso venoso periférico com cateter venoso 16 em membro superior direito. A indução da anestesia geral foi realizada em decúbito dorsal horizontal (DDH) com midazolam 5 mg, fentanil 100 mcg, propofol 200 mg e cisatracúrio 10 mg, e a manutenção com sevorane. Após indução, a paciente foi posicionada em posição de Kraske: decúbito ventral horizontal, com flexão ventral do tronco em relação às coxas, com coxins sob os ombros e tornozelos e coxim transverso na região abdominal inferior sob as espinhas ilíacas anterossuperiores. Devido à previsão do tempo de 3 horas de duração, não foram utilizados meias elásticas ou equipamento de compressão pneumática intermitente de membros inferiores.

A equipe cirúrgica enfrentou dificuldade técnica acima do esperado para ressecção da lesão, o que prolongou, em muito, o tempo cirúrgico, sendo que o procedimento anestésico-cirúrgico teve a duração de 14 horas e 50 minutos.

Terminado o procedimento cirúrgico, ao mudar a posição da paciente para decúbito dorsal horizontal, ocorreu parada cardíaca com ritmo de fibrilação ventricular (FV). Imediatamente, iniciou-se protocolo de reanimação cardiopulmonar (RCP) conforme *Advanced Cardiovascular Life Support* (ACLS). Foi realizado choque de 200 J com desfibrilador bifásico e iniciada massagem esternal, além de administração de fármacos. Após o primeiro ciclo de reanimação, a paciente apresentava atividade elétrica sem pulso (AESP). O retorno à circulação espontânea (RCE) ocorreu 18 minutos após o início de manobra de RCP. No total, foram administrados 4 mg de epinefrina intravenosa e realizados nove ciclos de RCP, durante os quais foi garantido $etCo_2 > 10$ mmHg. Após o RCE, foram realizadas cateterização de artéria radial direita para medida de pressão arterial média (PAM) e coleta de exames (Tabela 15.1) e passagem de cateter venoso central em veia jugular interna direita. Após RCE, apresentava FC = 120 a 140 bpm (taquicardia sinusal), PAM entre 60 e 80 mmHg, instável hemodinamicamente e com infusão de norepinefrina de 0,4 mcg/kg/min, pressão venosa central (PVC) de 18 mmHg, balanço hídrico positivo de 7.800 mL; administrados 8.250 mL de cristaloides e 450 mL de diurese em 14 horas 50 minutos).

Foi realizada ecocardiografia transtorácica na sala cirúrgica, onde puderam ser observados engurgitamento de veia cava inferior e hipocinesia de ventrículo direito.

A Tabela 15.1, mostra as gasometrias venosa antes do término da cirurgia e as arteriais após parada cardiorrespiratória.

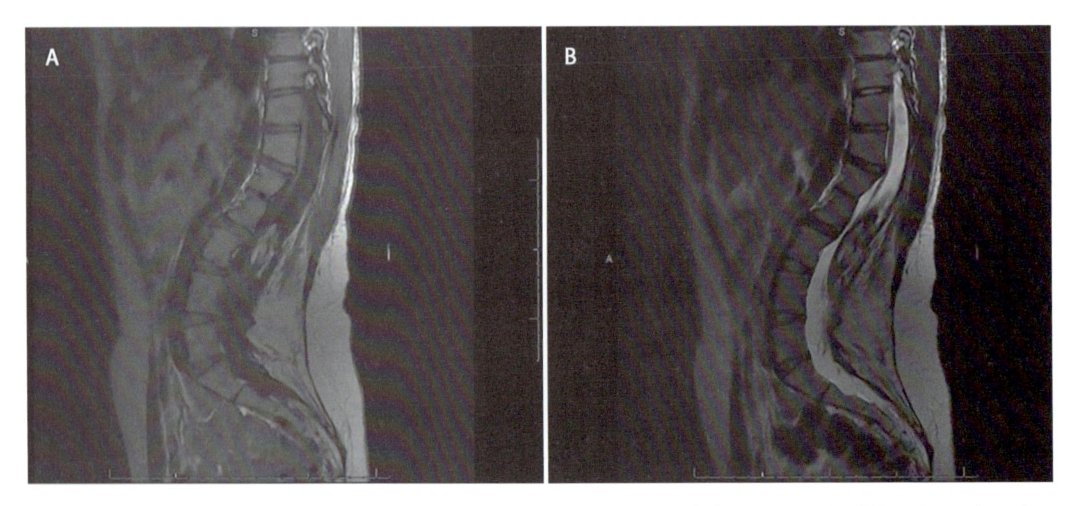


Figura 15.1: A. Imagem por ressonância magnética em T1 apresentando lesão com sinal hipodenso invadindo canal medular. B. Imagem por ressonância magnética em T2 apresentando invasão em compressão de canal medular sugestivo de lesão tumoral em partes moles.

Tabela 15.1: Gasometrias venosa antes do término da cirurgia e as arteriais após a manobra de parada cardiorrespiratória. Observam-se, nas primeiras gasometrias arteriais, discreta melhora na acidose metabólica e redução do lactato denotando eficácia na parada cardiorrespiratória. O aumento da $PaCO_2$ evidencia o aumento do espaço mortofisiológico que ocorre no tromboembolismo pulmonar (TEP).

| | Venosa 19:16 | Arterial 23:16 | Arterial 00:01 | Arterial 00:47 | Arterial 00:50 |
|---|---|---|---|---|---|
| Ph | 7,268 | 7,151 | 7.196 | 7,31 | 7,197 |
| $PaO_2$ (mmHg) | 67,1 | 157,8 | 282,3 | 195,9 | 75,4 |
| $PaCO_2$ (mmHg) | 43,8 | 39,8 | 63,4 | 66,5 | 72,8 |
| $HCO_3^-$ (mmol/L) | 19,4 | 13,3 | 23,6 | 24,9 | 27,2 |
| BE (mmol/L) | -6,5 | -14,7 | -4,6 | -3,6 | -1,9 |
| $SO_2$ (%) | 89,4 | 97 | 98,6 | 98,2 | 90,4 |
| Lactato (mg/dL) | 54 | 46 | 32 | 33 | 38 |

Diante do quadro clínico, a etiologia da parada cardiorrespiratória foi diagnosticada como provável TEP. A paciente foi submetida à angiotomografia computadorizada de tórax com contraste (protocolo TEP), em que foi confirmada a hipótese de TEP maciço (Figuras 15.2 a 15.6).

Devido à gravidade do quadro, optou-se por realizar trombólise sistêmica, a despeito das contraindicações apresentadas (parada cardiorrespiratória e neurocirurgia). Na radiologia intervencionista, foi realizada arteriografia (Figura 15.7) e trombólise química com injeção de 10 mg de alteplase em artéria pulmonar direita e esquerda.

Na UTI, a paciente apresentou choque hemorrágico após a trombólise com perda de 2,5 L em dreno Portovac® posicionado no sítio cirúrgico, atingiu alto grau de instabilidade hemodinâmica e necessitou de altas doses de drogas vasoativas (norepinefrina 5 mcg/kg/minuto e vasopressina a 2,3 UI/h), além de transfusão de 4 concentrados de hemácias.

Após recuperação do choque, ocorreram insuficiência renal aguda (IRA), choque séptico por meningite e infecção da ferida operatória durante a internação. Essas complicações foram tratadas e revertidas.

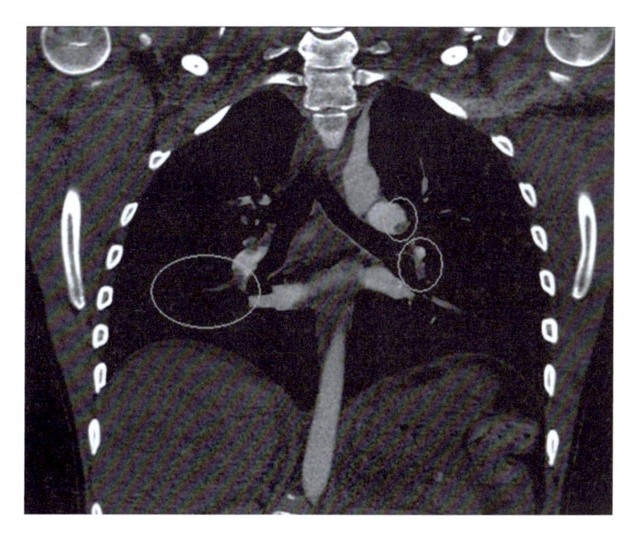

Figura 15.2: Corte coronal. Nas tomografias de tórax com contraste, observam-se presença de trombo na árvore da vascularização pulmonar e imagens hipodensas circunscritas.

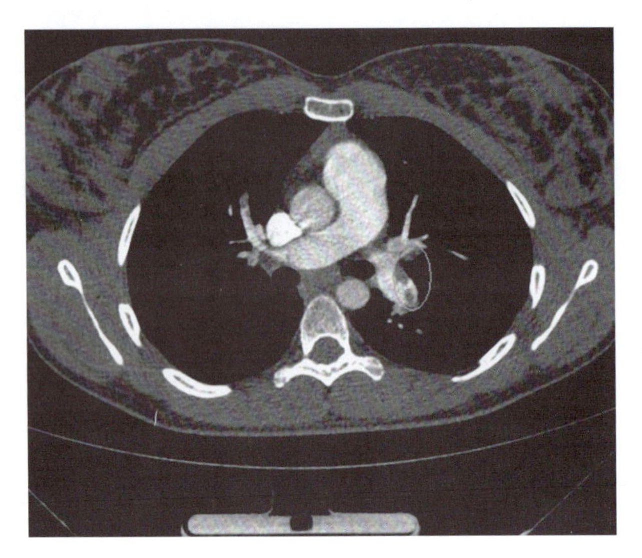

Figura 15.3: Corte sagital. Nas tomografias de tórax com contraste, observam-se presença de trombo na árvore da vascularização pulmonar e imagens hipodensas circunscritas.

Vinte e quatro horas após a trombólise, a paciente foi extubada com saturação de 94 a 96% em ar ambiente. Em 36 horas, foi realizado o desmame das drogas vasoativas. Houve melhora da função renal, bem como melhora do quadro de sepse após tratamento com antibiótico e reabordagem para limpeza de ferida operatória. Recebeu alta para a enfermaria após 38 dias de internação em UTI e alta para a casa após 47 dias da realização da cirurgia em bom estado geral, consciente, sem déficits neuropsicólogicos e cognitivos (avaliada pelo TICS), porém com paraplegia. Seguiu em tratamento medicamentoso com rivaroxiban e em acompanhamento ambulatorial com a neurocirurgia e fisiatria/fisioterapia.

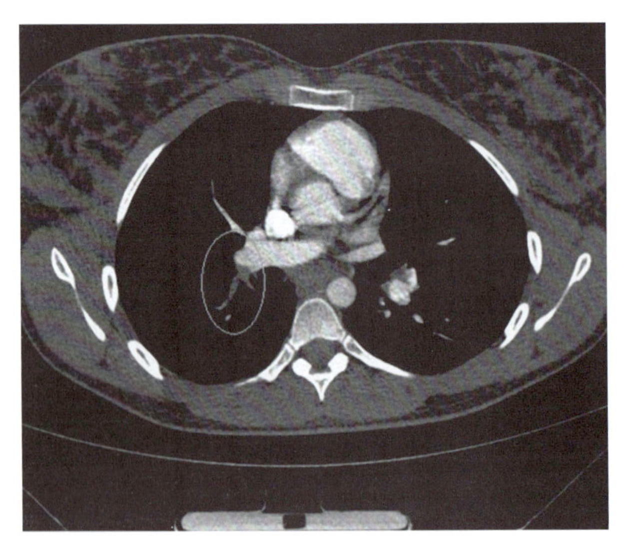

Figura 15.4: Corte sagital de tomografia de tórax com contraste mostra presença de trombo que obstrui ramo de artéria pulmonar direita, imagem hipodensa circunscrita.

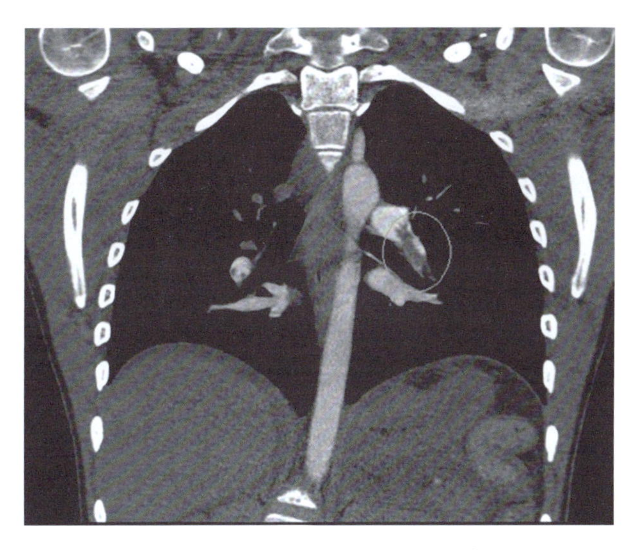

Figura 15.5: Corte coronal – Na tomografia de tórax com contraste, observam-se presença de trombo obstruindo parcialmente artéria pulmonar esquerda, sugestivo de TEP maciço (trombo em cavaleiro) e imagem hipodensa circunscrita.

## Revisão

## Introdução

O TEP agudo em pacientes cirúrgicos representa um desafio para o anestesiologista, embora possa se observar a hipotensão arterial, as manifestações clínicas como dispneia, taquipneia e dor torácica não podem ser detectadas durante o ato anestésico e ventilação mecânica.[1] Com instalação

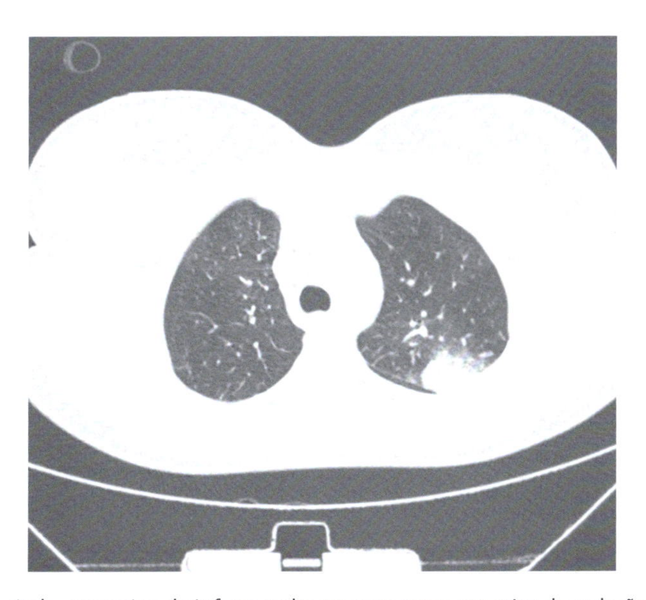

Figura 15.6: Corte sagital – sugestivo de infarto pulmonar em terço superior do pulmão esquerdo.

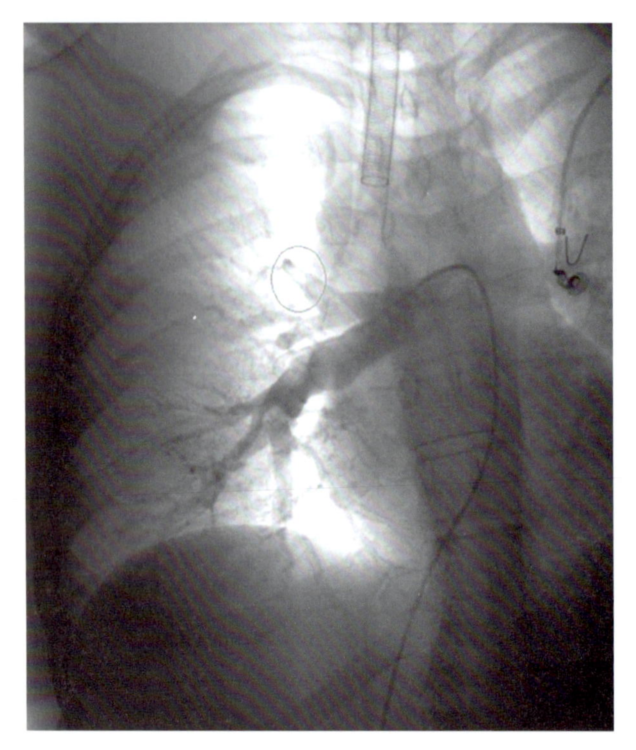

Figura 15.7: Arteriografia evidenciando imagem radiopaca em ramificação de tronco pulmonar direito para lobo superior direito.

súbita e evolução para óbito fulminante, seu diagnóstico intraoperatório é de exclusão, sendo os diagnósticos diferenciais o sangramento agudo e maciço ou choque séptico. A mortalidade na TEP pode chegar a 60%, mas o diagnóstico e a intervenção rápida diminuem consideravelmente a morbidade e mortalidade.[2]

## Epidemiologia

A incidência de TEP na população submetida a procedimentos cirúrgicos em geral é de aproximadamente 0,3 a 1,6%, o que representa um aumento de cinco vezes em relação aos pacientes não cirúrgicos.[1,2]

Segundo Desciak e Martin,[1] a incidência de TEP varia nas especialidades médicas (Tabela 15.2). Observe-se o percentual nessa tabela conforme as diferentes áreas, destacam-se as cirurgias de coluna/lesão medular aguda, do trauma, ortopédicas (quadril e joelho) e gerais.

Os fatores de risco para TEP se incluem no conceito principal descrito pela tríade de Virchow para tromboembolismo venoso (TEV):[3] estase de fluxo sanguíneo; lesão endotelial; e estado de hipercoagulabilidade sanguínea. E, no caso dos pacientes cirúrgicos, estes fatores são inerentes ao procedimento: reação inflamatória intensa ao dano tecidual; imobilização e estase venosa durante o período peri e pós operatório; além da agregação plaquetária e ativação da cascata de coagulação. Entre outros importantes fatores de risco, destacam-se ainda tabagismo (RR = 3,3), obesidade (RR = 2,9), câncer (RR = 2,34), uso de contraceptivos orais (RR = 3),[4] uso de terapia de reposição hormonal (RR = 2),[5,6,7] doenças hematológicas, insuficiência cardíaca ou pulmonar, idade avançada, paralisia por doença neurológica prévia, uso de antipsicóticos[8] e história de TEV prévio. Observe-se a Tabela 15.3.[1]

Tabela 15.2: Incidência de TEP perioperatório por tipo de cirurgia.

| População cirúrgica | Incidência de TEP |
|---|---|
| Cirurgia geral | 1,60% |
| Torácica | 1,5 a 2% |
| Abdominal | 0,32 a 1% |
| Laparoscópica | 0,06 a 0,9% |
| Vascular | 0,4 a 0,7% |
| Cabeça e pescoço | 0,4 a 0,44% |
| Ginecológica | 0,3 a 4,1% |
| Ortop: ATQ | 0,7 a 30% |
| Ortop: ATJ | 1,8 a 7% |
| Ortop: fratura de quadril | 4,3 a 24% |
| Urológica | 0,9 a 1,1% |
| Neurológica | 0 a 4% |
| Trauma | 2,3 a 6,2% |
| Lesão medular aguda | 4,6 a 9 % |

ATQ = artroplastia total de quadril; ATJ = artroplastia total de joelho

Tabela 15.3: Fatores de risco para TEV e TEP.

| Hereditários |
|---|
| Deficiência de antitrombina III |
| Deficiência de proteína C<br>Deficiência de proteína S |
| Fator V de Leiden |
| Mutação do gene de protrombina |
| **Adquiridos** |
| Idade avançada |
| Câncer |
| Imobilidade |
| ICC/insuficiência respiratória aguda |
| Doença inflamatória intestinal |
| Síndrome nefrótica |
| Gravidez/puerpério |
| Cateter venoso central |
| Trauma |

(Continua)

Tabela 15.3: Fatores de risco para TEV e TEP (continuação).

| **Adquiridos** |
|---|
| Lesão medular |
| Obesidade |
| TEV prévio |
| Tabagismo |
| **Medicações** |
| Heparina |
| Terapia de reposição hormonal |
| Anticoncepcionais orais |
| Quimioterapia |
| Antipsicóticos |
| **Cirurgia** |
| Cirurgia de grande porte (maioria das abdominais e torácicas abertas) |
| Fratura (quadril ou perna) |
| Artroplastia de joelho ou quadril |
| Anestesia Geral (comparada a bloqueio do neuroeixo) |

Para estratificar a probabilidade do indivíduo apresentar TEV, utilizamos o escore de Wells[9] (Tabela 15.4), cuja interpretação varia de acordo com a quantidade de pontos acumulados.[10,11]

Tabela 15.4: Critérios de Wells de probabilidade de tromboembolismo.

| **Critérios** | | **Pontos** |
|---|---|---|
| Suspeita de tromboembolismo venoso | | 3 pontos |
| Alternativa menos provável que EP | | 3 pontos |
| Frequência cardíaca > 100 bpm | | 1,5 pontos |
| Imobilização ou cirurgia nas 4 semanas anteriores | | 1,5 pontos |
| Tromboembolismo venoso ou EP prévia | | 1,5 pontos |
| Hemoptise | | 1 ponto |
| Malignidade | | 1 ponto |
| **Escore** | **Probabilidade de EP%** | **Interpretação do risco** |
| 0-2 pontos | 3,6 | Baixa |
| 3-6 pontos | 20,5 | Moderada |
| > 6 pontos | 66,7 | Alta |
| Fonte: Volschan A, 2004. | | |

Com relação à técnica anestésica, Rodgers e colaboradores fizeram uma revisão sistemática em 141 artigos publicados, que incluíam 9.559 pacientes, para estimar se existia diferença na morbidade entre anestesia geral e anestesia por bloqueio do neuroeixo. Eles encontraram uma redução de aproximadamente metade na incidência de TVP quando se realizava bloqueio do neuroeixo em comparação ao uso de anestesia geral.[12] Posteriormente, Kehlet e Holte,[13] em uma metanálise, compararam as complicações no período pós-operatório quando o paciente era submetido a bloqueio regional com subsequente analgesia por via espinhal; eles identificaram menor incidência de complicações tromboembólicas nesse grupo quando comparado à anestesia geral com outro tipo de analgesia.

## Diagnóstico

No intraoperatório, as manifestações mais comuns de TEP são hipotensão e taquicardia associados à instabilidade hemodinâmica, o que sugerem situações mais graves, ditos TEP extensos.[14]

Clinicamente, os indicadores encontrados refletem um aumento pressórico sobre o VD com associação ao aumento de pós-carga e prejuízo à troca dos gases sanguíneos nos alvéolos (hematose). O pulso torna-se fino e de pequena amplitude, ritmo de galope em rebordo costal esquerdo, hiperfonese de segunda bulha, diminuição súbita do $CO_2$ expirado, fornecendo pequena especificidade às conclusões diagnósticas e, habitualmente, necessitam de investigação completar.[14]

No eletrocardiograma, a taquicardia sinusal é a arritmia mais incidente. Além disso, o ECG pode fornecer dados importantes para a investigação, como alteração no eixo QRS, BRD completo, onda P *pulmonale,* que são indícios indiretos de sobrecarga do ventrículo direito. Acrescente-se o ritmo característico denominado S1Q3T3 que denota alta especificidade para o TEP. Por apresentar baixo custo e mínima invasão, deve ser realizado de rotina.[14]

A radiografia de tórax segue a mesma linha de aplicabilidade do ECG. Em geral, não existem alterações, mas, quando ocorrem, refletem aumento do tamanho do VD, com desvio do ápice cardíaco para esquerda, distanciando-se do diafragma. Outros sinais com maior especificidade descritos refletem a obstrução aguda macrovascular pulmonar:

- amputação em "V" vascular pulmonar no ponto de obstrução pelo trombo (corcova de Humpton);
- distensão da artéria pulmonar no hilo principal, reflexo da obstrução aguda (sinal de Palla) e oligoemia pulmonar focal (sinal de Westermack).[1]

A ecocardiografia (transtorácica ou transesofágica) é uma modalidade de exame com grande utilização atual. Fornece informações da funcionalidade do VD que, associadas aos dados anteriores, ajudam a tecer conclusões sobre a ocorrência do evento tromboembólico. Ao exame ecocardiográfico, observam-se:

- disfunção ventricular direita caracterizada por hipocinesia ou acinesia de parede, sinal de McConnell, dilatação de veia cava;
- regurgitação tricúspide; e
- abaulamento do septo interventricular.[1]

O exame *gold standart* é a angiotomografia de tórax com contraste, que tem sensibilidade de 97% para detecção de trombos na artéria pulmonar,[15] possibilitando reconstrução em três dimensões, mesmo em pacientes com instabilidade hemodinâmica. Esse é o melhor método para demarcação da extensão e proposição de tratamento.[16-18]

Quanto aos exames laboratoriais, sabe-se que o D-Dímero apresenta alta sensibilidade para TEP, porém, ele perde sua especificidade quando se trata de pacientes cirúrgicos, oncológicos e mulheres grávidas, o que reduz sua aplicabilidade durante a anestesia.[19,20]

## Tratamento

O tratamento do TEP fundamenta-se no tripé anticoagulação- trombólise-embolectomia.

A anticoagulação é iniciada com heparina de baixo peso molecular (HBPM) (1 mg/kg duas vezes ao dia ou 1,5 mg/kg em dose única) e é elencada para todos os pacientes, com a proposta de evitar novos eventos embólicos e possibilitar ao sistema fibrinolítico endógeno que dissipe os coágulos existentes. Exceto quando há contraindicações como insuficiência renal com *clearence* estimado inferior a 30 mL/minuto, obesidade mórbida, história prévia de trombocitopenia induzida por heparina. Outra alternativa é a heparina não fracionada em bomba de infusão, com ataque de 80 UI/kg e manutenção de 18 UI/kg/hora. Outras medicações como foundaparinux, inibidores diretos da trombina (dabigatran) ou inibidores do fator Xa (rivaroxaban) são terapêuticas de 2ª linha, como opções em situações de trombocitopenia induzida por heparina, anafilaxia ou reações anafilactoides mediadas pela heparina, etc.[1]

A trombólise é indicada como parte do tratamento em TEP com instabilidade hemodinâmica que refletem obstruções de maior volume e abrangência vascular pulmonar. Não há diferenças nas complicações hemodinâmicas ou mortalidade se a trombólise é realizada por via intravenosa ou com cateter direcionado. O objetivo da trombólise é aumentar a velocidade de degradação do coágulo. A mortalidade de 60%, quando tratada apenas com anticoagulação, reduz-se para 30% com a instituição de trombólise. O maior percalço para a indicação da trombólise é o risco de sangramento e seu manejo, o qual é significativamente mais frequente do que em pacientes apenas anticoagulados. As contraindicações são situações que aumentam o risco como doença intracraniana, hipertensão mal-controlada, trauma recente ou cirurgia de grande porte, evento hemorrágico prévio (hemorragia digestiva alta, hemorragia digestiva baixa, acidente vascular encefálico (AVE) hemorrágico) documentado.[1]

Atualmente, a trombectomia é vista como terapêutica de exceção. Descrita por Trendelenburg em 1908, compreende a toracotomia e exploração vascular via aberta para extração do coágulo. Reservada para situações extremas com necessidade de dissolução do trombo, porém com contraindicação formal à trombólise ou à trombólise prévia sem sucesso. A mortalidade gira em torno de 27%. Ainda sem sedimentação por estudos clínicos, a trombectomia guiada por cateter procura substituir a intervenção cirúrgica agressiva.[1]

## Profilaxia

A profilaxia compreende ações mecânicas e farmacológicas que pretendem evitar a formação do coágulo no sistema venoso profundo dos pacientes.

A profilaxia mecânica tem indicação universal, com o uso de meias elásticas acima dos joelhos e aparato que realizam compressões pneumáticas intermitentes. A profilaxia mecânica reduz em 60% a formação de coágulos quando comparada a nenhuma estratégia adotada. Em pacientes neurocirúrgicos, aprofilaxia mecânica para evitar TEP é o método de escolha quando existe alto risco de hemorragia, sendo a profilaxia farmacológica instituída 24 horas após a cirurgia, quando possível.[21]

A profilaxia farmacológica está indicada aos pacientes de alto risco para a formação de trombos no sistema venoso. A determinação destes é objeto de estudo atual para a delimitação daqueles que serão beneficiados pela estratégia. Pacientes com pontuação acima de 6 pontos no escore de

Wells,[9] cirurgias ginecológicas, gerais, ortopédicas, urológicas convencionais de grande porte e trauma grave compõem o espectro de prescrição.

A profilaxia pode ser feita por meio de várias classes medicamentosas. A mais utilizada é a HBPM, iniciada 12 horas antes da cirurgia ou 4 a 24 horas no pós-operatório, na dose de 40mg, uma vez ao dia, conforme o procedimento cirúrgico. A varfarina 5 mg, na noite anterior à cirurgia, sem necessidade de acompanhamento pré-cirúrgico com INR. Foundaparinux iniciado 6 a 8 horas após a cirurgia, em dose única diária. Independentemente de qual opção, a profilaxia deverá ser mantida por 10 dias, no mínimo, com acompanhamento clínico e laboratorial específico.[1,22,23]

## Discussão

Khaldi e colaboradores[24] mostraram a existência de correlação linear entre a duração da cirurgia e a ocorrência de TEP, ou seja, quanto maior a duração da cirurgia, maior a probabilidade de ocorrerem trombose venosa profunda e TEP. Os mesmos autores citaram que essa condição é causa mais importante de morbidade e mortalidade em pacientes neurocirúrgicos.[24] Portanto, em pacientes neurocirúrgicos a profilaxia mecânica deve ser utilizada para evitar TVP e TEP.[21] Chung e colaboradores[25] citaram que profilaxia mecânica não é tão eficaz como a profilaxia farmacológica para evitar TVP em pacientes submetidos a cirurgias raquimedulares. Porém, no caso apresentado, a profilaxia mecânica não foi instituída porque acreditava-se que a cirurgia não duraria mais de 3 horas. Entretanto, com a dificuldade cirúrgica, o tempo intraoperatório se prolongou e aumentou a probabilidade de ocorrer TEP.[21]

Alguns trabalhos publicados indicam maior incidência de TVP em paciente submetido à cirurgia raquimedular[26] e relacionam a lesão raquimedular com falta de mobilidade, alteração da atividade fibrinolítica, função plaquetária alterada e alterações hemostáticas e fibrinolíticas.[27,28] Aparentemente, acreditou-se que na paciente cujo caso foi aqui descrito não existiam essas condições propícias para ocorrência de TVP prévia à cirurgia uma vez que, apesar da força muscular reduzida, ela deambulava sem auxilio de terceiros.

Na posição de Kraske, utilizada no caso apresentado, o sangue venoso nos membros inferiores pode ficar com certo grau de estase, pois estes localizam-se em um nível abaixo do coração. Além disso, se o coxim transverso estiver comprimindo demais a região abdominal inferior, pode prejudicar o retorno venosa da veia cava inferior. Tanto maior é a compressão abdominal, maior será a dificuldade do retorno venoso, principalmente em pacientes obesos. Considere-se que a paciente não tem obesidade (58 kg e 166 cm). Não obstante, deve-se estar atento a essas variáveis, pois, junto com a hipergoagubilidade, a estase venosa é um dos fatores que mais determinam a formação de TVP.[28,29]

Mesmo ao se constatar que o aumento do tempo cirúrgico poderia evoluir com trombos em membros inferiores,[24] não se optou por introduzir profilaxia com fármacos durante a cirurgia, embora pudesse ser mais eficaz do que a profilaxia mecânica.[25] Decisão pautada em não aumentar o sangramento intraoperatório e não alastrar ainda mais o tempo cirúrgico. Além disso, existe a possibilidade de ocorrência de hematoma no leito cirúrgico após a cirurgia, o que poderia comprimir e agredir o sistema nervoso central (SNC). Fato que se confirmou posteriormente, quando, com o tratamento para TEP, houve necessidade imediata de reabordagem do sítio cirúrgico. Mesmo com essa intervenção, a evolução da doença neurológica ocorreu com agravamento do quadro motor (paraplegia). O que provavelmente se planejava era instituir a terapia farmacológica 24 horas após a cirurgia, pois, nesse período, seria minimizada a ocorrência de hematoma no leito cirúrgico e ainda seria possível reduzir a incidência de TVP e de TEP no pós-operatório.[26]

Entretanto, ao mobilizar o decúbito da paciente ao término da cirurgia, ocorreu a parada cardíaca. Esse evento tem como fator etiológico o deslocamento de trombos dos membros inferiores, obstruindo a circulação pulmonar, mas também deve-se considerar que, ao mudar o decúbito, o retorno venoso ao coração pode se reduzir e *per se* causar hipotensão arterial. A intervenção de reanimação foi imediata e eficaz, o que determinou a sobrevida, pois segundo Wood,[30] em sua revisão sobre a fisiopatologia do embolismo pulmonar, a *golden hour* para a tratamento de TEP é factor preditivo de prognóstico.

Considerando que, quando não existe doença cardíaca prévia, a sobrecarga total do ventrículo direito está correlacionado à magnitude do embolo pulmonar[31] e que a hipoxemia é a manifestação mais sensível na embolia pulmonar, além de apresentar correlação linear entre a $PaO_2$ e o grau de obstrução da artéria pulmonar e índice cardíaco.[31] Assim, as gasometrias arteriais (Tabela 15.1) observadas imediatamente após a reanimação apresentam valor de $PaO_2$ elevado, porém não se mantêm denotando a gravidade do quadro,[31] o que é reforçado pelo aumento da $PaCO_2$ que ocorre em razão do aumento do espaço mortofisiológico com a obstrução da circulação pulmonar. O fato de não existir doença cardíaca prévia favoreceu a reanimação cardiovascular.[31]

Embora existam trabalhos[12,13] que demonstrem menor incidência de tromboembolismo quando se utiliza a anestesia com bloqueio do neuroeixo, isoladamente ou associada à anestesia geral, em cirurgias na medula espinhal é prudente não realizar o bloqueio do neuroeixo, pois esse local já estará sendo manuseado pelo neurocirurgião. é dispensável que se associe a interferência farmacológica que os anestésicos locais podem exercer e acrescentar dificuldade para se diagnosticar a etiologia de déficit neuronal no pós-operatório.

## Conclusão

Como não se aconselha o uso de fármacos para profilaxia de tromboembolismo em cirurgias do SNC, o adequado é instituir profilaxia mecânica auxiliando o retorno venoso de membros inferiores. O posicionamento correto também auxilia em minimizar a estase venosa. A reposição volêmica deve evitar hipovolemia e anemia aguda profunda, que junto com uso de vasopressores (se necessário), impede a instalação de hipotensão arterial, evitando a redução do fluxo sanguíneo. Exames laboratoriais devem ser colhidos com certa periodicidade, avaliando a instalação de alterações hidreletrolíticas e acidobásicas que serão corrigidas, evitando que essas alterações contribuam para a formação de trombos vasculares.

## Referências bibliográficas


1. Matthey CD, Martin E. Perioperative pulmonary embolism: diagnosis and anesthetic management. Journal of Clinical Anesthesia. 2011; 23:153-165.
2. Goldhaber SZ, Visani L, De Rosa M. Acute pulmonary embolism: clinical outcomes in the International Cooperative Pulmonary Embolism Registry (ICOPER). Lancet 1999;353:1386-138.
3. Symons BP and Westaway M. Virchow's Triad and spinal manipulative therapy of the cervical spine. J Can Chiropr Assoc. 2001 Dec; 45(4): 225–231.
4. Goldhaber SZ, Grodstein F, Stampfer MJ et al. A prospective study of risk factors for pulmonary embolism in women. JAMA 1997; 277:642–645.
5. Vandenbroucke JP, Helmerhorst FM. Risk of venous thrombosis with hormone replacement therapy. Lancet. 1996;348 (9033):972.

6. Beral V, Banks E, Reeves G. Evidence from randomised trials on the long-term effects of hormone replacement therapy. Lancet. 2002;360(9337):942–944.
7. Sare GM, Gray LJ, Bath PM. Association between hormone replacement therapy and subsequent arterial and venous vascular events: a meta-analysis. Eur Heart J. 2008; 29:2031–2041.
8. Lacut K, LeGal G, Couturaud F et al. Association between antipsychotic drugs, antidepressant drugs and venous thromboembolism: results for the EDITH case control study. Fundam Clin Pharmacol, 2007;21:643–650.
9. Wells PS, Anderson DR, Rodger M, et. al. Derivation of a simple clinical model to categorize patients probability of pulmonary embolism: increasing the models utility with the SimpliRED D-dimer. *Thromb Haemost*. 2000 Mar;83(3):416-20.
10. Volschan A, Caramelli B, Gottschall CAM et al. Diretriz da embolia pulmonar. Arq Bras Cardiol. 2004; 83(suppl 1): 1-8.
11. Russam E, Pinheiro TC, Stefan LFB et al. Thromboembolic complications in surgical patients and its prophilaxis. ABCD Arq Bras Cir Dig 2009;22(1):41-4.
12. Rodgers A, Walker N, Schug S, et al. Reduction of postoperative mortality and morbidity with epidural or spinal anaesthesia: results from overview of randomised trials. BMJ 2000;321(7275):1493-7.
13. Kehlet H, Holte K. Effect of postoperative analgesia on surgical outcome. Br J Anaesth 2001;87:62-72.
14. Wood KE. Pulmonary embolism: review of a pathophysiologic approach to the golden hour of a hemodynamically significant pulmonary embolism. Chest 2002;121:877-905.
15. Sostman HD, Stein PD, Gottschalk A et al. Acute pulmonary embolism: sensitivity and specificity of ventilation-perfusion scintigraphy in PIOPED II study. Radiology 2008;246:941-946.
16. van Belle A, Buller HR, Huisman MV et al. Effectiveness of managing suspected pulmonary embolism using an algorithm combining clinical probability, D-dimer testing, and computed tomography. JAMA 2006;295:172-179.
17. Stein PD, Fowler SE, Goodman LR et al. Multidetector computed tomography for acute pulmonary embolism. N Engl J Med 2006;354:2317-2327.
18. Remy-Jardin M, Pistolesi M, Goodman LR et al. Management of suspected acute pulmonary embolism in the era of CT angiography: a statement from the Fleischner Society. Radiology 2007;245:315-329.
19. Gupta RT, Kakarla RK, Kirshenbaum KJ et al. D-dimers and efficacy of clinical risk estimation algorithms: sensitivity in evaluation of acute pulmonary embolism. AJR Am J Roentgenol. 2009;193:425-430.
20. Bruinstroop E, van de Ree MA, Huisman MV. The use of D-dimer in specific clinical conditions: a narrative review. Eur J Intern Med 2009;20:441-446.
21. Geerts WH, Bergqvist D, Pineo GF et al. American College of Chest Physicians. Prevention of venous thromboembolism: American College of Chest Physicians Evidence-Based Clinical Practice Guidelines (8th Edition) Chest. 2008;133(6 Suppl):381S–453S.
22. Geerts WH, Heit JA, Clagett GP et al. Prevention of venous thromboembolism. Chest. 2001;119 (1 Suppl):132S–175.
23. Geerts WH, Bergqvist D, Pineo GF et al. American College of Chest Physicians. Prevention of venus thromboembolism: American College of Chest Physicians Evidence – Based Clinical Guidelines (8th edition). Chest 2008; 133(6 Suppl): 381S-453S.
24. Khaldi A, Helo N, Schneck MJ et al. Venous thromboembolism: deep venous thrombosis and pulmonary embolism in a neurosurgical population. J Neurosurg. 2011 Jan;114(1):40-6. doi: 10.3171/2010.8.JNS10332. Epub 2010 Sep 3.
25. Chung SB, Lee SH, Kim ES et al. Incidence of deep vein thrombosis after spinal cord injury: a prospective study in 37 consecutive patients with traumatic or nontraumatic spinal cord injury treated by mechanical prophylaxis. J Trauma. 2011 Oct;71(4):867-70; discussion 870-1. doi: 10.1097/TA.0b013e31822dd3be.
26. Ploumis A, Ponnappan RK, Maltenfort MG et al. Thromboprophylaxis in patients with acute spinal injuries: an evidence-based analysis. J Bone Joint Surg Am. 2009 Nov;91(11):2568-76. doi: 10.2106/JBJS.H.01411.
27. Furlan JC, Fehlings MG. Cardiovascular complications after acute spinal cord injury: pathophysiology, diagnosis, and management. Neurosurg Focus. 2008;25(5):E13. doi: 10.3171/FOC.2008.25.11.E13.
28. Hagen EM, Rekand T, Grønning M et al.Cardiovascular complications of spinal cord injury. Tidsskr Nor Laegeforen. 2012 May 15;132(9):1115-20. doi: 10.4045/tidsskr.11.0551.
29. Merli GJ, Crabbe S, Paluzzi RG et al. Etiology, incidence, and prevention of deep vein thrombosis in acute spinal cord injury. Arch Phys Med Rehabil. 1993 Nov;74(11):1199-205.
30. Wood KE. Pulmonary embolism: review of a pathophysiologic approach to the golden hour of a hemodynamically significant pulmonary embolism. Chest 2002;121:877-905.
31. McIntyre KM, Sasahara AA. The hemodynamic response to pulmonary embolism in patients without prior cardiopulmonary disease. Am J Cardiol 1971; 28:288–294.

# Cardiomiopatia de Takotsubo

16

Andrea Prado Fiurst
Rafael Priante Kayano
Henrique Pires Schaumann
Ludhmila Abrahão Hajjar

## Resumo

É descrito a seguir o caso de uma paciente submetida a um transplante renal intervivos que evoluiu com sangramento pós-operatório nas anastomoses cirúrgicas. Durante o ato cirúrgico para a revisão de hemostasia, a paciente apresentou choque refratário, tendo sido feito o diagnóstico de disfunção ventricular importante secundária, suspeitando-se de o choque cardiogênico ter sido causado pela cardiomiopatia de Takotsubo. Essa afecção vem sendo progressivamente mais elucidada quanto ao diagnóstico e à evolução. A apresentação clínica pode mimetizar uma síndrome coronária aguda (SCA) ou insuficiência cardíaca descompensada, agravando em muitos casos a condição de base do paciente. Ocorre predominantemente no sexo feminino e, em geral, tem relação com algum fator desencadeante – estresse emocional, infecção, trauma cirúrgico, entre outros. O tratamento é de suporte hemodinâmico e correção dos fatores precipitantes, e, habitualmente, há reversão completa do quadro clínico, com recuperação da função ventricular.

## Caso clínico

Paciente do sexo feminino, 33 anos, com diagnóstico de Insuficiência renal crônica (IRC) dialítica há 5 anos. Estava com evolução clínica estável da IRC, tendo sido indicado transplante renal, realizado com a técnica intervivos. O implante do rim foi sob anestesia combinada – geral e epidural – e não houve intercorrências intraoperatórias. A paciente foi então encaminhada estável e extubada para a recuperação pós-anestésica (RPA). A Tabela 16.1 demonstra a análise gasométrica coletada durante a cirurgia.

Após a extubação, a paciente evoluiu com hipotensão não responsiva à reposição volêmica. Foram administrados 2.500 mL de Ringer-lactato, sem resposta clínica. Foi iniciada norepinefrina e solicitada transferência da paciente para a unidade de terapia intensiva (UTI). Após admissão, os exames mostraram hemoglobina de 5,9 g/dL.

Tabela 16.1: Exames coletados no intraoperatório.

| Tempo de anestesia | 90 minutos | 255 minutos |
|---|---|---|
| Origem da amostra | Cateter venoso central | Cateter venoso central |
| pH | 7,28 | 7,21 |
| $pO_2$ mmHg | 65,2 | 63,1 |
| $pCO_2$ mmHg | 42,3 | 43,7 |
| $HCO_3^-$ mEQ/L | 19,2 | 17 |
| BE mEQ/L | -6,6 | -9,7 |
| $Na^+$ mEQ/L | 132 | 126 |
| $K^+$ mEQ/L | 4,7 | 6,9 |
| $Cl^-$ mEQ/L | 106 | 103 |
| $Ca^{2+}$ mEQ/L | 4,40 | 4,17 |
| Hb g/dL | 10,0 | 8,9 |
| $ScVO_2$ % | 88,7 | 86,5 |
| Lactato (mEQ/L) | 7 | 7 |
| Glicemia (mg/dL) | 114 | 143 |

Na RPA, evoluiu com piora hemodinâmica e rebaixamento do nível de consciência, necessitando de intubação orotraqueal. A Tabela 16.2 demonstra os exames coletados na UTI.

Tabela 16.2: Exames colhidos na UTI.

| Tempo após admissão | 165 minutos | 195 minutos |
|---|---|---|
| Origem da amostra | Cateter venoso central | Cateter venoso central |
| pH | 7,20 | 7,17 |
| $pO_2$ mmHg | 54,5 | 46,3 |
| $pCO_2$ mmHg | 36,9 | 41,2 |
| $HCO_3^-$ mEQ/L | 14,2 | 14,8 |
| BE mEQ/L | -12,3 | -12,1 |
| $Na^+$ mEQ/L | 127 | 129 |
| $K^+$ mEQ/L | 6,8 | 7,7 |
| $Cl^-$ mEQ/L | 109 | 106 |
| $Ca^{2+}$ mEQ/L | 4,24 | 2,23 |
| Hb g/dL | 5,9 | 5,9 |
| $ScVO_2$ % | 81,7 | 71,2 |
| Lactato (mg/dL) | 21 | 25 |
| Glicemia (mg/dL) | 167 | 148 |

No terceiro dia de internação na UTI, mesmo após a transfusão de concentrado de hemácias, a paciente persistia com queda significante da hemoglobina. Foi, então, submetida à revisão cirúrgica por suspeita diagnóstica de sangramento e hematoma. Na cirurgia, realizaram-se hemostasia de pontos sangrantes e drenagem de hematoma. O achado intraoperatório foi de 700 mL de sangue intracavitário, coágulos e sangramento microvascular. Apesar da utilização de vasopressores em doses elevadas e ressuscitação hemodinâmica, a paciente persistia com sinais de choque refratário. No pós-operatório imediato da revisão cirúrgica, foi realizado um ecocardiograma transtorácico com doppler, que demonstrou disfunção sistólica global importante do ventrículo esquerdo (VE), com predomínio de acinesia inferoapical, anteroapical e do septo, com boa contratilidade das regiões basais. Foram associados inotrópicos, permanecendo a paciente na UTI. Os marcadores de necrose miocárdica apresentavam-se discretamente elevados e o eletrocardiograma não apresentou alteração em relação ao basal. Assim, em razão da idade, do sexo feminino e da aguda disfunção cardíaca sem causa aparente, foi feita hipótese diagnóstica de cardiomiopatia de Takotsubo. Após 10 dias de tratamento intensivo, houve recuperação da função ventricular e subsequente alta da UTI, com boa evolução em enfermaria e alta hospitalar no 45º dia de internação, assintomática.

# Cardiomiopatia de Takotsubo

## Introdução

A cardiomiopatia de Takotsubo, também conhecida como "síndrome do coração partido" ou "cardiomiopatia induzida pelo estresse", é uma disfunção sistólica transitória de segmentos apical e médio do VE. Está relacionada a um excesso de catecolaminas circulantes, principalmente devido a um intenso estresse físico e/ou emocional. Foi descrita pela primeira vez no Japão em 1990 e seu nome provém da semelhança da aparência, na ventriculografia da disfunção apical esquerda, com uma armadilha para captura de polvo japonês ou "tako-tsubo".[1,2]

# Epidemiologia

Ocorre principalmente em mulheres no climatério, estima-se que 90% de todos os casos acometam mulheres na pós-menopausa. O fator desencadeante mais prevalente é o estresse emocional, identificando um evento precedente de estresse em dois terços dos casos. O estresse físico, relacionado a um doente crítico, também está associado com uma alta incidência de cardiomiopatia de Takotsubo.[1,3]

# Diagnóstico

Os sintomas da cardiomiopatia de Takotsubo são semelhantes aos da SCA, podendo o paciente apresentar dor torácica, dispneia e sintomas de baixo débito cardíaco, e, em formas graves, evoluir com choque cardiogênico.[3]

## Eletrocardiograma

Alterações eletrocardiográficas também são semelhantes às da SCA. O exame pode ser normal ou apresentar elevação do segmento ST, ocorrendo em 34 a 56% dos casos, sendo mais comum nas derivações precordiais anteriores (V1-V4). Outras alterações eletrocardiográficas relatadas incluem inversões profundas da onda T.[4]

## Ecocardiograma

As alterações da motilidade são frequentemente detectadas em ecocardiografia transtorácica. A imagem típica consiste na identificação de hipocinesia da metade apical para dois terços do VE. A hipocinesia apical é a anormalidade mais relatada (82%), podendo apresentar-se com hipocinesia isolada medioventricular (17%) e basal (1%). Pode ocorrer envolvimento do ventrículo direito (VD).[4]

## Critérios diagnósticos

Os seguintes critérios de diagnóstico-padrão foram estabelecidos pela clínica Mayo (2004):[3]

1. Suspeita de SCA com base na dor precordial e elevação ST observada no ECG.
2. Hipocinesia transitória ou acinesia das regiões média e apical de VE e hipercinesia funcional da região basal, observada na ventriculografia ou ecocardiografia.
3. As artérias coronárias normais. Diagnóstico confirmado por arteriografia (estreitamento luminal inferior a 50% em todas as artérias coronárias) nas primeiras 24 horas após o início dos sintomas.
4. Ausência lesão de crânio significativa recente, hemorragia intracraniana, suspeita de feocromocitoma, miocardite ou cardiomiopatia hipertrófica.

## Tratamento

A cardiomiopatia de Takotsubo é um distúrbio transitório e seu tratamento se baseia na retirada do fator desencadeante (redução da sobrecarga adrenérgica causada pelo estresse físico ou emocional) e no suporte hemodinâmico durante a fase aguda. Intervenção farmacológica com betabloqueadores, inibidores da enzima conversora de angiotensina, diuréticos, inotrópicos e vasopressores deve ser feita conforme indicação clínica. Em casos extremos, a assistência mecânica circulatória pode ser necessária.[3]

A reversão do quadro se inicia de 1 a 4 semanas após o evento desencadeante e a recuperação total, geralmente, ocorre em 2 meses. Complicações são raras e quando ocorrem, quase sempre, são arritmias e falência orgânica devido ao choque refratário.[3]

No caso descrito, possivelmente a perda sanguínea progressiva e choque e duas intervenções cirúrgicas em curto espaço de tempo foram os fatores desencadeantes desta miocardiopatia aguda. A mensagem deste relato é que a cardiomiopatia de Takotsubo, de ocorrência rara e pouca conhecida, acomete mulheres principalmente no climatério, previamente sem doença cardíaca, frente a uma situação de maior estresse. O ecocardiograma revela imagens características que fecham o diagnóstico.

## Referências bibliográficas


1. SW Sharkey, DC. Windenburg, JR. Lesser, MS Maron, RG Hauser, JN Lesser, et al. Natural history and expansive clinical profile of stress (takotsubo) cardiomyopathy. J Am Coll Cardiol, 55 (2010), pp. 333–341.
2. SW Sharkey, JR Lesser, AG Zenovich, MS Maron, J Lindberg, TF Longe, et al. Acute and reversible cardiomyopathy provoked by stress in women from the United States. Circulation, 111 (2005), pp. 472–479
3. K Komamura, M Fukui, T Iwasaku, S Hirotani, T Masuyama. Taskotsubo cardiomyopathy: pathophysiology, diagnosis and treatment. World J Cardiol, 6 (2014 Peters MN, George P, Irimpen AM. The broken heart syndrome: Takotsubo cardiomyopathy), pp. 602–609.
4. Trends Cardiovasc Med. 2014 Nov 14. pii: S1050-1738(14)00210-2.
5. Takotsubo cardiomyopathy (broken-heart syndrome). Disponível em: http://www.health.harvard.edu/heart-health/takotsubo-cardiomyopathy-broken-heart-syndrome

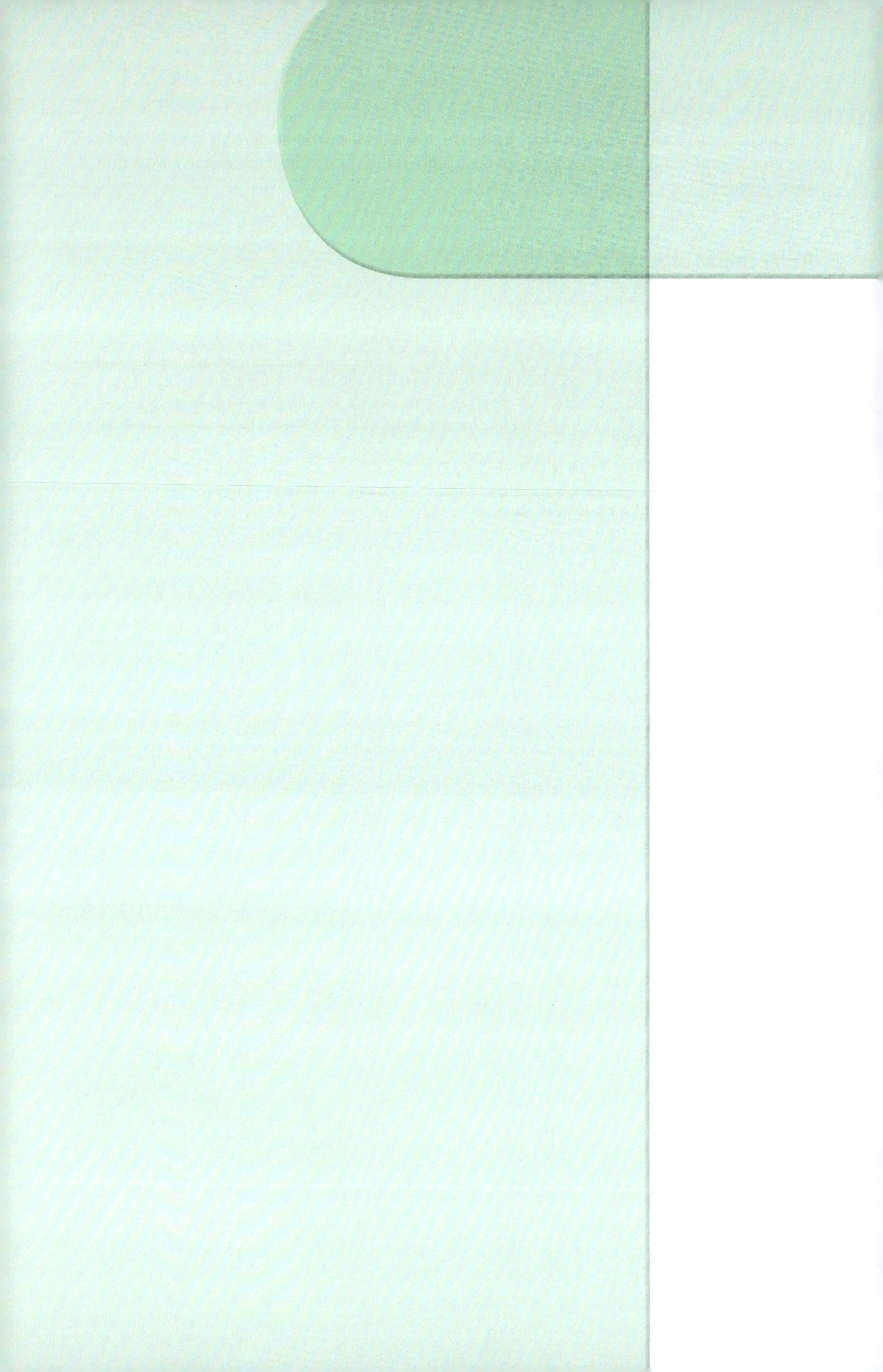

# Lesão Traqueal por Intubação e Uso de Suporte Respiratório Extracorpóreo (ECMO)

17

Julia Fernandes Casellato
Mariana Schettini Soares
Helio Minamoto

## Descrição do caso

Paciente do sexo feminino, 62 anos, trazida pelo Serviço de Atendimento Móvel de Urgência (SAMU), vítima de trauma automobilístico. No local do acidente, apresentava pressão arterial (PA) de 110 × 80, frequência cardíaca (FC) de 70 bpm, saturação de oxigênio ($SatO_2$) de 97%, Glasgow 13 e intenso sangramento nasal.

Admitida no pronto-socorro da cirurgia com colar cervical apresentando verbalização, intenso sangramento em vias aéreas, $SatO_2$ 93%, com máscara facial de oxigênio. Murmúrios vesiculares presentes bilateralmente, crepitação e enfisema subcutâneo em ápice de hemitórax direito; PA de 130 × 80; FC de 70 bpm; toque retal e vaginal sem alterações; FAST negativo; pelve estável; Glasgow 12; anisocoria direita maior do que a esquerda; não reagente à luz. Diversas fraturas de face. Submetida à intubação orotraqueal em sala de emergência por rebaixamento do nível de consciência.

Realizada tomografia de corpo inteiro que mostrou pneumomediastino, pneumotórax bilateral e pneumoperitônio, sugestivos de lesão de traqueia. Na tomografia de crânio, apresentava hemorragia subaracnóidea, principalmente esquerda, sem outros achados relevantes.

Ainda na sala de emergência da cirurgia, foi submetida à broncoscopia, evidenciando lesão em parede posterior de traqueia com 4 cm de comprimento, com início na cartilagem cricoide e término a 3 cm acima da carina, além de secreção sanguinolenta em óstios lobares.

Encaminhada ao centro cirúrgico, ainda no 1º dia de internação hospitalar (DIH), para realização de cervicotomia, com drenagem bilateral de tórax e traqueostomia de proteção, sem intercorrências intraoperatórias.

Admitida na unidade de terapia intensiva (UTI), no 2º DIH, com início de antibioticoterapia e medidas para neuroproteção. Evoluiu com instabilidade hemodinâmica necessitando de drogas vasoativas contínuas.

No 4º DIH, apresentou escape de ar pela traqueostomia, sendo submetida à nova broncoscopia, com diagnóstico de fístula traqueoesofágica e foi mantida sob cuidados intensivos e indicado ECMO (sigla do inglês *extracorporeal membrane oxygenation* para suporte respiratório extracorpóreo), para correção cirúrgica da fístula.

No 5º DIH, foi colocada em ECMO e encaminhada ao centro cirúrgico para correção cirúrgica da fístula traqueoesofágica e reposicionamento da traqueostomia, durante o procedimento evoluiu com piora hemodinâmica.

Permaneceu em cuidados intensivos no pós-operatório, apresentou piora hemodinâmica e infecciosa entre o 6º e o 23º DIH, radiografias de tórax com consolidações pulmonares, saída de líquido amarelado em feridas operatórias e drenos pleurais. Recebeu antibioticoterapia de amplo espectro sem melhora infecciosa.

No 23º DIH, evoluiu com fibrilação atrial de alta resposta ventricular, com instabilidade hemodinâmica, sendo submetida à cardioversão elétrica com sucesso.

No 24º DIH, apresentou novo episódio de fibrilação atrial de alta resposta ventricular, revertida com amiodarona e tromboembolismo venoso profundo em membro inferior direito.

Apesar de todos os esforços, apresentou piora de parâmetros ventilatórios no 26º DIH e evoluiu a óbito no 27º DIH.

## Discussão

O caso relatado apresenta uma complicação rara da intubação orotraqueal: a lesão da traqueia. Esse tipo de lesão ocorre em 0,05 a 0,37% das intubações,[1] com uma mortalidade que chega a 71,4%.[2] O exame indicado para o diagnóstico é a broncoscopia, com visualização de uma laceração longitudinal mediana ou paramediana na parede posterior da traqueia.[1] Esse padrão de lesão se diferencia daqueles decorrentes de lesões traumáticas da traqueia, que se apresentam como lesões horizontais, irregulares, envolvendo a carina e, muitas vezes, os brônquios principais.[3]

Os fatores de risco se dividem entre mecânicos e anatômicos. Constituem fatores mecânicos: múltiplas tentativas de intubação; inexperiência do médico; colocação inadequada do fio-guia com extremidade distal exposta; manutenção de balonete insuflado com alta pressão; mobilização do tubo orotraqueal com balonete cheio; tubo inapropriado ou mal posicionado; uso de tubo seletivo de duplo-lúmen calibroso tosse ou qualquer grande mobilização cefálica ou cervical com o paciente intubado. Os fatores anatômicos são: desvio de traqueia congênita ou adquirida (p. ex.: em caso de massas mediastinais que causem desvio da traqueia), sexo feminino, idade avançada, uso prolongado de corticosteroides; doença pulmonar obstrutiva crônica ou qualquer condição que leve à inflamação crônica das vias aéreas e fraqueza da região membranácea da traqueia. A intubação em situações de emergência também atua como fator de risco, apresentando uma morbidade três vezes maior em relação às intubações eletivas.[1]

O diagnóstico costuma ser tardio, sendo necessário alto grau de suspeição. Os pacientes podem cursar com comprometimento ventilatório, enfisema subcutâneo, pneumomediastino e pneumotórax uni ou bilateral. Na maioria das vezes, o enfisema subcutâneo é o primeiro sinal clínico de uma laceração traqueal. Outros sinais menos comuns são dispneia, disfonia, tosse, hemoptise e pneumoperitônio.[1]

Não há um consenso na literatura quanto à indicação do tratamento conservador ou cirúrgico. A tendência atual é o tratamento conservador quando a lesão traqueal é pequena associado à estabilidade clínica do paciente, que permanece eupneico e sem sinais infecciosos ou progressão de sintomas.[1] O tratamento conservador é indicado em pacientes sob ventilação espontânea ou naqueles com risco operatório proibitivo, em programação de extubação nas 24 horas após o diagnóstico ou se a ventilação mecânica necessita ser mantida até a resolução de um quadro pulmonar concomitante.[3,4]

O tratamento cirúrgico é reservado ao paciente com necessidade de ventilação não invasiva, ventilação mecânica em que não é possível posicionar o tubo distal à laceração, ou que não preencha os critérios citados anteriormente para o tratamento conservador.[3] O tratamento cirúrgico chega a 71% de mortalidade em pacientes críticos.[1]

A avaliação de lesões esofágicas associadas é fundamental. Nos casos em que está presente, o tratamento cirúrgico com correção de ambas as lesões é mandatório.[1,4]

O tratamento conservador consiste em antibioticoterapia de amplo espectro por no mínimo 5 dias, drenagem pleural se necessária e, nos pacientes mantidos com intubação orotraqueal, a extremidade distal do tubo deve ser posicionada distalmente à lesão,[1,5] sendo ventilados com pressão controlada, submetidos a recrutamento alveolar (pressão positiva no final da expiração (PEEP), respiração espontânea, posição prona) com redução da pressão de vias aéreas, monitorização da pressão do balonete além de controle broncoscópico regular, traqueostomia precoce e cuidados em UTI.[5]

O paciente com lesão traqueal com falência respiratória poderá ser colocado em suporte cardiopulmonar até a resolução do quadro, como uma alternativa para manutenção da oxigenação adequada e diminuição da pressão positiva nas vias aéreas.[6]

Mecanismos de suporte cardiopulmonar podem ser utilizados no intraoperatório para facilitar cirurgias cardíacas ou traqueais e pulmonares que necessitem de apneia por longos períodos. E também no pós-operatório, para fornecer assistência prolongada em UTI.[7]

Esse suporte cardiopulmonar prolongado é chamado de ECMO (extracorporeal membrane oxygenation), que significa "membrana de oxigenação extracorpórea". Existem dois tipos de ECMO, o tipo venovenoso e o tipo venoarterial. Os dois proporcionam suporte respiratório, porém apenas o tipo venoarterial fornece suporte hemodinâmico.[8,9]

A ECMO é utilizada em casos de falência cardíaca ou pulmonar aguda, potencialmente reversível, não responsiva ao manejo convencional.[7]

As indicações mais comuns são falência respiratória hipoxêmica com relação entre pressão arterial de oxigênio e fração inspirada de oxigênio menor do que 100 mmHg; falência respiratória com hipercapnia e pH arterial menor do que 7,2; choque cardiogênico refratário; parada cardíaca; ausência de condições clínicas para saída de circulação extracorpórea (CEC); e como ponte para assistência ventricular ou transplante cardíaco e pulmonar.[9]

As contraindicações relativas para utilização dessa técnica são: se a causa da falência é irreversível ou se o paciente não é um candidato à assistência ventricular; contraindicação para anticoagulação como sangramento, cirurgia ou trauma cranioencefálico recente.[8]

Não deverá ser usada na falência respiratória com intubação por mais de 7 dias, pois essa população apresenta pior prognóstico; nem em pacientes com falência cardíaca e contraindicação a assistência ventricular ou transplante cardíaco, como falência renal preexistente, falência hepática preexistente, insuficiência aórtica importante ou suporte social inadequado.[7]

Outros fatores que devem ser avaliados são idade avançada, obesidade mórbida, disfunção neurológica, *status* funcional ruim prévio. A idade acima de 65 a 70 anos representa uma contraindicação absoluta.[10]

O mecanismo de funcionamento da ECMO consiste em drenar por aspiração o sangue do sistema venoso, passando por um oxigenador e aquecedor. O bombeamento através de uma membrana oxigenadora permite a retirada do $CO_2$ e introdução do $O_2$. A devolução para dentro do sistema venoso ou arterial depende do modo como é realizada a ECMO.[8]

As complicações mais frequentes são hemólise, sangramento, tromboembolismo, trombocitopenia induzida por heparina e complicações relacionadas à canulação, como hemorragia, dissecção arterial, isquemia distal à cânula, locação incorreta.[8]

Complicações específicas da ECMO venoarterial são hemorragia pulmonar, trombose cardíaca e hipóxia coronária e cerebral.[7]

Um benefício da ECMO é evitar a pressão positiva da via aérea com lesão e fístula traqueoesofágica, diminuindo a tensão sobre a sutura, sendo o principal fator de complicação local e que retarda a cicatrização.[4]

## Referências bibliográficas


1. Minambres E, Buron J, Ballesteros MA, Llorca J, Munoz P, Gonzales-Castro A. Tracheal rupture after endotracheal intubation: a literature systematic review. Eur J Cardiothoric Surg (2009) 35: 1056-1062.
2. Meyer M. Iatrogenic tracheobronchial lesions - A report on 13 cases. Thorac Cardiovasc Surg 2001;49:115-19.
3. Conti M, Pougeoise M, Wurtz A, Porte H, Fourrier F, Ramon et al. Management of postintubation tracheobronchial ruptures. Chest 2006;412-8.
4. Welter S. Repair of tracheobronchial injuries. Thorac Surg Clin (2014) 24: 41-50.
5. Deja M1, Menk M, Heidenhain C, Spies CD, Heymann A, Weidemann H, Branscheid D, Weber-Carstens S, Strategies for diagnosis and treatment of iatrogenic tracheal ruptures. Minerva Anestesiol.2011 Dec;77(12):1155-66.
6. Son BS, Cho WH, Kim CW, Cho HM, Kim SH, Lee SK, Kim DH. Conservative extracorporeal membrane oxygenation treatment in a tracheal injury: a case report. J Cardiothoracic Surg (2015) Apr 1; 10 (1) 48.
7. ElSO guidelines for ECMO Centers. Disponível em; http:// http://www.elso.org/resources/guidelines.aspx. Acesso em: 2 Fev. 2016.
8. Marasco SF, Lukas G, McDonald M, McMillan J, Ihle B. Review of ECMO (Extra Corporeal Membrane Oxygenation) support in critically ill adult patients. Heart Lung Circ (2008); 17 Suppl 4: S41-S47.
9. Schaheen BW, Thiele RH, Isbell JM. Extracorporeal life support for adult cardiopulmonary failure. Best Pract Res Clin Anaesthesiol (2015) Jun; 29 (2) 229-239.
10. Sidebotham D, McGeorge A, McGuiness S, Edwards M, Willcox T, Beca J. Extracorporeal membrane oxygenation for treating severe cardiac and respiratory disease in adults: part 1 – overview of extracorporeal membrane oxygenation. J Cardiothorac Vasc Anesth 2009; 23: 886-892.

# Tratamento de Arritmia no Intraoperatório

# 18

Luis Dal Sochio Jr.
Rafael Priante Kayano
Daniel Ibanhes Nunes
Fabrício Boechat do Carmo SIlva

## Descrição do caso

Paciente do sexo masculino, 75 anos, deu entrada no pronto-socorro, proveniente de outro serviço com queixa de tetraparesia há 23 dias, quando sofreu uma queda da própria altura. Possuia antecedentes pessoais de etilismo (meia garrafa de destilado por dia) e tabagismo (meio maço de cigarros por dia). Negava outras doenças.

Ao exame físico, apresentava-se em bom estado geral, escala de coma de Glasgow 15, com colar cervical, pressão arterial de 100 × 50 mmHg, frequência cardíaca em 52 batimentos por minuto (bpm), tetraparético, com nível sensitivo T3. Toque retal com esfíncter hipotônico e reflexo bulbo cavernoso negativo. Sinal de Babinski positivo bilateralmente. Foi feita a hipótese diagnóstica de trauma raquimedular.

Realizou tomografia computadorizada evidenciando listese da quinta vértebra cervical (C5) sobre a sexta vértebra (C6), com extrusão discal. A conduta cirúrgica de emergência indicada pela equipe de neurocirurgia foi a realização de discectomia, distração associada à artrodese das vértebras C5 e C6. A técnica da anestesia foi geral, balanceada com fentanil, propofol, sevoflurano e cisatracúrio. A intubação orotraqueal (IOT) foi realizada com o paciente acordado com fibroscopia flexível, sob anestesia tópica e bloqueio transtraqueal com lidocaína pela possibilidade de via aérea difícil e pelo déficit neurológico já instalado.

Inserido cateter venoso central em veia femoral esquerda dada a urgência do início do procedimento pela neurocirurgia. Obtida linha de pressão arterial invasiva em artéria radial direita, acesso venoso periférico calibre 16 G.

Infundiu-se um total de 4.500 mL de solução cristaloide (Ringer-lactato) durante o procedimento e cefuroxima para profilaxia antibiótica. A cirurgia transcorreu sem intercorrências e a anestesia durou 720 minutos.

Ao final da cirurgia foi transferido para a unidade de terapia intensiva (UTI). Ainda aguardando transferência em sala operatória, o paciente apresentou arritmia supraventricular associada à hipotensão. Foram solicitados marcadores de necrose miocárdica e eletrocardiograma (ECG) de 12 derivações. No ECG, evidenciou-se *flutter* atrial com bloqueio atrioventricular (BAV) associado. Foram realizadas duas cardioversões elétrica sincronizada, com 50 e 100 Joules, respectivamente, com retorno ao ritmo sinusal. Introduzida amiodarona 300 mg endovenosa em 30 minutos, seguido de manutenção em bomba de infusão contínua com 1 mL por minuto.

O paciente, então, apresentou bloqueio atrioventricular de 2º grau, Mobitz tipo 2. A infusão de amiodarona foi interrompida e um marca-passo transcutâneo, instalado; e o paciente foi encaminhado à UTI intubado, sob ventilação mecânica controlada, em uso de norepinefrina 0,05 mcg/kg/min e dobutamina 5 mcg/kg/min, com pressão arterial média (PAM) de 90 mmHg, em BAV de 2º grau Mobitz 2.

No 1º dia de internação na UTI, o paciente mantinha-se sedado, intubado e em ventilação mecânica controlada. Apresentava-se estável hemodinamicamente, com diminuição progressiva das doses de drogas vasoativas (DVA). O ECG mostrava ritmo juncional regular e o marca-passo transcutâneo permaneceu desligado. Foi optado por extubar o paciente. Avaliado pela fonoterapia e introduzida dieta via oral no 3º dia, quando apresentou episódio de broncoaspiração, evoluindo com insuficiência respiratória e necessidade de reintubação orotraqueal.

Entre o 3º e 5º dias, de internação apresentou picos febris e aumento da proteína C-reativa. Iniciados antibioticoterapia de amplo espectro e rastreamento infeccioso. O paciente evoluiu com instabilidade hemodinâmica e necessidade crescente de DVA. Ao ECG, apresentava ora fibrilação atrial (FA), ora BAV 2º grau Mobitz 2. No 6º dia de internação, apresentou BAV 1º grau. Foi aventada a hipótese diagnóstica de choque séptico.

No 7º dia de internação, houve piora da função pulmonar, evidenciando-se consolidação pulmonar bilateral. Frente à persistência de fibrilação atrial com baixa resposta ventricular e piora hemodinâmica com sinais de baixo débito, foi indicado marca-passo transvenoso. O estado geral agravou-se, com piora hemodinâmica – necessitando de doses crescentes de DVA – e hipoxemia apesar de ventilação protetora. Teve parada cardiorrespiratória no 8º dia de internação, sem sucesso nas manobras de reanimação cardiopulmonar. Encaminhado ao Instituto Médico-Legal por morte decorrente de lesão traumática.

# Marca-passo provisório

## Introdução

Os marca-passos totalmente implantáveis foram uma conquista importante da medicina, contribuindo positivamente para modificar o tratamento e desfecho das bradiarritmias e alterações do sistema de condução. O marca-passo tem grande impacto na história natural da doença e melhora a qualidade de vida.[1]

Um dos princípios básicos do funcionamento do miocárdio é que um estímulo aplicado em qualquer região do coração se propaga célula a célula para todo o miocárdio. Histologicamente, isso é possível graças à existência de junções intercelulares conhecidas como *gap junctions*.[1]

A estimulação cardíaca artificial lança mão dessa característica para promover estímulos elétricos de modo a mimetizar os estímulos fisiológicos ausentes ou disfuncionantes nesses pacientes. Assim, promove a despolarização e repolarização das células do miocárdio.[1]

Em termos comparativos, o estímulo elétrico fisiológico, chamado de "potencial de ação", tem como características duração de 250 a 400 ms e amplitude de cercade 100 a 120mVolts. Essa duração se equivale à do intervalo QT no eletrocardiograma. Já o estímulo artificial tem duração de 0,4 a 1ms e amplitude de 2.000 a 5.000 mVolts. Sua representação eletrocardiográfica é conhecida como espícula. A Figura 18.1 apresenta uma comparação entre a estimulação cardíaca natural e a estimulação cardíaca artificial; e a Figura 18.2, um exemplo de QRS sinusal e de QRS comandado.[1]

Essa diferença entre os estímulos – o potencial de ação com baixa amplitude e longa duração e o estímulo artificial de alta amplitude e curta duração – deve-se ao fato de ambos terem de conter uma quantidade de energia suficiente para iniciar a despolarização de miocárdio que se propagará. Essa quantidade de energia deve superar um limiar ou não desencadeará a despolarização, definido como o princípio do tudo ou nada. Logo, os estímulos devem atingir esses limiares de energia ou superá-los (supralimiares). E essa energia depende justamente das características descritas dos estímulos: sua duração ou largura e sua amplitude ou intensidade; afim de atingir ou superar o limiar de estimulação. A Figura 18.3 apresenta a curva de intensidade/duração.[1]

$$(E = K.T.V)$$

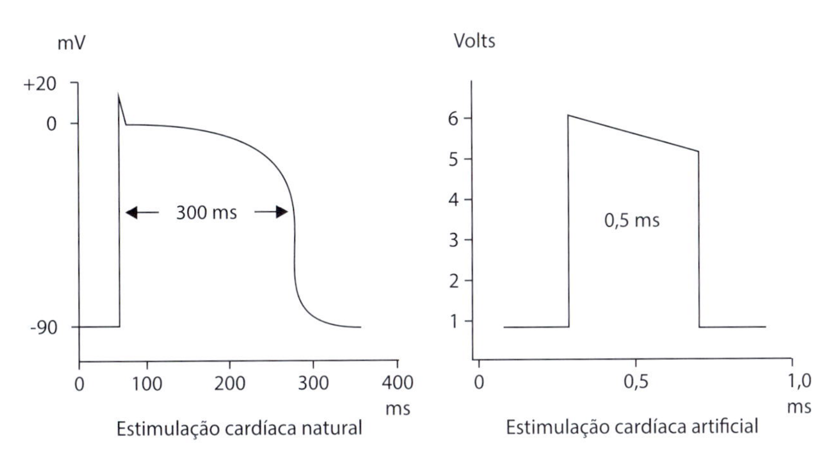


Figura 18.1: Comparação entre a estimulação cardíaca natural e a estimulação cardíaca artificial. Fonte: Borges ES, Penteado JOP. *Manual de Cardiologia - Diagnóstico e Tratamento.*

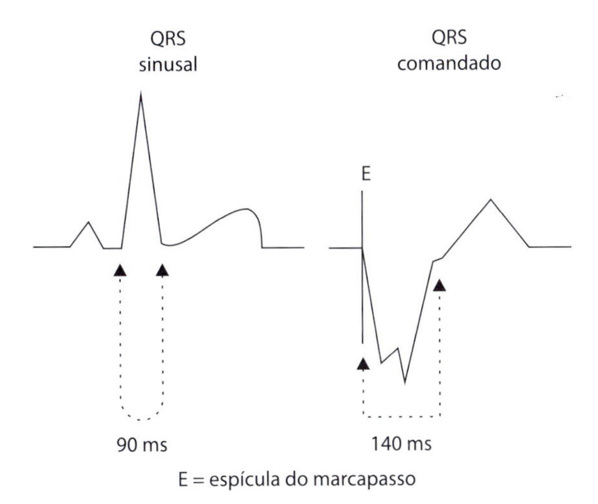


Figura 18.2: QRS sinusal e de QRS comandado. Fonte: Borges ES, Penteado JOP. *Manual de Cardiologia - Diagnóstico e Tratamento.*

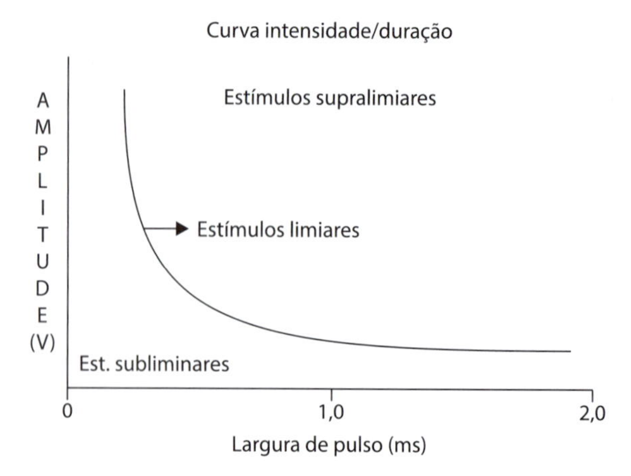


Figura 18.3: Curva de intensidade/duração. Fonte: Borges ES, Penteado JOP. *Manual de Cardiologia - Diagnóstico e Tratamento.*

## Tipos de marca-passos

- Temporário: utilizado em bradicardias reversíveis ou como ponte até o esclarecimento diagnóstico e o tratamento definitivo;
- Definitivo: para bradicardia irreversível ou tratamento de lesões potencialmente deletérias do sistema de condução.
- Unipolar: somente o polo negativo entra em contato com o miocárdio. Não é viável em marca-passos temporários, pois não tem gerador implantável;
- Bipolar: os dois polos estão em contato como o miocárdio.
- Unicameral: apenas o átrio ou o ventrículo é estimulado e monitorizado;
- Bicameral: quando átrio e ventrículo são estimulados e monitorizados pelo aparelho;
- Multissítio: realiza a estimulação e monitoração do átrio direito e de ambos os ventrículos.
- Demanda ou não competitivo: respeita o ritmo próprio do paciente;
- Competitivo ou assincrônico: o sistema de estimulação não reconhece a presença de atividade elétrica cardíaca intrínseca do paciente.
- Endocárdico: os eletrodos são implantados por via transvenosa, estimulando internamente o coração;
- Epicárdico: os eletrodos são implantados por toracotomia, estimulando o epicárdio. Essa última situação é hoje uma raridade e só se justifica em poucas situações, como em portadores de cardiopatias congênitas complexas que impossibilitam o implante transvenoso apropriado ou quando implantados no intraoperatório de cirurgia cardíaca.
- Não programável ou programável quanto à capacidade do sistema de ter alterado seus parâmetros. São chamados de multiprogramáveis quando mais de dois parâmetros são programáveis. Atualmente, todos os marca-passos definitivos comercializados são multiprogramáveis.[2]

## Modos de estimulação

Para identificar os vários modos de estimulação atualmente disponíveis, o *North American Society of Pacing and Eletrophysiology* (NASPE) e o *British Pacing and Eletrophisiology Group*(BPEG) propuseram o seguinte código composto de cinco letras:

- Primeira letra – representa a câmara estimulada: A (átrio), V(ventrículo), D (átrio e ventrículo) e O (nenhuma);
- Segunda letra – indica a câmara sentida: A, V, D ou O, ídem à primeira letra;
- Terceira letra – demonstra o comportamento do aparelho frente a um sinal intrínseco do paciente: T (deflagra), I (inibe), D (deflagração e inibição) e O (nenhum);
- Quarta letra – indica as capacidades de programação e se apresenta resposta em frequência:
  - P (programável), M (multiprogramável), R (com resposta de frequência), C (com telemetria) e O (nenhuma);
- Quinta letra – identifica a presença ou não de funções antitaquicardia:
  - P (*pacing*), S (*shock*), D (*pacing + shock*) e O (nenhuma).

Usualmente, são utilizadas somente as três primeiras letras para descrever o funcionamento de um marca-passo. Atualmente, todos os marca-passos implantáveis são multiprogramáveis. Apesar de alguns aparelhos exibirem funções antitaquicardia, essas atribuições estão concentradas nos modernos cardiodesfibriladores implantáveis (CDI).[1]

Outro recurso de programação existente e não descrito pelas letras é a histerese. Utilizado no intuito de promover retorno a um ritmo intrínseco do paciente. Após atividade elétrica própria do paciente ser detectada, o marca-passo acrescenta "x" milissegundos ao intervalo de pulso de forma a aumentar a chance de um novo evento próprio do paciente. Se nada ocorrer ao término desse novo período, o marca-passo emite uma espícula, voltando a controlar o ritmo. O intervalo de pulso volta ao seu valor basal.[1]

## Exemplos de eletrocardiogramas básicos

- Modo AAI – estimula o átrio, sente o átrio e se inibe na presença de atividade atrial espontânea. Como se pode observar no esquema, o intervalo de escape pode ser igual (1ª) ou maior (2ª) do que o intervalo de pulso, essa última situação ocorrendo quando a histerese está ligada (Figura 18.4).[3]
- Modo VVI (Figura 18.5) – marca-passo estimula o ventrículo, sente o ventrículo e se inibe na presença de uma onda "R". Observa-se que esse tipo de estimulação não respeita a atividade atrial quando esta existe, podendo ocasionar em alguns pacientes sensação desagradável de pulsação no pescoço, dispneia, pré-síncope e intolerância aos esforços - quadro conhecido como síndrome do marca-passo.[3]
- Modo DDD (Figura 18.6) – marca-passo bicameral que estimula átrio e ventrículo, deflagra em ventrículo um determinado tempo após sentir o átrio e inibe a liberação da espícula em ambas as câmaras quando sente o ventrículo.[3]

Esquema do eletrocardiograma do marca-passo DDD.

- A: estimulação ventricular seguindo uma onda P sinusal,

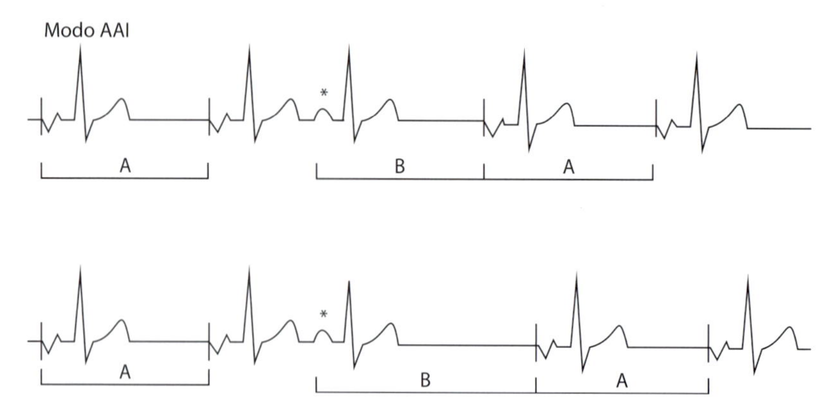


Figura 18.4: Modo AAI. * (batimento sinusal ou extrassístole atrial). A: intervalo de pulso (intervalo pós-pace); B: intervalo após detecção (intervalo pós-sense). Fonte: Borges ES, Penteado JOP. *Manual de Cardiologia - Diagnóstico e Tratamento.*

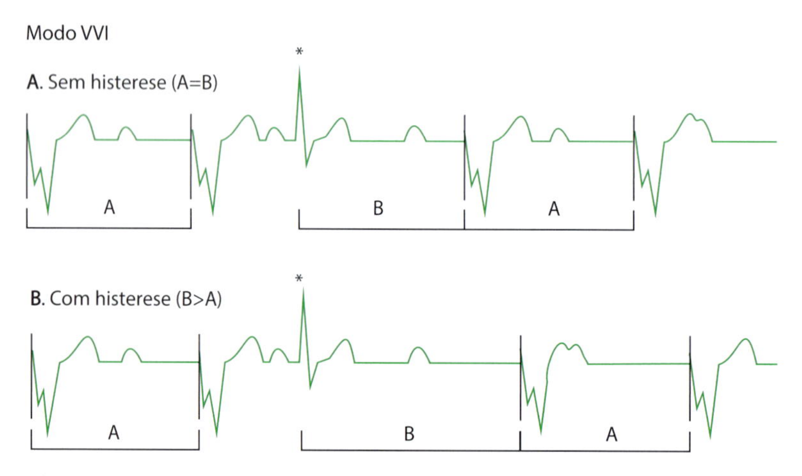


Figura 18.5: Modo VVI. * (batimento sinusal, extra-sístole atrial ou ventricular) A (intervalo de pulso (Intervalo pós-pace) b (intervalo pós detecção [intervalo pós-sense]). A Fonte: Borges ES, Penteado JOP. *Manual de Cardiologia - Diagnóstico e Tratamento.*

- B: estimulação atrial com condução AV preservada
- C: estimulação atrial e ventricular
- D: estimulação ventricular após uma extrassístole atrial
- E: inibição total do marca-passo por uma extrassístole ventricular

## Batimentos de fusão e pseudofusão

Quando uma câmara é despolarizada, em parte pelo estímulo natural, em parte pela espícula do marca-passo, ocorre um batimento cuja morfologia é resultado da fusão do batimento normal com o totalmente comandado. Eventualmente, uma determinada câmara pode acabar de ter sido despolarizada por vias normais quando o marca-passo libera uma espícula "sem função" sobre um complexo QRS ou uma onda P intrínseca. Esse fenômeno é denominado pseudofusão e está representado na Figura 18.7.[1]

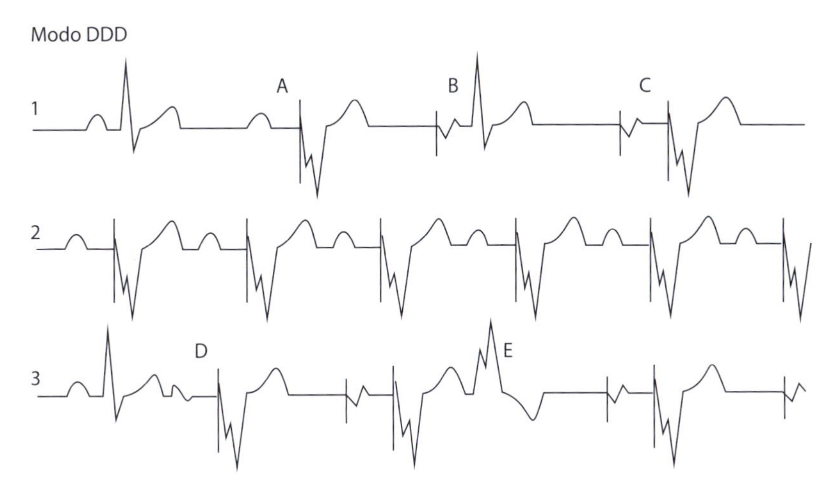


Figura 18.6: Modo DDD. Fonte: Borges ES, Penteado JOP. *Manual de Cardiologia - Diagnóstico e Tratamento.*

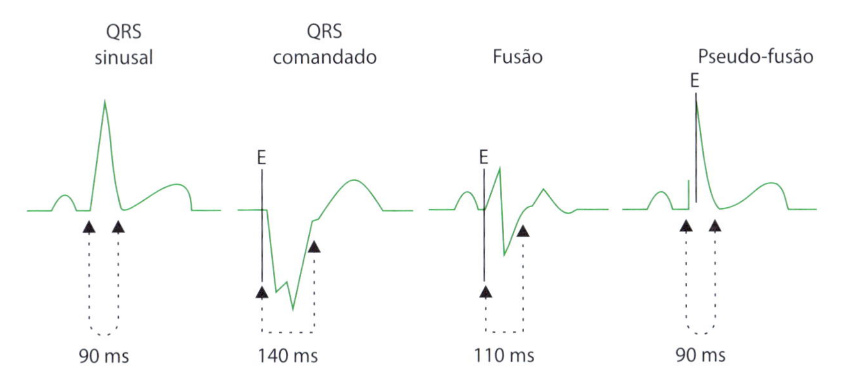


Figura 18.7: Fenômeno pseudofusão. Fonte: Borges ES, Penteado JOP. *Manual de Cardiologia - Diagnóstico e Tratamento.*

Esquema representativo dos fenômenos de fusão e pseudofusão. Observe-se que o complexo comandado apresenta a maior duração, ao passo que o complexo de fusão apresenta duração intermediária entre o QRS intrínseco e o comandado. A duração do complexo de pseudofusão coincide com a do QRS intrínseco e a distorção morfológica, quando presente, se deve à espícula do marca-passo.[1]

## Indicações de marca-passo temporário

Indicações no infarto agudo do miocárdio (IAM):

- BAV total sintomático, independentemente da localização do infarto;
- Bradicardia sinusal sintomática;
- Bloqueio de ramo alternante;
- Bloqueio de ramo esquerdo com BAV total de 1º grau;
- Bloqueio de 2º grau tipo Wenckebach, sintomático.

Apesar de opiniões conflitantes, a maioria dos especialistas acredita poder dispensar o marca--passo provisório nas seguintes situações:

- Bradicardia assintomática, desde que a frequência não caia abaixo de 40 bpm;
- BAV tipo Wenckebach, assintomático;
- Bloqueio bifascicular preexistente;
- BAV total, assintomático, no infarto inferior, desde que a frequência permaneça acima de 40 bpm.

Salienta-se que a indicação de marca-passo provisório no IAM não implica a indicação de marca-passo definitivo que deverá ser considerado quando o quadro se perpetuar além de 14 dias do evento agudo.[4]

Outras indicações de marca-passo temporário:

- BAV total sintomático de qualquer etiologia incluindo, principalmente, as intoxicações medicamentosas e os processos inflamatórios agudos. A principal causa de BAV total farmacológico é a intoxicação digitálica e temos observado que, mesmo em pacientes com a função renal normal, deve-se aguardar, no mínimo, 7 dias antes de se indicar um dispositivo definitivo;
- BAV de 2º grau tipo Mobitz, sintomático;
- BAV de 2º grau tipo Wenckebach, sintomático, não responsivo à atropina;
- Bloqueio de ramo alternante, mesmo que o paciente seja assintomático;
- *Flutter* ou fibrilação atrial com sintomas por baixa resposta ventricular;
- Doença do nó sinusal sintomática orgânica ou induzida por medicamentos;
- Profilaxia de taquiarritmias dependentes de bradicardia como na síndrome do QT longo;
- Tentativa de cardioversão de taquicardias resistentes à reversão farmacológica mediante *overdrive, underdrive* ou extra estímulo;
- Pós-operatório de cirurgia cardíaca. As cirurgias cardíacas envolvendo manipulação do anel valvar aórtica são as mais frequentemente implicadas em distúrbios da condução pós-cirúrgicos e sempre se deve aguardar 14 dias após o procedimento para indicar o uso de um dispositivo definitivo. O uso de corticosteroide nos pacientes com distúrbios do sistema de condução pós-cirurgia é controverso.[4]

## Técnica de inserção de marca-passo temporário

Pode-se obter estimulação temporária por meio das vias cutaneatorácica, esofágica, epicárdica ou percutânea endocárdica. Neste relato, comenta-se apenas essa última via. A estimulação percutânea endocárdica é realizada por meio de cabo eletrodo bipolar colocado em contato com o endocárdio, geralmente do ventrículo direito (VD), por punção venosa.[5]

O acesso venoso preferencial deverá ser a veia jugular interna direita ou a subclávia esquerda, a femoral pode ser considerada em caso de coagulopatias.

Preconizam-se a punção venosa com agulha fina, passagem de fio-guia, dilatação e colocação de um "hemaquete" de hemodinâmica 5F ou 6F para passagem do cabo eletrodo. Com essa técnica, minimizam-se as chances de lesões vasculares, pneumotórax ou hemotórax e facilitam-se a manipulação e o correto posicionamento do cabo eletrodo dentro do coração.[5]

Na falta de um radioscópio, o cabo eletrodo pode ser corretamente posicionado com auxílio de um eletrocardiógrafo analógico ou monitor cardíaco. É importante ter um eletrocardiograma com 12 derivações do paciente realizado previamente. Feita a punção venosa e colocado o "hemaquete", o conector correspondente ao polo distal do cabo eletrodo (o negativo ou catodo, geralmente) é ligado com auxílio de um cabo jacaré-jacaré ao polo explorador do eletrocardiógrafo ou monitor cardíaco. A introdução paulatina do cabo eletrodo produzirá ondas P e complexos QRS conforme descritos na Tabela 18.1, a seguir (supondo-se um paciente em BAV total), e representados na Figura 18.8.[5]

Tabela 18.1: Onda P, QRS e corrente de lesão para um paciente em BAV. Fonte: Borges ES, Penteado JOP. *Manual de Cardiologia - Diagnóstico e Tratamento.*

| | **Onda P** | **QRS** | **Corrente de lesão** |
|---|---|---|---|
| 1 Veia cava superior | Negativa, semelhante a aVR | Semelhante a aVR | Ausente |
| 2. Átrio direito alto | Negativa, grande | Semelhante a aVR | Ausente |
| 3. Átrio direito médio | Isodifásica, grande | Semelhante a aVR | Ausente |
| 4. Átrio direito baixo | Positiva, grande | Semelhante a V1 | Ausente |
| 5. Veia cava inferior | Positiva, pequena | Semelhante a aVF ou D3 | Ausente |
| 6. Ventrículo direito, via de entrada | Positiva, pequena | Muito grande, semelhante a V1 | Presente se impactado |
| 7. Ventrículo direito, ponta | Positiva, pequena | Muito grande, semelhante a V3 | Presente se impactado |
| 8. Ventrículo direito, via de saída | Pequena, semelhante a aVL | Polifásico, tipo RSR'S' | Presente se impactado |

Características eletrocavitárias endocárdicas observadas durante a progressão do cabo eletrodo.

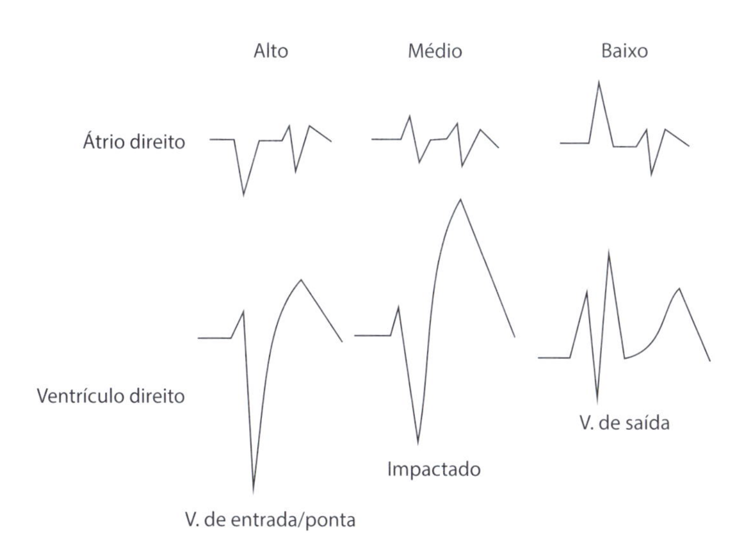


Figura 18.8: Ondas P e complexos QRS a partir da introdução paulatina do cabo eletrodo. Fonte: Borges ES, Penteado JOP. *Manual de Cardiologia - Diagnóstico e Tratamento.*

## Principais morfologias observadas durante progressão do cabo eletrodo do marca-passo provisório

O cabo eletrodo normalmente é formatado como um "C" e deve ser introduzido com a concavidade voltada para o coração. Ao entrar no ventrículo, deve-se girar o cabo de 180 graus de tal forma que a concavidade se volte contra o coração e a sua ponta tenda a se alojar na parede inferior do ventrículo. As posições subtricuspídea (via de entrada do VD) e ponta do VD são consideradas estáveis. Outras localizações devem ser encaradas com reserva.[5]

Após impactação do eletrodo, iniciar a estimulação no VD. Regular o aparelho em modo sincrônico. Para determinar o limiar de captura, regular a frequência de disparo do MP para 10 bpm acima da intrínseca do paciente e a corrente para 5 mA. Reduzir progressivamente a corrente até perda da captura. A menor corrente capaz de capturar o ventrículo é o limiar. Esta deve ser menor que 2 mA. Programar a corrente de saída para um valor três vezes superior ao limiar, para ter margem de segurança, determinar o limiar de sensibilidade (exceto em ritmos com muita instabilidade). Regular a frequência de disparo do MP para 10 bpm abaixo da intrínseca do paciente e aumentar a sensibilidade para 1 mV. Observar cessação de disparo do MP, e a luz indicadora do sensor deve começar a piscar junto com o QRS. Reduzir a sensibilidade até a luz do sensor apagar e o MP começar a disparar. Idealmente, o valor do limiar de sensibilidade deve ser > 5 mV. Programar a sensibilidade a 25% do limiar para evitar que o aparelho detecte onda T e miopotenciais$_5$.

## Referências bibliográficas


1. Eurival Soares Borges, José Otávio Pontes Penteado, Manual de Cardiologia Diagnóstico e Tratamento.
2. Benedetti H e Andrade JCS. Marca-passo provisório e estimulação cardíaca temporária. Em Temas de Marcapasso, editor Melo CS, Lemos Editorial.
3. Páchon Mateos JC. Estimulação cardíaca artificial. Publicação interna do Instituto Dante Pazzanese de Cardiologia; Páchon Mateos JC. Marca-passo cardíaco provisório: indicações e procedimentos. Rev Bras Marca-passo e Arritmia 1990; 3(3):94.
4. Hayes DL, Lloyd MA, Friedman PA. Clinically relevant basics of pacing and defibrilation. In Cardiac Pacing and Defibrillaion: a Clinical Approach, Futura Publishing Company, Inc.

# Choque Hemorrágico no Perioperatório

19

Mariana Monteiro
William Sanches Zocolaro
Daniel Ibanhes Nunes

## Introdução

O sangramento agudo é uma das principais causas de choque hipovolêmico em pacientes vítimas de trauma ou em cirurgias que envolvem os grandes vasos. No ambiente anestésico-cirúrgico, a hemorragia maciça ou choque hemorrágico estão comumente presentes em diversos cenários, como politrauma, cirurgias de emergência e cirurgias de grande porte. Por esse motivo, é fundamental que o anestesiologista esteja apto a diagnosticar precocemente os sinais e sintomas do choque hemorrágico, bem como iniciar prontamente o respectivo tratamento.

O choque hemorrágico é a principal causa de morte potencialmente evitável em vítimas de trauma.[1] A hemorragia maciça relacionada a procedimentos cirúrgicos, por sua vez, é evento menos prevalente, porém, potencialmente letal.[2] Trata-se de uma condição que pode ser identificada não só na sala operatória, como também na sala de recuperação pós-anestésica, na unidade de terapia intensiva (UTI), ou na unidade de internação. Embora a cirurgia laparoscópica tenha benefícios reconhecidos e esteja associada à menor perda sanguínea quando comparada à cirurgia aberta, não é uma técnica isenta de riscos e complicações. A incidência de lesões vasculares em cirurgias laparoscópicas, cursando com sangramento importante, é baixa (0,05 a 0,26%). Entretanto, quando essas lesões ocorrem, a mortalidade pode ser alta, variando de 8 a 17%.[3]

As estratégias para reanimação de pacientes com sangramento maciço tem sido objeto de estudo na literatura do trauma nos últimos anos. Tendo em vista que há poucos estudos sobre tratamento da hemorragia aguda em populações não relacionadas ao contexto do trauma, tais estratégias são comumente aplicadas e ajustadas às diversas outras causas de choque hemorrágico. Apenas recentemente, as práticas de ressuscitação hemostática e os Protocolos de Transfusão Maciça (PTM) em populações não relacionadas ao trauma têm sido estudadas. Situações de ativação de PTM incluem sangramentos gastrintestinais, complicações/procedimentos cirúrgicos, hemorragia obstétrica e emergências vasculares.

Portanto, a falha ou a demora em reconhecer e tratar adequadamente a hemorragia de modo rápido e eficaz pode resultar em aumento significativo de morbidade e mortalidade para o paciente. O objetivo desse texto é revisar os trabalhos existentes na literatura acerca do manejo do choque hemorrágico durante período perioperatório.

## Diagnóstico

A análise do contexto clínico e cirúrgico e os sinais e sintomas do paciente são fundamentais para a hipótese e diagnóstico do choque hemorrágico. Os principais sinais clínicos estão resumidos na Tabela 19.1.

Tabela 19.1: Choque hemorrágico: principais sinais clínicos

| |
|---|
| Taquicardia |
| Vasoconstricção periférica |
| Aumento do tempo de enchimento capilar |
| Extremidades frias |
| Palidez cutânea |
| Estreitamento da pressão de pulso |
| Oligúria |
| Hipotensão |
| Taquipneia |
| Alteração do estado mental (confusão mental, rebaixamento do nível de consciência) |

É importante estar atento àqueles pacientes que não apresentam respostas tão claras à hipovolemia, a exemplo dos idosos, pacientes em uso de betabloqueador ou portadores de marca passo cardíaco.[4]

A hipotensão, cuja definição mais aceita é pressão arterial sistólica (PAS) inferior a 90 mmHg, pressão arterial média (PAM) inferior a 65 mmHg ou diminuição da PAS maior ou igual a 40 mmHg dos valores basais, é um sinal tardio de hipovolemia.[5] Sua ocorrência surge apenas após perda de aproximadamente 40% da volemia e indica incapacidade dos mecanismos compensatórios (sistema adrenérgico, sistema renina-angiotensina-aldosterona, cortisol) em manter a pressão arterial. Sendo assim, o retardo na intervenção terapêutica até o surgimento de hipotensão está associado ao aumento significativo da mortalidade.[6]

A dosagem dos níveis séricos de hemoglobina (Hb) e do hematócrito (Ht) é amplamente utilizado para auxiliar no diagnóstico e na estimativa da perda sanguínea, por constituir um recurso rápido, e permitir coletas repetidas. Contudo, segundo conceitos da fisiopatologia do sangramento agudo, a depleção de plasma e células vermelhas ocorre em iguais proporções. Assim, para que ocorra o equilíbrio de fluidos intravasculares há um certo tempo desde que a reposição volêmica não tenha se iniciado, o Ht e os níveis de Hb permanecerão constantes.[7,8] Um estudo retrospectivo, no entanto, concluiu que a hemorragia nos pacientes politraumatizados está associada à queda precoce dos níveis de Hb. Um valor de Hb < ou = 10 g/dL nos primeiros 30 minutos da chegada do paciente no departamento de emergência foi associado à maior necessidade de intervenção emergencial para cessar o sangramento.[9] De forma semelhante, o valor do hematócrito (Ht) na admissão também mostrou correlação com a estimativa de perda sanguínea.[10] Todavia, mais estudos são necessários para determinar o real papel da dosagem do Hb e do Ht no sangramento maciço agudo.

## Classificação do choque hemorrágico

Em 1997, o American College of Surgeons (ACS) organizou didaticamente a hemorragia aguda em quatro classes, baseadas na estimativa da perda sanguínea em percentual de volume sanguíneo e nos sinais vitais correspondentes (Tabela 19.2).

Tabela 19.2: Classificação do choque hemorrágico (ACS, ATLS, 1997).

| | Classe I | Classe II | Classe III | Classe IV |
|---|---|---|---|---|
| Perda sanguínea (mL) | Até 750 | 750-1.500 | 1.500-2.000 | > 2.000 |
| Perda sanguínea (% volume sanguíneo) | Até 15% | 15-30% | 30-40% | > 40% |
| Frequência cardíaca | > 100 | > 100 | > 120 | > 140 |
| Pressão arterial | Normal | Normal | Diminuída | Diminuída |
| Pressão de pulso (mmHg) | Normal ou aumentada | Diminuída | Diminuída | Diminuída |
| Frequência respiratória | 14-20 | 20-30 | 30-40 | >35 |
| Diurese (mL/h) | >30 | 20-30 | 5-15 | Desprezível |
| Estado mental | Levemente ansioso | Moderadamente ansioso | Ansioso, confuso | Confuso, letárgico |
| Reposição volêmica | Cristaloides | Cristaloides | Cristaloides e sangue | Cristaloides e sangue |

Tal classificação, sugerida pelo ATLS (Advanced Trauma Life Support), seria útil no reconhecimento precoce e manejo do choque hemorrágico. Para cada classe, recomenda-se uma intervenção terapêutica referente à administração de fluidos e hemocomponentes.[11,12] Entretanto, a validação dessa classificação na literatura é limitada. Alguns estudos observacionais concluíram que essa divisão em quatro classes tem baixa acurácia em correlacionar o grau de perda volêmica com os sinais vitais.[13,14] Apesar disso, continua sendo uma ferramenta simples e didática para uma avaliação inicial prática e rápida do paciente politraumatizado.

Questionamentos sobre a confiabilidade dos sinais vitais na avaliação dos pacientes com choque hipovolêmico impulsionaram estudos sobre a utilidade do déficit de bases (DB) e do *Shock Index* (SI) (razão entre a frequência cardíaca e a pressão arterial sistólica) como abordagem inicial alternativa.[15,16]

Levando em consideração a tendência atual da terapia guiada por metas, esses trabalhos, baseados em bancos de dados de registros de atendimento de trauma, sugerem que o DB e o SI podem ser superiores à clássica classificação do ATLS em identificar o choque hipovolêmico e em predizer a necessidade de transfusão de produtos sanguíneos. Segundo um dos estudos, DB superior a 6 mmol/L esteve associado à maior necessidade de transfusão, enquanto um DB superior a 10 mmol/L, a uma taxa de transfusão maciça maior do que 50%.[15] O SI, por sua vez, pode ser considerado como indicador clínico de choque hipovolêmico, bem como indicador de risco de necessidade de transfusão e mortalidade em traumas não penetrantes, especialmente quando testes laboratoriais não estão disponíveis. Sendo assim, SI > ou = 1 esteve associado a aumento do necessidade de transfusão, e SI > ou = 1,4 apresentou taxa de transfusão maciça > 60%.[16] Esses trabalhos chamam atenção para as limitações da classificação do ATLS e para a necessidade de se utilizar outros instrumentos para estimar a gravidade da hemorragia aguda.

## Marcadores de perfusão tecidual e sua importância no contexto do choque hemorrágico

Em todo paciente com choque circulatório, a simples correção de dados macro-hemodinâmicos, como pressão arterial e frequência cardíaca, não garante adequada perfusão e oxigenação tecidual. Por isso, informações sobre os marcadores metabólicos são fundamentais no manejo desses pacientes.

O lactato, por exemplo, é um preditor independente de morbimortalidade, e se correlaciona com a gravidade do choque.[17,19] A hiperlactatemia encontrada no paciente grave, na maioria das vezes, reflete o déficit global de perfusão tecidual, uma vez que, em condições anaeróbias, a fosforilação oxidativa (processo dependente de oxigênio), diminui ou não ocorre. Desse modo, o piruvato é convertido a ácido láctico, levando ao aumento de seus níveis séricos. Entretanto, existem situações em que há elevação dos níveis de lactato sem relação à hipoperfusão, como o uso de alguns fármacos (metformina, propofol), disfunção da piruvato desidrogenase e disfunção hepática.[5,18]

O déficit de bases também é um indicador de hipóxia tecidual e estima a intensidade da acidose. Valores acima de 6 mmol/L indicam maior gravidade nos quadros de choque.[19] Conforme já exposto, o DB tem boa correlação com a gravidade do choque hipovolêmico e com a necessidade de transfusão.[15] Além disso, tem se mostrado superior ao valor do pH na avaliação da reversão da acidose e tem boa associação com mortalidade.[19]

A saturação venosa mista ($SvO_2$) e a saturação venosa central ($SvcO_2$) de oxigênio, cujos valores normais variam de 65 a 75%, refletem o equilíbrio entre a oferta e o consumo de $O_2$. Portanto, toda situação em que houver diminuição da oferta de $O_2$ (diminuição do débito cardíaco, da hemoglobina ou da saturação arterial de $O_2$) ou aumento do consumo de $O_2$ (dor, hipertermia, agitação, aumento da demanda metabólica), ocorrerá diminuição da $SvcO_2$ e da $SvO_2$, por conta de um aumento compensatório da extração tecidual de $O_2$.[20] Em geral, valores baixos podem significar prejuízo cardiocirculatório ou metabólico. Valores normais ou elevados, em contrapartida, não excluem hipóxia tecidual. É o caso da sepse, em que há *shunt* funcional na microcirculação. Em outras palavras, um defeito na extração tecidual de $O_2$ devido a falhas microcirculatórias e/ou mitocondriais, pode levar ao estado de má perfusão com $SvcO_2$ elevado. Logo, a interpretação das saturações venosas deve ser cautelosa e combinada aos sinais vitais e a outros marcadores relevantes.

Recentemente, alguns autores têm defendido que a diferença venoarterial de dióxido de carbono, ou $\Delta PCO_2$, pode ser um instrumento complementar na identificação de pacientes com hipoperfusão global persistente. Diferenças superiores a 6 mmHg sugerem um fluxo sanguíneo insuficiente, mesmo quando a $SvcO_2$ é normal ou elevada.[21] Alguns trabalhos mostram que a normalização da $SvcO_2$ isolada não é suficiente, e quando seu valor é maior que 70%, o $\Delta PCO_2$ pode ser útil em avaliar se o paciente está adequadamente ressuscitado.[22,23]

Outros autores ainda propõem que a razão entre o $\Delta PCO_2$ e a diferença entre o conteúdo arteriovenoso de $O_2$ ($\Delta PCO_2/\Delta CavO_2$) pode ser um parâmetro mais confiável para guiar o processo de ressuscitação. Isso porque o $\Delta PCO_2$ pode estar normal em estados de hipoperfusão e alto débito cardíaco, como no choque séptico e, inversamente, pode estar elevado em estados de perfusão tecidual normal, devido ao efeito Haldane (aumento do conteúdo sanguíneo de $CO_2$ conforme diminui o grau de saturação de hemoglobina pelo $O_2$).[24,25]

## Manejo do choque hemorrágico

Os objetivos principais do tratamento do choque hemorrágico consistem no controle do sangramento, na restauração na volemia e na prevenção e resolução de coagulopatias. Em um primeiro momento, pacientes hígidos com sangramento ativo devem ter seu volume intravascular restaurado, uma vez que a oxigenação tecidual só será comprometida com níveis muito baixos de Hb desde que o volume circulatório seja mantido. De modo geral, a terapêutica deve ser guiada pela taxa de sangramento e alterações em parâmetros hemodinâmicos.[7]

O conceito de "ressuscitação hemostática" consiste no processo de restauração e manutenção da perfusão tecidual do paciente que se apresenta com choque hemorrágico, com ênfase na preservação da coagulação. Os elementos dessa estratégia incluem controle rápido e precoce do sangramento, por meio da cirurgia para "controle de danos"; ressuscitação volêmica; prevenção e tratamento da coagulopatia.[26,27]

### Controle do sangramento

O princípio da cirurgia para controle de danos preconiza que os esforços para ressuscitação sejam hierarquizados, com o objetivo de manter o paciente vivo, minimizando o tempo e o estresse cirúrgico. No ambiente do centro cirúrgico, isso se traduz em uma intervenção cirúrgica inicial breve, que deve ser focada no controle anatômico do sangramento, e reparos definitivos devem ser adiados após a estabilização do quadro hemodinâmico. Uma combinação de técnicas cirúrgicas e angiográficas pode beneficiar pacientes com hemorragia maciça, especialmente em casos de injúrias vasculares, hepáticas e pélvicas.[28]

### Ressuscitação volêmica

O intuito da restauração do volume circulatório é manter adequada perfusão e, assim, minimizar a injúria celular. Isso porque perfusão e inflamação estão intimamente relacionadas, já que inflamação é uma consequência da hipóxia tecidual, da sobrecarga volêmica e da geração de espécies reativas de oxigênio durante a reperfusão.[28]

A estratégia restritiva inicial é a mais aceita em muitos centros de trauma. A utilização precoce de grandes quantidades de cristaloides é associada com aumento do sangramento (devido a um deslocamento de coágulos estáveis e à coagulopatia dilucional), disfunção cardíaca, piora da inflamação e outras complicações.[29]

A nona edição do ATLS traz algumas mudanças em relação à edição prévia no que diz respeito à fluidoterapia. Segundo a oitava edição, a ressuscitação volêmica inicial deveria ser agressiva, utilizando 2 L de cristaloide. Na nona edição, o termo "ressuscitação agressiva" foi eliminado e a quantidade de cristaloide sugerida passou a ser 1 L.[30]

O primeiro *trial* sobre hipotensão permissiva, que significou um marco na história da pesquisa sobre ressuscitação no trauma, foi publicado em 1994. Pacientes vítimas de trauma penetrante toracoabdominal que receberam mínima quantidade de fluidos sobreviveram mais que aqueles que receberam fluidoterapia convencional.[31] Posteriormente, em um outro *estudo* pacientes politraumatizados e hipotensos foram randomizados em dois grupos de acordo com o alvo da PAM durante a ressuscitação: 60 *versus* 80 mmHg. Não houve diferença na mortalidade entre os dois grupos.[32] Resultados preliminares de um terceiro *trial* em andamento mostrou benefícios em relação à estratégia restritiva, mantendo uma PAM de 50 mmHg, como diminuição de coagulopatia pós-operatória.[33] O grau de hipotensão que pode ser tolerado é incerto e existem dúvidas quanto à relação risco *versus* benefício da hipotensão permissiva em pacientes de alto risco, como aqueles com doença cardiovascular, idosos ou vítimas de trauma cranioencefálico.

Os cristaloides isotônicos são as soluções recomendadas como primeira escolha na ressuscitação volêmica de pacientes politraumatizados[34] e em cirurgias de grande porte,[35] diante da falta de benefícios comprovados das soluções coloides. A despeito do benefício teórico dos coloides em promover maior pressão coloidosmótica e ter efeito expansor plasmático mais duradouro, alguns coloides sintéticos, como os hidroxietilamidos, no trauma estiveram associados a coagulopatias. Desse modo, seu uso rotineiro no choque hemorrágico não encontra respaldo na literatura.

Apesar da ampla utilização da salina isotônica (0,9%), a preocupação a respeito dos efeitos da acidose hiperclorêmica, induzida pela infusão de grandes volumes dessa solução, abriu espaço para estudos sobre a superioridade das soluções cristaloides balanceadas. Defende-se que essas soluções apresentam propriedades físico-químicas que se aproximam da composição plasmática.[35] Entretanto, a necessidade de se substituir o ânion cloreto por outros ânions (como lactato, acetato ou gluconato) para manter a neutralidade eletroquímica faz com que tais soluções não sejam realmente balanceadas.[36] Dessa forma, a infusão de grandes volumes de soluções balanceadas pode desenvolver alcalose metabólica e hipotonicidade, cujas consequências clínicas não são claras. Estudos clínicos randomizados e controlados de larga escala são necessários para determinar a eficácia, segurança e os desfechos clínicos de soluções balanceadas comparadas à salina isotônica. Apesar da evidência limitada, o Ringer-lactato continua sendo o fluido de escolha em muitos centros de trauma, incluindo o Hospital das Clínicas da Faculdade de Medicina da Universidade de São Paulo (HC-FMUSP), conforme sugere o ATLS.[37]

## Concentrado de hemácias: quando transfundir?

O objetivo da transfusão de concentrado de hemácias (CH) é melhorar a oferta de oxigênio. O *trigger* transfusional clássico, Hb < 7 g/dL, se originou de um *trial* publicado em 1999, que concluiu que uma estratégia restritiva apresentou resultados similares, e talvez superiores, a uma estratégia liberal na mortalidade em 30 dias, com exceção de pacientes com infarto agudo do miocárdio (IAM) e angina instável.[38] Com base nos potenciais riscos inerentes à transfusão sanguínea, como reações transfusionais e transmissão de doenças infecciosas, outros trabalhos defendendo uma transfusão restritiva foram publicados posteriormente.

O último *guideline* da Sociedade Europeia de Anestesiologia sobre manejo do sangramento perioperatório sugere manter o nível de hemoblobina entre 7 e 9 g/dL.[39] O ATLS, por sua vez, recomenda transfundir CH quando a perda volêmica estimada for maior do que 30%.[37] No entanto, ainda não há evidências de alta qualidade que suportem essas recomendações. Na realidade, a transfusão de CH deve ser baseada no julgamento clínico, considerando o grau de perda sanguínea e os parâmetros macro e exames que refletem a micro-hemodinâmica do paciente.

## Prevenção e tratamento da coagulopatia

Após um sangramento maciço, a hipoperfusão tecidual resultante pode causar acidose devido a alterações inflamatórias e metabólicas. A acidose, por sua vez, prejudica a atividade de fatores de coagulação e inibe a geração de trombina. A hipotermia, condição comum em pacientes com choque hemorrágico e que receberam fluidos não aquecidos, exacerba o sangramento devido à alteração na função plaquetária e na atividade enzimática dos fatores de coagulação. Dessa forma, a acidose, a hipotermia e a coagulopatia constituem a "tríade letal", e devem ser combatidas no paciente com sangramento maciço.[40]

O íon de cálcio também exerce um papel importante na cascata de coagulação, além de regular numerosos processos celulares, como contração muscular, contratilidade cardíaca, atividade neuronal e regulação do tônus vasomotor.[41] Por isso, os níveis de cálcio ionizado devem ser monitorados e mantidos dentro dos limites normais durante o manejo do sangramento.[42]

Uma importante coagulopatia é achado comum em pacientes politraumatizados que morrem devido à exsanguinação após chegarem ao hospital vivos.[43] Um melhor conhecimento sobre a coagulopatia do trauma, cujos mecanismos envolvem ativação da via da proteína C e a fibrinólise mediada pelo endotélio lesado, levou ao surgimento de estratégias de ressuscitação que enfatizam um suporte precoce à coagulação. Na prática, isso se traduz na transfusão precoce e mais agressiva de plasma, plaquetas e concentrados de fatores de coagulação e na redução da utilização de cristaloides no tratamento.[40]

A necessidade de facilitar e acelerar a logística para disponibilidade de CH e plasma estimulou o desenvolvimento de Protocolos de transfusão maciça (PTM) na maioria dos grandes serviços de trauma. "Transfusão maciça" (TM) é o termo usado para transfusões de grande quantidade de hemocomponentes em pacientes com hemorragia grave não controlada. As definições mais comuns são: transfusão igual ou superior a 10 unidades de CH em 24 horas em paciente adulto; e reposição superior a 50% da volemia por produtos sanguíneos em 3 horas.[44,45]

A terapia padrão dos PTM consiste na transfusão de CH, plasma fresco congelado (PFC), plaquetas e, em alguns países, crioprecipitado. Uma das recomendações propõe a utilização de uma proporção fixa de PFC, CH e plaquetas, mas o melhor valor para essa razão ainda é controverso. Algumas evidências sugerem que a administração de CH:PFC:plaquetas deve ser realizada a uma razão de 1:1:1.[46,47] Contudo, a maioria dos estudos é retrospectiva e, consequentemente, são afetados por variações dos estudos clínicos casuística, metodologia do tratamento e sobrevivência.

Recentemente, um estudo observacional prospectivo (PROMMTT *study*) (48) demonstrou benefícios na mortalidade com razões de PFC:CH e plaquetas:CH > ou = 1:1 nas primeiras 6 horas, comparadas com razão de 1:2. Ou seja, a transfusão de altas proporções de PFC e plaquetas estiveram associadas à diminuição da mortalidade em pacientes vítimas de trauma. Existe um estudo clínico randomizado em andamento (PROPPR *study*) comparando a razão 1:1:1 com a razão 2:1:1 de CH:PFC:plaquetas. Os resultados desse estudo poderão elucidar a melhor razão para administração de hemocomponentes durante a transfusão maciça.

O outro procedimento vigente para transfusão maciça consiste no manejo da coagulação guiado por metas, utilizando concentrado de fibrinogênio (CF), concentrado de complexo protrombínico (CCP), ou mesmo de plasma fresco congelado, plaquetas e crioprecipitado; de acordo com medidas da tromboelastografia (TEG) ou da tromboelastometria (ROTEM).[49,50] Essa metodologia possibilita a medida quantitativa de componentes individuais do processo homeostático de modo rápido, além de detectar processos de hiperfibrinólise, que não podem ser individualizados pelos testes convencionais de coagulação (TP e TTPa).

Os testes laboratoriais tradicionais demoram pelo menos 30 a 60 minutos para estarem disponíveis e são cercados de limitações. O TTPa, por exemplo, pode estar prolongado em razão de deficiência de fatores de coagulação, deficiência de fibrinogênio, hipotermia, heparina ou hiperfibrinólise. Além disso, esses testes avaliam apenas a velocidade de formação do coágulo de fibrina, porém, não dão informações a respeito de propriedades mecânicas e funcionais do coágulo ao longo do tempo. Na realidade, embora o TP e o TTPa sejam amplamente utilizados, não há evidências de qualidade que confirmem sua utilidade para o diagnóstico de coagulopatia ou para guiar terapias hemostáticas.[51]

O uso de TEG/ROTEM tem sido relacionado à redução da necessidade de transfusão e de transfusão maciça em pacientes submetidos à cirurgia vascular e ao transplante hepático.[52,53] Não obstante, uma revisão da Cochrane concluiu que não há evidência de que TEG/ROTEM diminuem morbidade e mortalidade em pacientes submetidos à transfusão maciça.[54] Sendo assim, não há um consenso sobre o uso do TEG/ROTEM para monitorar e guiar a terapia desses pacientes.

## Terapias farmacológicas

A hiperfibrinólise foi identificada como importante contribuidora para mortalidade em pacientes politraumatizados com hemorragia severa.[55] Os agentes antifibrinolíticos, como o ácido tranexâmico (ATx), foram associados com redução da mortalidade nesses pacientes,[56] especialmente se administrados precocemente no processo do tratamento, nas primeiras 3 horas após o trauma.[57] O ATx também foi relacionado à redução de perda sanguínea em cesáreas e a diminuição do risco de progressão para hemorragia pós-parto severa.[58,59] Estudos menores mostraram que o Atx teve sucesso em reduzir perda sanguínea em pacientes pediátricos submetidos à cirurgia cardíaca[60] e à de escoliose.[61] O *guideline* sobre o manejo do sangramento perioperatório da Sociedade Europeia de Anestesiologia[39] determina a utilização de 20 a 25 mg/kg de Atx (grau de recomendação 1 A).

A importância da reposição de fibrinogênio no tratamento de sangramento maciço tem sido descrita em um número crescente de estudos em diversos cenários clínicos como trauma,[62] hemorragia obstétrica,[63] cirurgias cardíacas,[64] vasculares[65] e ortopédicas.[66] A suplementação de fibrinogênio pode ser realizada pela infusão de PFC, crioprecipitado ou concentrado de fibrinogênio (CF). Em geral, os concentrados de fatores de coagulação oferecem vantagens em relação aos hemocomponentes, como diminuição de complicações imunogênicas e infecciosas e a rápida disponibilidade. Por isso, em alguns países da Europa e nos Estados Unidos, o CF é preferencialmente utilizado na reposição de fibrinogênio. E o crioprecipitado, pelo fato de conter uma maior concentração de fibrinogênio do que o PFC, é frequentemente usado como opção terapêutica ao CF.[67] Apesar do crescente interesse no papel do fibrinogênio no sangramento maciço, a maioria dos trabalhos é retrospectiva ou apresenta um número limitado de participantes. Desse modo, estudos prospectivos, randomizados e controlados são necessários para esclarecer quais subpopulações se beneficiariam com a suplementação de fibrinogênio, quais as doses ideais e os *triggers* mais adequados.

O fator VII recombinante ativado (rFVIIa) foi aprovado pela Food and Drug Administration (FDA) para tratar sangramentos em pacientes com deficiência congênita do fator VII e em pacientes com hemofilia A ou B que possuem inibidores dos fatores VII e IX respectivamente. Entretanto, o rFVIIa tem sido usado em muitos cenários envolvendo a TM. Em diversos estudos clínicos, pacientes politraumatizados ou submetidos à cirurgia, o rFVIIa não mostrou melhora nos desfechos clínicos.[68,69] Adicionalmente, o rFVIIa tem sido associado a risco aumentado de eventos trombóticos.[70] Portanto, os riscos e benefícios acerca do uso de rFVII em pacientes submetidos à TM são incertos no momento.

## Monitorização da resposta volêmica

## Conclusões

O manejo de pacientes com choque hemorrágico tem sido extensamente estudado nos últimos anos, principalmente no contexto do trauma. As estratégias ideais de ressuscitação vêm sendo aperfeiçoadas e ainda são alvo de muitas pesquisas. A aplicabilidade dessas estratégias a populações não relacionadas ao trauma também tem sido foco de discussão. A Tabela 19.3 faz um resumo das principais condutas, conceitos mais recentes e perspectivas futuras sobre o tratamento do paciente com sangramento maciço.

Tabela 19.3: Principais condutas.

| Principais condutas |
|---|
| • Controle precoce do sangramento<br>• Ressuscitação volêmica inicial com cristaloides<br>• Hipotensão permissiva, quando possível (controverso)<br>• Evitar hipotermia, acidose e hipocalcemia<br>• Ácido tranexâmico deve ser administrado a pacientes com hemorragia traumática maciça (1g IV em 10 min + 1g IV nas 8 horas seguintes) nas primeiras 3 horas do trauma<br>• Transfusão de CH conforme grau de sangramento e parâmetros macro e micro-hemodinâmicos<br>• Administração precoce de PFC e plaquetas pode estar associada com diminuição de mortalidade (proporção de CH:PFC:plaquetas mais utilizada é 1:1:1) |
| **Conceitos recentes** |
| • Entendimento sobre "coagulopatia aguda do trauma" e hiperfibrinólise<br>• Uso de TEG/ROTEM para guiar terapia transfusional parece ser superior a testes tradicionais (TP/TTPa)<br>• Minimizar o uso de cristaloides em hemorragia maciça pode reduzir morbidade e mortalidade<br>• Ativação de PTM em populações não relacionadas ao trauma é frequente |
| **Perspectivas futuras** |
| • Validação dos PTM para populações não relacionadas ao trauma: hemorragia não traumática pode apresentar respostas fisiológicas diferentes, como ausência da "coagulopatia aguda do trauma"; a prática de transfusão na razão 1:1:1 pode não ser apropriada para esses pacientes<br>• Consenso sobre a melhor técnica (transfusão guiada por TEG/ROTEM *versus* transfusão baseada em proporções fixas)<br>• Estudos controlados sobre os cristaloides ideais (solução salina *versus* soluções balanceadas)<br>• Razão CH:PFC:plaquetas mais apropriada para cada tipo de população<br>• Estudos controlados sobre os benefícios da suplementação de fibrinogênio |

O choque hemorrágico é uma condição clínica potencialmente letal, que exige diagnóstico e intervenção precoces. Para isso, todos os profissionais envolvidos no atendimento do paciente com sangramento severo devem ser treinados e capacitados. É importante que o anestesiologista e o cirurgião tenham conhecimento dessa situação e das condutas apropriadas, para uma ação conjunta rápida e eficaz.

## Referências bibliográficas

1. Kauvar DS, Lefering R, Wade CE. Impact of hemorrhage on trauma outcome: an overview of epidemiology, clinical presentations, and therapeutic considerations. J Trauma 2006; 60: S3–11.
2. Krishnakumar S, Tampe P. Entry complications in laparoscopic surgery. J Gynec Endosc Surg. 2010;31(1):4 –11.
3. Simforoosh N, Basiri A, Ziaee SA, Tabibi A, Nouralizadeh A, Radfar MH, Sarhangnejad R, Mirsadeghi A. Major vascular injury in laparoscopic urology.JSLS. 2014 Jul-Sep;18(3).
4. Kobayashi L, Costantini TW, Coimbra R. Hypovolemic shock resuscitation. Surg Clin N Am 92 (2012) 1403–1423.
5. Cecconi M, De Backer D, Antonelli M, Beale R, Bakker J, Hofer C, et al. Consensus on circulatory shock and hemodynamic monitoring. Task force of the European Society of Intensive Care Medicine. Intensive Care Med. 2014;40:1795 –815.

6. Shafi S, Gentilello L. Hypotension does not increase mortality in brain-injured patients more than it does in non-brain-injured patients. J Trauma. 2005;59:830 – 834, discussion 834 – 835.
7. Gutierrez G, Reines HD, Wulf-Gutierrez ME. Clinical review: hemorrhagic shock. Crit Care. 2004;8:373–381.
8. Gonzalez EA, Jastrow KM, Holcomb JB, Kozar RA. Chapter 4: Hemostasis, surgical bleeding, and transfusion. In: Brunicardi FC, Andersen DK, Billiar TR, Dunn DL, Hunter JG, Matthews JB, Pollock RE, eds. Schwartz's Principles of Surgery. 9th ed. New York: McGraw-Hill; 2011.
9. Bruns B, Lindsey M, Rowe K, Brown S, Minei JP, Gentilello LM, Shafi S. Hemoglobin Drops Within Minutes of Injuries and Predicts Need for an Intervention to Stop Hemorrhage. J Trauma. 2007 Aug;63(2):312-5.
10. Ryan ML, Thorson CM, Otero CA, Vu T, Schulman CI, Livingstone AS, Proctor KG. Initial hematocrit in trauma: a paradigm shift? J Trauma Acute Care Surg. 2012 Jan;72(1):54-9.
11. American College of Surgeons, Committee on Trauma: Advanced Trauma Life Support for Doctors: Student Course Manual. 8 edition. Chicago: American College of Surgeons; 2008.
12. Kortbeek JB, Al Turki S, Ali J, Antoine J, Bouillon B, Brasel K, Brenneman F, Brink PR, Brohi K, Burris D, Burton R, Chapleau W, Cioffi W, Collet e Silva FDS, Cooper A, Cortes J, Eskesen V, Fildes J, Gautam S, Gruen RL, Gross R, Hansen KS, Henny W, Hollands MJ, Hunt RC, Jover Navalon JM, Kaufmann CR, Knudson P, Koestner A, Kosir R, et al: Advanced trauma life support, 8th edition, the evidence for change. J Trauma 2008, 64:1638-1650.
13. Mutschler M, Nienaber U, Brockamp T, Wafaisade A, Wyen H, Peiniger S, et al. A critical reappraisal of the ATLS classification of hypovolaemic shock: does it really reflect clinical reality? Resuscitation 2013;84(3):309–13.
14. Guly HR, Bouamra O, Spiers M, Dark P, Coats T, Lecky FE, et al. Vital signs and estimated blood loss in patients with major trauma: testing the validity of the ATLS1 classification of hypovolaemic shock. Resuscitation 2011;82:556–9.
15. Mutschler, et al. Renaissance of base deficit for the initial assessment of trauma patients: a base deficitbased classification for hypovolemic shock developed on data from 16,305 patients derived from the TraumaRegister DGU® Critical Care 2013, 17:R42.
16. Mutschler M, Nienaber U, Münzberg M, Wölfl C, Schoechl H, Paffrath T, Bouillon B, Maegele M; TraumaRegister DGU. The Shock Index revisited - a fast guide to transfusion requirement? A retrospective analysis on 21,853 patients derived from the TraumaRegister DGU. Crit Care. 2013 Aug 12;17(4):R172. doi: 10.1186/cc12851.
17. Nichol, et al. Relative hyperlactatemia and hospital mortality in critically ill patients: a retrospective multi-centre study. Critical Care 2010, 14:R25.
18. Mendonça MRF. Regulação da Microcirculação e Monitorização da Perfusão tecidual, in Cangiani LM, Slullitel A, Potério GMB, Pires OC, Ferez D, Callegari DC, Posso IM, Nogueira CS - Tratado de Anestesiologia SAESP, 7. ed. São Paulo, Editora Atheneu, 2011, 2609-2619.
19. Smith I, Kumar P, Molloy S, Rhodes A, Newman PJ, Grounds RM, Bennett ED.
Base excess and lactate as prognostic indicators for patients admitted to intensive care. Intensive Care Med. 2001 Jan;27(1):74-83.
20. van Beest, et al. Clinical review: use of venous oxygen saturations as a goal – a yet unfi nished puzzle. Critical Care 2011, 15:232.
21. Vallet B, Pinsky MR, Cecconi M. Resuscitation of patients with septic shock: please "mind the gap"!mIntensive Care Med, 2013, 39:1653-1655.
22. Futier E, Robin E, Jabaudon M, Guerin R, Petit A, Bazin JE, Constantin JM, Vallet B. Central venous O2 saturation and venous-toarterial CO2 difference as complementary tools for goal-directed therapy during high-risk surgery. Critical Care 2010, 14: R193.
23. Vallée F, Vallet B, Mathe O, Parraguette J, Mari A, Silva S, Samii K, Fourcade O, Genestal M. Central venous-to-arterial carbon dioxide difference: an additional target for goal-directed therapy in septic shock? Intensive care Med, 2008 Dec; 34(12): 2218-25
24. G. Hernandez A. Bruhn, D. De Backer. Combination of arterial lactate levels and venous-arterial CO2 to arterial-venous O2 content difference ratio as markers of resuscitation in patients with septic shock, Intensive Care Med, 2015, 41:796–805
25. Mesquida J, Saludes P, Gruartmoner G, Espinal C, Torrents E, Baigorri F, Artigas A. Central venous-to-arterial carbon dioxide difference combined with arterial-to-venous oxygen content difference is associated with lactate evolution in the hemodynamic resuscitation process in early septic shock. Critical Care (2015) 19:126.
26. Morse BC, Dente CJ, Hodgman EI, et al. Outcomes after massive transfusion in nontrauma patients in the era of damage control resuscitation. American Surgeon, 2012, 78: 679-684.
27. Dutton RP. Haemostatic resuscitation. British Journal of Anaesthesia, 2012, 109 (S1): i39 – i46.
28. Gruen RLG, Brohi K, Schreiber M, Balogh ZJ, Pitt V, Narayan M, Maier RV. Haemorrhage control in severely injured patients. Lancet. 2012 Sep 22;380(9847):1099-108.

29. Cotton BA, Guy JS, Morris Jr JA, Abumrad NN. The cellular, metabolic, ans systemic consequences of aggressive fluid resuscitation strategies. Shock 2006, 26:15-21.
30. ATLS Subcommittee; American College of Surgeons' Committee on Trauma; International ATLS working group. Advanced trauma life support (ATLS®): the ninth edition. J Trauma Acute Care Surg. 2013 May; 74(5):1363-6.
31. Bickell WH, Wall MJ Jr, Pepe PE, et al. Immediate versus delayed resuscitation fo hypotensive patients with penetrating torso injuries. N Engl J Med 1994, 331: 1105-9.
32. Dutton RP, Mackenzie CF, Scalea TM. Hypotensive resuscitation during active haemorrhage: impact on in-hospital mortality. J Trauma 2002; 52: 1141-6.
33. Morrison CA, Carrick MM, Norman MA, Scott BG, Welsh FJ, Tsai P, Liscum KR, Wall MJ Jr, Mattox KL. Hypotensive resuscitation strategy reduces transfusion requirements and severe postoperative coagulopathy in trauma patients with hemorrhagic shock: preliminary results of a randomized controlled trial. J Trauma. 2011 Mar;70(3):652-63.
34. American College of Surgeons Committee on Trauma. Advanced Trauma Life Support for Doctors. American College of Surgeons Committee on Trauma, 2012.
35. Powell-Tuck J, Gosling P, Lobo DN, et al. British Consensus Guidelines on Intravenous Fluid Therapy for Adult Surgical Patients (GIFTASUP). March, 2011.
36. Guidet B, Soni N, Della RG et al. A balanced view of balanced solutions. Crit Care 2010; 14: 325.
37. Kortbeek JB, Al Turki SA, Ali J, Antoine JA, et al. Advanced trauma life support, 8th edition, the evidence for change. J Trauma. 2008 Jun;64(6):1638-50.
38. Hebert PC, Wells G, Blajchman MA. A multicenter, randomized, controlled clinical trial of transfusion requirements in critical care. New Engl Journal Med 1999, 340: 1056.
39. Kozek-Langenecker SA, Afshari A. Management of severe perioperative bleeding: guidelines from the European Society of Anaesthesiology. European Journal of Anaesthesiology 2013; 30: 270-382.
40. Duchesne JC, McSwain NE Jr, Cotton BA, Hunt JP, Dellavolpe J, Lafaro K, Marr AB, Gonzalez EA, Phelan HA, Bilski T, Greiffenstein P, Barbeau JM, Rennie KV, Baker CC, Brohi K, Jenkins DH, Rotondo M. Damage Control Resuscitation: The New Face of Damage Control. J Trauma. 2010 Oct;69(4):976-90.
41. Vincent JL, Bredas P, Jankowski S, Kahn RJ. Correction of hypocalcemiain the critically ill: what is the hemodynamic benefit? Intensive Care Med 1995; 21: 838-841.
42. Spahn DR, Bouillon B, Cerny V, Coats TJ, Duranteau J, Fernández-Mondéjar E, Filipescu D, Hunt BJ, Komadina R, Nardi G, Neugebauer E, Ozier Y, Riddez L, Schultz A, Vincent JL, Rossaint R. Management of bleeding and coagulopathy following major trauma: an updated Europeanguideline. Crit Care. 2013 Apr 19; 17(2): R76.
43. Cosgriff N, Moore EE, Sauaia A, Kenny-Moynihan M, Burch JM, Galloway B. Presenting life-threatening coagulopathy in the massivelt transfused trauma patient: hypothermia and acidoses revisited. J Trauma 1997; 42: 875-61.
44. Raymer JM, Flynn LM, Martin RF. Massive transfusion of blood in the surgical patient. Surf Clin North Am 2012; 92: 221-34.
45. Seghatchian J, Samama MM. Massive transfusion: an overview of the main characteristics and potential risks associated with substances used for correction of a coagulopathy. Transfus Apher Sci 2012. 46: 235-43.
46. Borgman MA, Spinella PC, Perkins JG, Grathwohl KW, Repine T, Beekley AC, Sebesta J, Jenkins D, Wade CE, Holcomb JB. The ratio of blood products transfused affects mortality in patients receiving massive transfusions at a combat support hospital. J Trauma. 2007 Oct;63(4):805-13.
47. Holcomb JB1, Wade CE, Michalek JE, et al. Increased plasma and platelet to red blood cell ratios improves outcome in 466 massively transfused civilian trauma patients. Ann Surg. 2008 Sep;248(3):447-58
48. Holcomb JB, del Junco DJ, Fox EE, Wade CE, Cohen MJ, Schreiber MA, Alarcon LH, Bai Y, Brasel KJ, Bulger EM, Cotton BA, Matijevic N, Muskat P, Myers JG,Phelan HA, White CE, Zhang J, Rahbar MH; PROMMTT Study Group. The prospective, observational, multicenter, major trauma transfusion (PROMMTT) study: comparative effectiveness of a time-varying treatment with competing risks. JAMA Surg. 2013 Feb; 148(2):127-36.
49. Schöchl H, Forster L, Woidke R, Solomon C, Voelckel W: Use of rotation thromboelastometry (ROTEM) to achieve successful treatment of polytrauma with fibrinogen concentrate and prothrombin complex concentrate. Anaesthesia 2010, 65:199-203. 12.
50. Schöchl H, Nienaber U, Hofer G, Voelckel W, Jambor C, Scharbert G, KozekLangenecker S, Solomon C: Goal-directed coagulation management of major trauma patients using thromboelastometry (ROTEM(R))-guided administration of fibrinogen concentrate and prothrombin complex concentrate. Crit Care 2010, 14:R55.
51. Haas T, Fries D, Tanaka KA, Asmis L, Curry NS, Schöchl H. Usefulness of standard plasma coagulation tests in the management of perioperative coagulopathic bleeding: is there any evidence? Br J Anaesth. 2015 Feb;114(2):217-24.

52. Girdauskas E, Kempfert J, Kuntze T, et al. Thromboelastometrically guided transfusion protocol during aortic surgery with circulatory arrest: a prospective, randomized trial. J Thorac Cardiovasc Surg 2010; 140: 1117–24.e2.
53. Wikkelsoe AJ, Afshari A, Wetterslev J, Brok J, Moeller AM. Monitoring patients at riskofmassive transfusion with thrombelastography or thromboelastometry: a systematic review. Acta Anaesthesiol Scand 2011; 55: 1174–89.
54. Afshari A,Wikkelso A, Brok J, Moller AM,Wetterslev J. Thrombelastography (TEG) or thromboelastometry (ROTEM) to monitor haemotherapy versus usual care in patients with massive transfusion. Cochrane Database Syst Rev 2011; CD007871.
55. Kashuk JL, Moore EE, Sawyer M, Wohlauer M, Pezold M, Barnett C, Biffl WL, Burlew CC, Johnson JL, Sauaia A. Primary fibrinolysis is integral in the pathogenesis of the acute coagulopathy of trauma. Ann Surg. 2010 Sep;252(3):434-42.
56. CRASH-2 trial collaborators, Shakur H, Roberts I, Bautista R, Caballero J, Coats T, Dewan Y, El-Sayed H, Gogichaishvili T, Gupta S, Herrera J, Hunt B, Iribhogbe P, Izurieta M, Khamis H, Komolafe E, Marrero MA, Mejía-Mantilla J, Miranda J, Morales C, Olaomi O, Olldashi F, Perel P, Peto R, Ramana PV, Ravi RR, Yutthakasemsunt S. Effects of tranexamic acid on death, vascular occlusive events, and blood transfusion in trauma patients with significant haemorrhage (CRASH-2): a randomised, placebo-controlled trial.Lancet. 2010 Jul 3;376(9734):23-32.
57. Roberts I, Shakur H, Afolabi A, et al. The importance of early treatment with tranexamic acid in bleeding trauma patients: an exploratory analysis of the CRASH-2 randomised controlled trial. Lancet 2011; 377: 1096–101, 1101. e1–2.
58. Roberts I, Ker K. Tranexamic acid for postpartum bleeding. Int J Gynaecol Obstet 2011; 115: 220–1.
59. Ducloy-Bouthors AS, Jude B, Duhamel A, et al. High-dose tranexamic acid reduces blood loss in postpartum haemorrhage. Crit Care 2011; 15: R117.
60. Pasquali SK, Li JS, He X, et al. Comparative analysis of antifibrinolyticmedications in pediatric heart surgery. J Thorac Cardiovasc Surg 2012; 143: 550–7.
61. Sethna NF, Zurakowski D, Brustowicz RM, Bacsik J, Sullivan LJ, Shapiro F. Tranexamic acid reduces intraoperative blood loss in pediatric patients undergoing scoliosis surgery. Anesthesiology 2005; 102: 727–32.
62. Schochl H, Nienaber U, Hofer G, Voelckel W, Jambor C, Scharbert G, Kozek-Langenecker S, Solomon C. Goal-directed coagulation management of major trauma patients using thromboelastometry (ROTEM(R))-guided administration of fibrinogen concentrate and prothrombin complex concentrate. Crit Care 2010;14:R55.
63. Bell SF, Rayment R, Collins PW, Collis RE. The use of fibrinogen concentrate to correct hypofibrinogenaemia rapidly during obstetric haemorrhage. Int J Obstet Anesth 2010; 19:218 –23.
64. Solomon C, Pichlmaier U, Schoechl H, Hagl C, Raymondos K, Scheinichen D, Koppert W, Rahe-Meyer N. Recovery of fibrinogen after administration of fibrinogen concentrate to patients with severe bleeding after cardiopulmonary bypass surgery. Br J Anaesth 2010;104:555– 62.
65. Rahe-Meyer N, Solomon C, Winterhalter M, Piepenbrock S, Tanaka K, Haverich A, Pichlmaier M. Thromboelastometryguided administration of fibrinogen concentrate for the treatment of excessive intraoperative bleeding in thoracoabdominal aortic aneurysm surgery. J Thorac Cardiovasc Surg 2009;138: 694 –702.
66. Mittermayr M, Streif W, Haas T, Fries D, Velik-Salchner C, Klingler A, Oswald E, Bach C, Schnapka-Koepf M, Innerhofer P. Hemostatic changes after crystalloid or colloid fluid administration during major orthopedic surgery: the role of fibrinogen administration. Anesth Analg 2007;105:905–17.
67. Levy JH, Szlam F, Tanaka KA, Sniecienski RM. Fibrinogen and hemostasis: a primary hemostatic target for the management of acquired bleeding.Anesth Analg. 2012 Feb;114(2):261-74.
68. Boffard KD, Riou B, Warren B, et al. Recombinant factor VIIa as adjunctive therapy for bleeding control in severely injured trauma patients: two parallel randomized, placebo-controlled, doubleblind clinical trials. J Trauma 2005; 59: 8 –15; discussion 15–8 68.
69. Hauser CJ, Boffard K, Dutton R, et al. Results of the CONTROL trial: efficacy and safety of recombinant activated factor VII in the management of refractory traumatic hemorrhage. J Trauma 2010; 69: 489–500.
70. Levi M, Levy JH, Andersen HF, Truloff D. Safety of recombinant activated factor VII in randomized clinical trials. N Engl J Med 2010; 363: 1791–800.

# Parada Cardiorrespiratória no Intraoperatório

20

Felipe Machado Chiodini
Miriam M. Novaes
Matheus Fachini Vane

## Introdução

Nesse capítulo, discute-se caso de parada cardiorrespiratória no intraoperatório de correção endovascular de aneurisma de aorta abdominal. Abordam-se as particularidades da identificação da ocorrência de parada cardiorrespiratória no ambiente do centro cirúrgico, a importância de identificação da causa sempre que possível, e os protocolos preconizados pela American Heart Association (AHA) para sua condução, aumentando as chances de reversão com mínimas sequelas.

## Apresentação do caso

Paciente do sexo masculino, 57 anos, 72 quilos (kg), estado físico ASA 2 por antecedentes de hipertensão arterial sistêmica (HAS) e tabagista (30 maços ao ano). Em uso de bloqueador de angiotensina 10 mg a cada 12 horas. Foi internado para ser submetido à correção de aneurisma de aorta abdominal infrarrenal de 5,7 cm com endoprótese. Encontrava-se sem queixas. Exames laboratoriais, eletrocardiograma e radiografia de tórax pré-operatórios dentro dos limites de normalidade.

Foi administrada medicação pré-anestésica com 7,5 mg de midazolam 0,5% intramuscular, com bom resultado. Na sala de operação, foi realizada monitorização com cardioscópio, oxímetro de pulso e medida não invasiva da pressão arterial. Foi realizada indução anestésica com fentanil, propofol e ciastracúrio, seguida de intubação orotraqueal sem intercorrências e monitorização por capnografia ($ETCO_{2)}$. Para a manutenção da anestesia, foram utilizados sevoflurano associado a oxigênio ($O_2$) com fração de inspiração de $O_2$ de 45%. Cateterizada artéria radial esquerda para monitorização da pressão arterial invasiva e passagem de cateter venoso central em veia jugular interna esquerda, sem intercorrências. Também feito controle da diurese por meio de sonda vesical de demora (SVD) e da temperatura com manta térmica associada ao termômetro esofágico.

Após 270 minutos de cirurgia, o paciente apresentou à cardioscopia bradicardia sinusal com frequência cardíaca de 33 batimentos por minuto (bpm) associada à diminuição da ETCO2 para 9 mmHg; quadro que evolui para assistolia em poucos segundos. Identificada parada cardiorrespiratória e prontamente iniciadas as manobras de reanimação cardiopulmonar (RCP) como preconizado pela AHA. A duração da parada cardiorrespiratória foi de 25 minutos, tendo sido necessárias seis doses de 1 mg de adrenalina 0,1% por via venosa (feitas a intervalos de 3 a 5 minutos). Realizado suporte hemodinâmico pós-parada cardiorrespiratória.

Depois de 20 minutos do retorno da circulação espontânea, o ritmo se converteu em fibrilação ventricular. Realizados desfibrilação e protocolos validados pela AHA. Após um ciclo de RCP, apresentou atividade elétrica regular com pulsos carotídeos e femorais amplos, saturação de $O_2$ 84%, frequência cardíaca (FC) de 125 bpm, pressão arterial média (PAM) 40 mmHg, pupilas midriáticas e não fotorreagentes. Otimizada a ventilação, feita infusão de 1.000 mL cristaloides e norepinefrina 2 mcg/kg/min e solicitados exames laboratoriais, eletrocardiograma e radiografia de tórax.

O paciente permaneceu estável por cerca de 30 minutos, quando evoluiu para atividade elétrica sem pulso (AESP), desta vez sem resposta às manobras de ressuscitação cardiopulmonar.

## Discussão

A parada cardiorrespiratória é definida pela AHA como a "cessação súbita e inesperada da atividade mecânica ventricular útil e suficiente". É um quadro súbito, que pode ser reversível, se houver pronta tentativa adequada de ressuscitação.[1]

Em anestesia, a primeira parada cardíaca data de 28 de janeiro de 1848 em uma jovem saudável durante um simples procedimento para tratamento de onicocriptose, popularmente conhecida como unha encravada. Essa primeira parada cardíaca ocorreu aproximadamente 15 meses depois da descoberta do éter e 2 meses após a demonstração do uso de clorofórmio, ou seja, parada cardiorrespiratória e anestesia são temas que comumente andam juntos. Àquela época e por vários anos conseguintes, a causa de óbito anestésico era sempre tida como doses inadequadas de anestésicos, que desencadeavam depressão respiratória e, consequentemente, circulatória. Os efeitos diretos dos anestésicos sobre o miocárdio ainda não eram reconhecidos, sendo descritos somente após 60 anos da descoberta da anestesia.[2]

Quanto às manobras para tratamento da parada cardiorrespiratória, a primeira tentativa documentada de se tentar evitar a morte súbita e inesperada data de 1740, quando a Paris Academy of Sciences recomendou a respiração boca a boca em afogados. No entanto, foi necessário mais de século e meio para que, em 1903, houvesse o primeiro relato de compressões torácicas externas para pacientes com parada cardíaca. Nesse último século, as principais sociedades médicas de especialidades relacionadas ao tema têm se engajado no treinamento e aperfeiçoamento de técnicas de RCP.

## Epidemiologia

A incidência de parada cardiorrespiratória varia na literatura. Segundo os Arquivos Brasileiros de Cardiologia, as doenças cardiovasculares são responsáveis por 31% da mortalidade total da população, sendo estimado que mais da metade de tais eventos ocorra de forma súbita, levando à parada cardiorrespiratória. A sobrevida média dessa ocorrência em ambiente não hospitalar é de 6,4%, com variação a depender do local. Esse dado sofre influência de vários fatores, sendo o de educação da população em suporte básico de vida (SBV) o de impacto imediato mais evidente.[3,4]

Um estudo conduzido em hospitais do Reino Unido estimou que durante a internação hospitalar, o número de paradas cardiorrespiratórias chegue a 1,6 eventos para cada 1.000 internações,[5] sendo pior no cenário perioperatório, no qual os relatos variam de 1:82 até 1:2.500. Causas para essa variação incluem o estado físico da população de pacientes avaliada, o tipo de cirurgia realizada e a disponibilidade de recursos humanos e materiais. Felizmente, o número de paradas cardíacas no intraoperatório vem diminuindo nas últimas décadas em todos os países e no Brasil, porém ainda com valores superiores à média das outras populações hospitalares. Essa queda tem sido fruto de uma incorporação de tecnologias, melhor treinamento das equipes e melhor monitorização dos pacientes, o que permite detectar e reverter precocemente situações que poderiam levar a uma parada cardiorrespiratória.[6] Assim, os dados estatísticos colocam o anestesiologista como o profissional médico que lida mais frequentemente com parada cardiorrespiratória proporcionalmente às outras especialidades. Assim, o rápido diagnóstico, a identificação das causas e o conhecimento dos protocolos de tratamento são habilidades fundamentais para todos os anestesiologistas.

## Identificação da parada cardiorrespiratória

Segundo os protocolos da AHA, a identificação do paciente em parada cardiorrespiratória começa com avaliação da responsividade e observação de movimentos respiratórios. Se ambos ausentes, deve-se solicitar ajuda e, então, checar pulso carotídeo.[7]

O tratamento da parada cardiorrespiratória no intraoperatório é diferente de outros ambientes hospitalares, já que, durante a cirurgia a ocorrência é, em geral, testemunhada e frequentemente antecipada. O paciente, na maioria dos casos, está sob anestesia geral ou sedação, o que impossibilita a avaliação de resposta ou de movimentos respiratórios. Assim, são usados outros métodos para se suspeitar do diagnóstico de parada cardiorrespiratória: alteração do ritmo do cardioscópio, perda de onda de pulso durante 10 segundos, diminuição brusca ou cessação da fração expirada de dióxido de carbono ($ETCO_2$). No entanto, todos esses parâmetros podem ser afetados por outras condições clínicas ou falseados em situações que, na realidade, não são emergenciais, por exemplo, quando o sensor do oxímetro, o cateter de pressão arterial invasiva e o manguito para mensuração da pressão arterial não invasiva são colocados no mesmo membro: o insuflar do manguito faz sumir o sinal da pressão arterial invasiva e a curva da oximetria, podendo falsear uma parada cardiorrespiratória. A situação pode se complicar ainda mais caso, neste momento, se inicie o uso do bisturi com interferência na cardioscopia. Com isso, mesmo durante a anestesia, o método de diagnóstico real da parada cardiorrespiratória ainda é a checagem de um pulso central, como o carotídeo.

## Protocolos de atendimento

A cadeia de sobrevivência, preconizada pela AHA, é capaz de diminuir a morbimortalidade associada à parada cardiorrespiratória. Essa cadeia prioriza a identificação precoce da ocorrência, solicitação de ajuda para o atendimento, RCP de qualidade, desfibrilação precoce e cuidados pós-parada cardiorrespiratória. Para isso, foram elaborados protocolos intra-hospitalares de Suporte Avançado de Vida Cardiovascular (SAVC-ACLS), que são revisados a cada 5 anos para incluir novas evidências. Espera-se que até o término do ano de 2015 novos protocolos sejam lançados.

Assim, após a identificação da parada cardiorrespiratória são preconizados protocolos de atendimento que estão resumidos nas Tabelas 20.1 e 20.2. Eles são divididos em dois grupos que enquadram a fibrilação ventricular (FV) e a taquicardia ventricular (TV) sem pulso, em um grupo; e a atividade elétrica sem pulso (AESP) e assistolia, em outro (Figura 20.1). O grupo 1 consiste nos "ritmos chocáveis", ou seja, em que a desfibrilação é necessária. No grupo 2, enquadram-se os "ritmos não chocáveis", nos quais a desfibrilação é desaconselhada. Para finalidades didáticas apenas e facilitação da fixação, resume-se a desfibrilação como um *reset* no ritmo cardíaco. Portanto, situações em que o ritmo é caótico, com diversos focos se despolarizam ao mesmo tempo e nenhum leva à FV ou quando há uma condução elétrica de tão alta frequência que não há tempo para o miocárdio contrair (TV sem pulso), são como erros que na atividade elétrica do coração, em que um *reset* pode lhe devolver a atividade elétrica normal, sendo, portanto, esses os ritmos potencialmente tratados com desfibrilação. Ritmos não responsivos ou que não têm atividade elétrica (assistolia) têm poucas possibilidades de reversão.

Tabela 20.1: Tratamento da parada cardiorrespiratória em pacientes com FV e TV. Adaptada de American Heart Association.[1] Parada cardiorrespiratória em FV e TV sem pulso ("chocáveis").

| Conduta | Resultado durante a parada cardiorrespiratória |
|---|---|
| 1. Conferir a responsividade e movimentos respiratórios | Ausentes |
| 2. Pedir ajuda avançada/acionar código azul | Time de resposta rápida |
| 3. Verificar pulso central por 5 a 10 segundos | Pulso ausente |
| 4. Iniciar RCP: 30 compressões: 2 ventilações (se já inserida via aérea avançada, no mínimo de 100 compressões torácicas por minuto e 8-10 respirações por minuto dessincronizados), caso o desfibrilador não esteja disponível. Se houver disponibilidade de desfibrilador, a prioridade será a desfibrilação e, em seguida, a compressão torácica. | Ciclos de 2 minutos |
| 5. Após 2 minutos de RCP: conferir o ritmo:<br># FV: desfibrilação com 360 J em desfibrilador monofásico ou 200 J em bifásico<br># TV sem pulso: desfibrilação com 360 J em desfibrilador monofásico ou 200 J em bifásico | TV é um ritmo passível de pulso: checar pulso central |
| 6. Imediatamente retornar à RCP e considerar causas para a parada cardiorrespiratória | Voltar ao item 4 |
| 7. Interromper RCP se retorno à circulação espontânea ou se acordado com a equipe, segundo as condições clínicas do paciente e os esforços de ressuscitação | |
| Medicações endovenosas em bolo com elevação do membro:<br># Epinefrina: para FV/TV refratárias à desfibrilação (pode-se substituir a 1ª ou 2ª dose por 40 unidades de vasopressina)<br># Amiodarona: para FV/TV refratárias à epinefrina | 1 mg IV a cada 3 a 5 min.<br>1ª dose: 300 mg IV<br>2ª dose: 150 mg IV (após 3 a 5 min.) |

Apenas para uma questão mnemônica, após a checagem de ritmo, com ou sem a desfibrilação, cada ciclo de 2 minutos deve se concentrar no algoritmo CAD-5, sendo:

- C- Compressões eficazes (30:2, se não IOT ou > 100 se IOT), lembrando sempre de checar a eficácia com os parâmetros objetivos ($EtCO_2$ > 10 mmHg, pressão perfusão coronariana > 15 mmHg, pressão arterial diastólica 20 mmHg ou saturação venosa central de oxigênio > 30%). As compressões são o foco principal da qualidade da RCP. Deve-se a todo momento gerenciar a qualidade da compressão com parâmetros objetivos e subjetivos!

- A- Vias aéreas – Ventilações no intervalo adequado (duas ventilações a cada 30 compressões, se não IOT ou uma ventilação a cada 6 segundos, se intubado). Vale ressaltar a importância de não hiperventilar, uma vez que essa manobra aumenta a pressão intratorácica, diminuindo o retorno venoso e piorando o débito gerado pela compressão cardíaca. Lembrar, neste ponto, de verificar novamente o $EtCO_2$, verificando se o paciente continua intubado e se a compressão está eficaz.
- D- Drogas – Administrar a medicação conforme o ritmo de PC, sendo administrada uma dose de adrenalina a cada 3-5 minutos. Nos protocolos atuais de parada cardiorrespiratória, em especial FV e TV sem pulso, recomenda-se retardar a 1ª dose de epinefrina para o 2º ciclo, mesmo com acesso endovenoso disponível, pois, caso haja retorno à circulação espontânea no 1º ciclo, evita-se uma exposição desnecessária a altas doses de epinefrina. Recentemente, um estudo publicado mostrou que a dose de epinefrina usada isoladamente pode causar lesão miocárdica, evidenciada por aumento significativo de troponina, ou seja, a epinefrina usada em altas doses pode causar uma lesão miocárdica unicamente adrenérgica.[8] Assim, deve-se respeitar o tempo correto da medicação, sendo feita apenas a cada 3 a 5 minutos, ou, para deixar mais claro, ciclo sim, ciclo não.
- 5 – 5H´s e 5T´s – Todo paciente que tem uma parada cardiorrespiratória intraoperatória tem uma causa que, muitas vezes, é passível de tratamento. Assim, são fundamentais a procura e o tratamento das possíveis causas para o evento adverso. As causas serão detalhadas ao longo deste texto.

Tabela 20.2: Tratamento da parada cardiorrespiratória em pacientes com AESP e assistolia. Adaptada de American Heart Association.[1] Parada cardiorrespiratória em AESP e assistolia.

| Conduta | Resultado durante a parada cardiorrespiratória |
|---|---|
| 1. Verificar responsividade e movimentos respiratórios | Ausentes |
| 2. Pedir ajuda avançada/acionar código azul | Time de resposta rápida |
| 3. Checar pulso central por 5 a 10 segundos | Pulso ausente |
| 4. Iniciar RCP: 30 compressões: 2 ventilações (se já inserida via aérea avançada, no mínimo 100 compressões torácicas por minuto e 8-10 respirações por minuto dessincronizados) | Ciclos de 2 minutos |
| 5. Após 2 minutos de RCP: verificar o ritmo:<br># ritmo organizado: chegar pulso central por 5 a 10 segundos. Se ausente, diagnosticar atividade elétrica sem pulso (AESP)<br># "linha reta": aumentar o ganho na eletrocardiografia, mudar a derivação e checar as conexões do cardioscópio. Se ainda "linha reta", diagnosticar assistolia | Sempre checar o pulso se ritmo organizado |
| 6. Imediatamente retornar à RCP e considerar causas para a parada cardiorrespiratória | Voltar ao item 4 |
| 7. Interromper RCP se retorno à circulação espontânea ou se acordado com a equipe, segundo as condições clínicas do paciente e os esforços de ressuscitação | |
| Medicações endovenosas em bolo com elevação do membro:<br># Epinefrina: para FV/TV refratárias à desfibrilação<br>(pode-se substituir a 1ª ou 2ª dose por 40 unidades de vasopressina) | 1 mg IV a cada 3 a 5 min. |

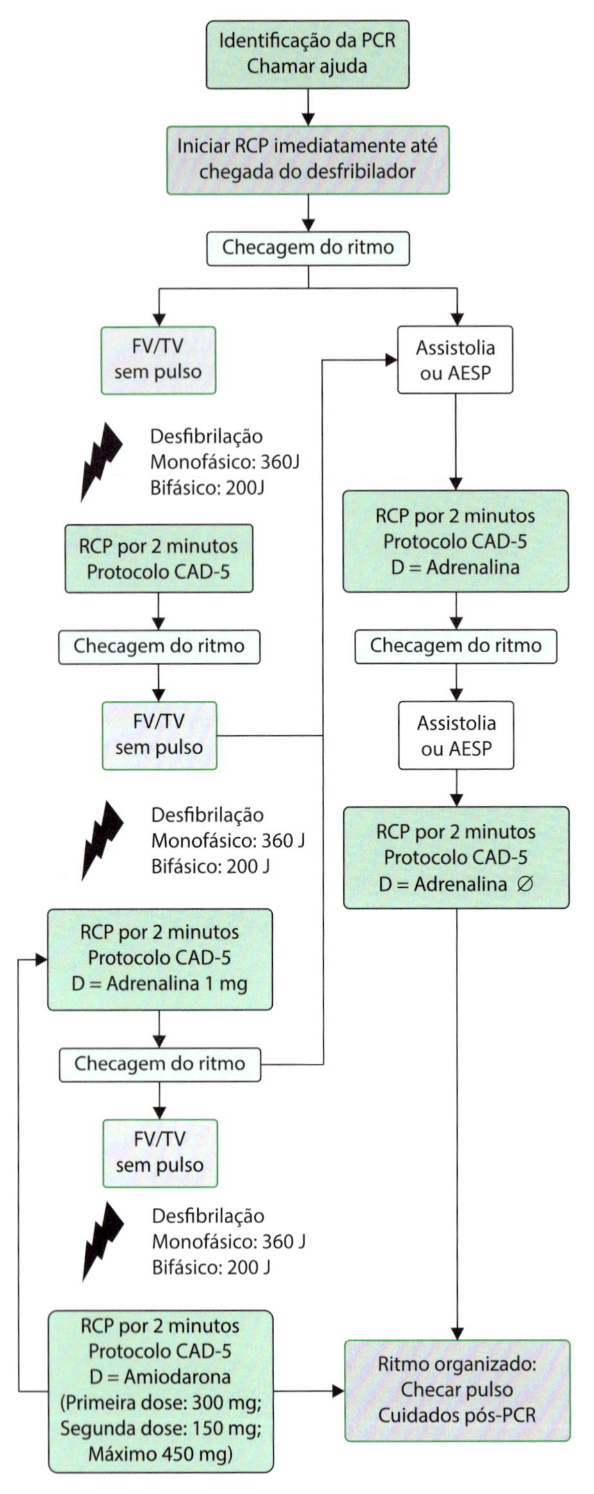


Figura 20.1: Algoritmo de parada cardiorrespiratória para fibrilação ventricular e taquicardia ventricular Sem Pulso. Adaptado de *Circulation 2010;122(Suppl 3): S875-S908.1*

## Gestão da qualidade da parada cardiorrespiratória

A Tabela 20.3 mostra as características das compressões torácicas consideradas eficientes. A monitorização da qualidade das compressões torácicas deve sempre ser avaliada. Os parâmetros mostrados na Tabela 20.3 são importantes para essa avaliação, mas são muitas vezes subjetivos e sujeitos à interpretação ou discussão. No entanto, existem métodos objetivos de avaliação da qualidade da parada cardiorrespiratória. Durante a anestesia, com o paciente monitorizado em ambiente controlado, o acesso a tais métodos é maior, sendo muitos deles já usados pelo anestesiologista antes do evento da parada cardiorrespiratória.

Tabela 20.3: Compressões torácicas eficientes.

| |
|---|
| Frequência de compressões no mínimo 100 por minuto |
| Proporção de 30 compressões: 2 ventilações |
| Profundidade de compressão maior do que 5 cm ou um terço do tórax |
| Retorno total do tórax após cada compressão |
| Minimizar interrupções |
| Controle constante de qualidade das compressões torácicas |

A medida do $CO_2$ expirado ($ETCO_2$) é uma ferramenta útil na identificação do posicionamento do tubo endotraqueal nas vias aéreas. Durante a parada cardiorrespiratória, compressões torácicas eficientes geram um $ETCO_2$ superior a 10 mmHg, sendo esse parâmetro útil na avaliação da qualidade das compressões e, caso haja o retorno da circulação espontânea, os valores de $ETCO_2$ tendem a subir bruscamente.[1]

A monitorização da pressão arterial invasiva, em especial a pressão arterial diastólica, deve ser usada na monitoração da qualidade de RCP, otimizando as compressões torácicas. Se a pressão diastólica for menor do que 20 mmHg, deve-se tentar melhorar a qualidade das compressões. O objetivo desse critério é obter pressão de perfusão coronariana superior (PPC) a 15 mmHg, suficiente para a manutenção da perfusão miocárdica mínima durante a parada cardiorrespiratória. Um estudo feito por Kern e colaboradores *mostrou que a sobrevida após a parada cardiorrespiratória estava diretamente relacionada à PPC gerada pelas compressões e, quando pelo menos 20mmHg não eram atingidos, a probabilidade de sobrevida em 24 horas era baixa.*[9] *Assim, todo esforço deve ser feito para que se tenha uma PPC de pelo menos de 15 mmHg durante a parada cardiorrespiratória, sendo um importante fator de sobrevida.* Toda cirurgia em que há passagem de cateter venoso central e monitorização da pressão arterial invasiva permite o cálculo aproximado da PPC, uma vez que esta é a diferença entre a pressão na raiz da aorta na diástole e a pressão atrial direita, refletindo, aproximadamente, a diferença entre a pressão diastólica e a pressão venosa central.

Ainda, a avaliação dinâmica da saturação venosa de $O_2$ ($SvO_2$) pode ser usada. Valores de $SvO_2$ menores de 30% durante a RCP indicam necessidade de melhora nos esforços de ressuscitação. Entretanto, seu uso é mais restrito para aquele em que o paciente já está monitorizado com cateter que permita essa avaliação.

Outro ponto extremamente importante reside na minimização das interrupções durante a parada cardiorrespiratória, evento em que o principal determinante da perfusão cerebral é a pressão arterial gerada pelas compressões cardíacas externas. Essa pressão se dissipa toda vez que uma interrupção é feita, inclusive quando a ventilação é realizada.[10] Entretanto, para se gerar uma PPC adequada, além de uma RCP de qualidade, é necessário tempo (Figura 20.2). Ao interromper a compressão, essa pressão se dissipa rapidamente, exigindo nova série de compressão para atingir uma PPC adequada.[10] Assim, todo o esforço deve ser feito para não interromper a compressão mais do que o estritamente necessário. Nisso, estão incluídas a checagem de ritmo e de desfibrilação rápidos e eliminação de interrupções desnecessárias, como checar ritmo fora do momento adequado, parar a compressão durante a laringoscopia para intubação, etc. Esse é o principal ponto de qualidade durante uma parada cardiorrespiratória. Um estudo de Edelson e colaboradores, 2006, mostra que, com interrupções menores de 10 segundos, a chance de sucesso da desfibrilação é maior de 90%; enquanto a partir de 15 até 30 segundos de pausa, essa chance cai para 55%, sendo menor de 10% com tempos de pausa superiores.[11]

Deve-se lembrar ainda de que, durante a RCP, a palpação de pulso central, variação de pulso, curva de oximetria ou pletismografia, curvas de pressão no cateter de artéria pulmonar são dados que não têm evidência de uso para monitorar qualidade da RCP ou retorno à circulação espontânea, podendo, muitas vezes, estar falseados em situação de parada cardiorrespiratória. Não existem recomendação sólida sobre o uso de ecocardiografia nessa situação, embora esse instrumento possa ser útil em algumas situações, sendo necessários mais estudos para sua inclusão nos protocolos vigentes. O ecocardiograma pode ser utilizado como diferenciador de causas de parada cardiorrespiratória, como tamponamento cardíaco, mas não como orientador de qualidade de parada cardiorrespiratória.

Além disso, outro ponto importante de qualidade reside na frequência de compressão. Um estudo realizado por Abella e colaboradores, utilizando um dispositivo portátil para quantificar o número de compressões medias por minuto de parada cardiorrespiratória, mostrou que, quando a frequência era abaixo de 100 a 120 compressões por minuto, a taxa de recuperação da circulação espontânea era menor: nos pacientes que tiveram retorno à circulação espontânea, a frequência média foi de 90 ± 17 bpm, enquanto naqueles não ressuscitados foi de 79 ± 18 bpm.[12] Com isso, nota-se a importância de uma compressão com uma frequência adequada para uma melhor chance de ressuscitação de nosso paciente.

Assim, durante uma parada cardiorrespiratória, diversos pontos precisam atentamente observados para haver maior probabilidade de retorno à circulação espontânea. Simplesmente conduzir uma parada cardiorrespiratória não é o mesmo que a conduzir com qualidade. A qualidade aumenta as chances que o paciente retorne à vida com uma condição neurológica adequada.

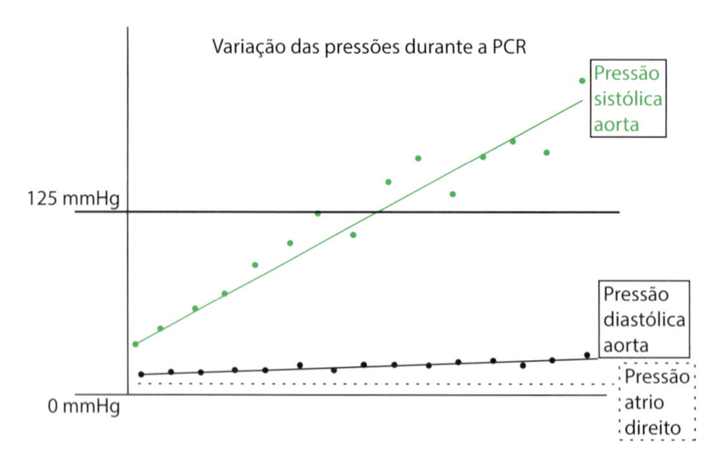


Figura 20.2: Variação das pressões durante a parada cardiorrespiratória. Cada ponto representa uma compressão. Adaptado de Ewy et al., 2005.[10]

## Identificando as causas

São várias as causas que levam à parada cardiorrespiratória e sua identificação para cada paciente é de vital importância. Se identificada e tratada corretamente, as chances do retorno à circulação espontânea e sobrevida são maiores. Em cada etapa do protocolo, durante os cuidados de SAVC, deve-se estar atento aos antecedentes mórbidos do paciente e sua condição clínica imediatamente antes da parada cardiorrespiratória.

Segundo o protocolo da AHA, existem 10 hipóteses diagnósticas que devem ser pensadas frente ao paciente com parada cardiorrespiratória, sendo elas descritas na Tabela 20.4.

Tabela 20.4: Causas de parada cardiorrespiratória. Adaptada de American Heart Association e de Arquivos Brasileiros de Cardiologia.

| Causas de parada cardiorrespiratória | Conduta ao se suspeitar de causa de parada cardiorrespiratória |
|---|---|
| Hipóxia | Oxigenoterapia suplementar |
| Hipovolemia | Expansão volêmica |
| Hipocalemia | $MgSO_4$ 1-2 g EV em 5-10 min + reposição lenta de K após RCE |
| Hipotermia | Estratégias de aquecimento ativo com dispositivo de fluxo de ar aquecido |
| Hipercalemia e acidemia | Infusão de bicarbonato de sódio (recomenda-se dose de 1 mEq por kg de peso) |
| Tamponamento cardíaco | Punção de Marfan emergencial |
| Trombose coronariana (infarto agudo) | Suporte hemodinâmico e posterior cateterismo |
| Trombose ou embolia pulmonar | Suporte hemodinâmico e reavaliação (cogitar trombolise química durante a parada cardiorrespiratória) |
| Pneumotórax hipertensivo | Punção torácica de alívio (segundo espaço intercostal, na linha hemiclavicular) |
| Intoxicações exógenas | Hidratação, antídotos específicos, considerar alcalinização de urina |

## Parada cardiorrespiratória no intraoperatório

Os protocolos da AHA são constantemente discutidos e revisados, entretanto, as particularidades da parada cardiorrespiratória no intraoperatório não integram seu escopo. Durante a anestesia, a causa mais comum de parada cardiorrespiratória é a hipovolemia. Ainda o mais prevalente é a bradicardia seguida de assistolia, sendo essa situação responsável por 45% das arritmias no intraoperatório.

Alguns autores consideram que nessas situações, além das causas de parada cardiorrespiratória descritas pela AHA, outras também devam ser consideradas, pois são intrínsecas do cenário intraoperatório (Tabela 20.5).

Tabela 20.5: Causas de parada não consideradas no algoritmo da AHA, mas com importância durante o ato anestésico. Adaptada de Moitra et al, Journal Canadien d'Anesthesie. 2012;59(6):586-603.[13]

| | |
|---|---|
| Hipoglicemia | Trauma (choque hemorrágico, disfunção cardiovascular) |
| Hipertermia maligna | Prolongamento patológico de intervalo QT |
| Reflexos vagais | Hipertensão pulmonar |

Para as causas relacionadas à anestesia, há algumas particularidades. Na hipertermia maligna, por exemplo, a causa da parada, em geral, é hipercalemia, e não a hipertermia em si. Deve-se ter em mente que, mediante uma crise de hipertermia maligna, além do controle com Dantrolene, os níveis séricos de potássio nesses pacientes devem ser vigiados constantemente e tratados, evitando-se a parada cardiorrespiratória.[14] A hipercalemia, nessa situação, costuma ser um pouco mais tardia e se manifestar em conjunto com a hipertermia.[14]

Outra situação potencial para RCP é a intoxicação por injeção acidental de anestésico local endovenoso. Nesse caso, são recomendadas algumas modificações no protocolo: preferir doses iniciais mais baixas de epinefrina (10 a 100 mcg); vasopressina não é recomendada; evitar betabloqueadores e bloqueadores de canal de cálcio. Se ocorrerem arritmias ventriculares, preferir amiodarona a antiarrítmicos de classe I. Ainda, iniciar terapia de emulsão lipídica: dose de 1,5 mL/kg, em bolo, seguida por mais 0,25 mg/kg/minuto até pelo menos 10 minutos de estabilidade hemodinâmica. Caso a estabilidade não seja obtida, considerar novo bolo e aumentar a infusão para 0,5 mL/kg/minuto. O limite máximo é de 10 mL/kg em até 30 minutos. Caso a terapia seja refratária a vasopressores e solução lipídica, deve-se solicitar a instituição de circulação extracorpórea.[15]

## Cuidados pós-parada cardiorrespiratória

A Tabela 20.6 mostra os cuidados com o paciente que se recupera de uma parada cardiorrespiratória, após o retorno à circulação espontânea.

Tabela 20.6: Cuidados após o retorno à circulação espontânea. Adaptada de American Heart Association[16]

| |
|---|
| Avaliar dados vitais e exame físico completo |
| Garantir permeabilidade de vias aéreas |
| Garantir ventilação (espontânea, assistida ou controlada) |
| Opções para tratamento do choque:<br># Até 2.000 mL de cristaloides endovenosos<br># Drogas vasoativas: norepinefrina 0,1 a 0,5 mcg/kg/min, epinefrina 0,1 a 0,5 mcg/kg/min, dopamina 2 a 10 mcg/kg/min |
| Paciente não responde a comandos: considerar hipotermia* |
| Solicitar exames laboratoriais, radiografia de tórax e eletrocardiograma |
| Encaminhar à unidade de tratamento intensivo |

Uma das recomendações pós-parada cardiorrespiratória dos algoritmos atuais é considerar a utilização de hipotermia de 32 a 34°C. Essa recomendação do algoritmo de 2010 da AHA tem sido questionada por estudos mais recentes, que vêm demonstrando crescentes resultados controversos. No entanto, ainda há evidência para sua indicação na maioria dos casos de parada cardiorrespiratória testemunhada em FV e TV.[17,18]

## Referências bibliográficas


1. Neumar RW, Otto CW, Link MS, Kronick SL, Shuster M, Callaway CW, et al. Part 8: adult advanced cardiovascular life support: 2010 American Heart Association Guidelines for Cardiopulmonary Resuscitation and Emergency Cardiovascular Care. Circulation. 2010;122(18 Suppl 3):S729-67.
2. Ruzicka ER, Nicholson MJ. Cardiac arrest under anesthesia. Journal of the American Medical Association. 1947;135(10):622-8.
3. Semensato G, Zimerman L, Rohde LE. Initial evaluation of the Mobile Emergency Medical Services in the city of Porto Alegre, Brazil. Arquivos brasileiros de cardiologia. 2011;96(3):196-204.
4. Timerman S, Gonzalez MMC, Ramirers JAF, Quilici AP, Lopes RD, Lopes AC. Rumo ao Consenso Internacional de Ressuscitação Cardiopulmonar e Cuidados Cardiovasculares de Emergência 2010 da Aliança Internacional dos Comitês de Ressuscitação*. Rev Bras Clin Med. 2010;8(3):228-37.
5. Nolan JP, Soar J, Smith GB, Gwinnutt C, Parrott F, Power S, Harrison DA, Nixon E, Rowan K; National Cardiac Arrest Audit. Incidence and outcome of in-hospital cardiac arrest in the United Kingdom National Cardiac Arrest Audit. Resuscitation. 2014 Aug;85(8):987-92.
6. Vane MF, Nuzzi RXP, Aranha GF, da Luz VF, Malbouisson LM, Gonzalez MM, et al. Perioperative Cardiac Arrest: an evolutionary analysis of intra-operative cardiac arrest incidenc in tertiary centers in Brazil. Rev Bras Anest. 2015;in press.
7. Koster RW, Sayre MR, Botha M, Cave DM, Cudnik MT, Handley AJ, et al. Part 5: Adult basic life support: 2010 International consensus on cardiopulmonary resuscitation and emergency cardiovascular care science with treatment recommendations. Resuscitation. 2010;81 Suppl 1:e48-70.
8. da Luz VF, Otsuki DA, Gonzalez MM, Negri EM, Caldini EG, Damaceno-Rodrigues NR, et al. Myocardial protection induced by fentanyl in pigs exposed to high-dose adrenaline. Clinical and experimental pharmacology & physiology. 2015.
9. Kern KB, Ewy GA, Voorhees WD, Babbs CF, Tacker WA. Myocardial perfusion pressure: a predictor of 24-hour survival during prolonged cardiac arrest in dogs. Resuscitation. 1988;16(4):241-50.
10. Ewy GA. Cardiocerebral resuscitation: the new cardiopulmonary resuscitation. Circulation. 2005;111(16):2134-42.
11. Edelson DP, Abella BS, Kramer-Johansen J, Wik L, Myklebust H, Barry AM, et al. Effects of compression depth and pre-shock pauses predict defibrillation failure during cardiac arrest. Resuscitation. 2006;71(2):137-45.
12. Abella BS, Sandbo N, Vassilatos P, Alvarado JP, O'Hearn N, Wigder HN, et al. Chest compression rates during cardiopulmonary resuscitation are suboptimal: a prospective study during in-hospital cardiac arrest. Circulation. 2005;111(4):428-34.
13. Moitra VK, Gabrielli A, Maccioli GA, O'Connor MF. Anesthesia advanced circulatory life support. Canadian journal of anaesthesia = Journal canadien d'anesthesie. 2012;59(6):586-603.
14. Glahn KP, Ellis FR, Halsall PJ, Muller CR, Snoeck MM, Urwyler A, et al. Recognizing and managing a malignant hyperthermia crisis: guidelines from the European Malignant Hyperthermia Group. British journal of anaesthesia. 2010;105(4):417-20.
15. Neal JM, Bernards CM, Butterworth JFt, Di Gregorio G, Drasner K, Hejtmanek MR, et al. ASRA practice advisory on local anesthetic systemic toxicity. Regional anesthesia and pain medicine. 2010;35(2):152-61.
16. Peberdy MA, Callaway CW, Neumar RW, Geocadin RG, Zimmerman JL, Donnino M, et al. Part 9: post-cardiac arrest care: 2010 American Heart Association Guidelines for Cardiopulmonary Resuscitation and Emergency Cardiovascular Care. Circulation. 2010;122(18 Suppl 3):S768-86.
17. Polderman KH, Varon J. How low should we go? Hypothermia or strict normothermia after cardiac arrest? Circulation. 2015;131(7):669-75.
18. Hessel EA, 2nd. Therapeutic hypothermia after in-hospital cardiac arrest: a critique. Journal of cardiothoracic and vascular anesthesia. 2014;28(3):789-99.

# Disfunção Ventricular

21

Elson Alberto Fernandes de Araújo Filho
Tiago Nery Vasconcelos
Filomena Regina Barbosa Gomes Galas

Será reportado neste capítulo um caso complexo de cardiopatia congênita admitida na instituição. Apesar do manejo adequado e realização de procedimentos complexos, a paciente apresentou complicações clínicas graves, refratárias às medidas terapêuticas. O caso ilustra o desafio constante que é o manejo da cardiopatia congênita complexa, requerendo sempre equipe especializada.

## Descrição do caso

Paciente do sexo feminino, com 1 mês e 17 dias de idade, admitida no Instituto do Coração do Hospital das Clínicas da Faculdade de Medicina da Universidade de São Paulo (Incor-HC-FMUSP) proveniente de outro serviço. Constam das informações do nascimento: via de parto cesariana por sofrimento fetal agudo, Apgar 9/10, peso ao nascimento de 2.900 g. Evoluiu com cianose cerca de 24 horas após o nascimento em alojamento conjunto, sendo inicialmente encaminhada para UTI neonatal do mesmo hospital, onde permaneceu em uso de prostaglandina por 7 dias para manutenção do canal arterial pérvio. Foi realizado ecocardiograma que evidenciou cardiopatia complexa: *Situs inversus totalis* + comunicação interatrial (CIA) + comunicação interventricular (CIV) + discordância atrioventricular (AV) + discordância ventriculoatrial (VA) + permanência do canal arterial + estenose proximal de artéria pulmonar direita (APD) (artéria pulmonar esquerda (APE) > APD + *Straddling* da valva tricúspide) - (morfologia que está à esquerda); conexão de veia cava superior esquerda (VCSE) + anormalidade no retorno venoso sistêmico (veia cava superior direita (VCSD) conectada ao átrio esquerdo (AE) - morfologia que está da direita). A cardiopatia é ilustrada na Figura 21.1.

No Incor, foi submetida à intervenção cirúrgica após 9 dias de internação, sendo realizada cirurgia de Blalock-Taussig e ampliação de CIA. Depois, foi encaminhada à unidade de terapia intensiva (UTI), evoluindo com baixo débito cardíaco, necessitando de droga vasoativa (DVA), permanecendo em ventilação mecânica por 8 dias e mantendo hipoxemia. Foi realizado novo ecocardiograma no 10º pós-operatório (PO) para elucidação diagnóstica, que evidenciou *shunt* central hipofuncionante. No 11º PO, cursou com bloqueio atrioventricular total (BAVT) e parada cardiorrespiratória, revertida com reanimação cardiopulmonar (RCP) e implante de marca-passo externo. No período subsequente foi realizado cateterismo, que demonstrou oclusão total do *shunt* central, sendo optado por implante de *stent* vascular em via de saída de ventrículo esquerdo (VE). Apesar de tais intercorrências, evoluiu com melhora clínica, saturação 84 a 99% e foi transferida para enfermaria após 28 dias da data da cirurgia para ajuste clinicoponderal e terapia anticongestiva. Teve alta após 38 dias da realização da cirurgia para seguimento ambulatorial de alto risco.

Mantinha acompanhamento ambulatorial quinzenalmente, em uso de furosemida, ranitidina e sulfato ferroso. Em consulta em ambulatório de alto risco, a genitora informou que a criança estava assintomática, porém apresentou apenas há 1 dia antes da consulta respiração mais ruidosa, sem dispneia. Durante a avaliação foram identificados no exame físico: frequência cardíaca de 40 bpm; $SatO_2$ de 72%; cianose 2+/4+; ACV: RCR, em 2 Tempos; sopro sistólico regurgitativo 2+/6+ BEEM; e discreto sopro sistólico ejetivo. EXT boa perfusão; TEC de 2 a 3 s; pulsos simétricos, sem edema. Foi feita a hipótese diagnóstica de BAVT, sendo, então, a paciente internada na unidade semi-intensiva para ser submetida à nova cirurgia de implante de marca-passo.

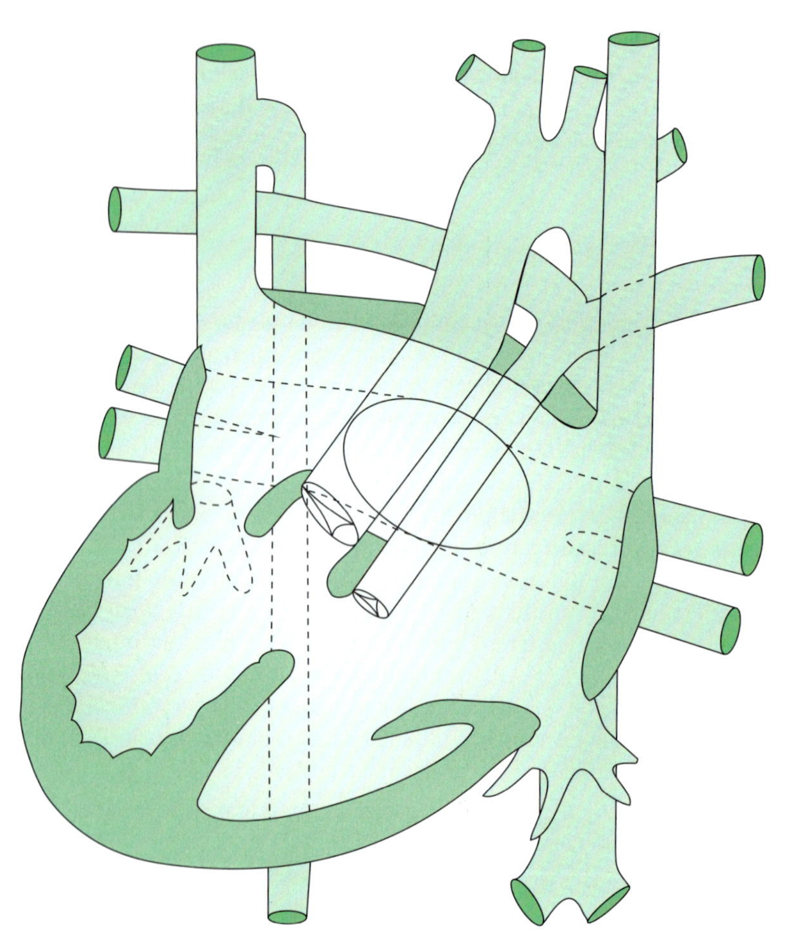

Figura 21.1: Ilustração da disfunção ventricular.

A paciente foi encaminhada ao centro cirúrgico. Os exames laboratoriais pré-operatórios constam na Tabela 21.1. Submetida à anestesia geral balanceada, com administração de 20 mL de Ringer-lactato e diurese de 10 mL, sem necessidade de DVA, sem intercorrências descritas.

Tabela 21.1: Exames laboratoriais pré-operatórios.

| Exame | 16/03 | 24/03 | 26/03 |
|---|---|---|---|
| Hb | 17,2 | 16 | 12,3 |
| Ht | 53% | 49% | 38% |
| Leuco | 8.040 | 5.550 | 16.150 |
| Creatinina | * | 0,28 | * |
| Ureia | * | 16 | * |
| Na | 131 | 134 | 129 |
| K | 4,5 | 5,0 | 4,3 |
| Ca | 1,23 | 1,25 | 1,25 |
| Lactato venoso | 21 | * | 39 |

Na descrição cirúrgica, constam:

- implante de cateter DL por dissecção em VFE;
- implante de marca-passo ventricular (VVI) epicárdico permanente;
- realizada incisão subxifoidiana e dessecados planos até exposição pericárdio;
- feita loja de gerador em plano submuscular;
- procedimento sem intercorrências.

A paciente foi então readmitida em UTI intubada, com perfusão em torno de 5 segundos e congestão venosa em MIE. Apresentava-se hipotensa (pressão arterial de 42 × 22 mmHg), com saturação em torno de 55 a 60%, cianótica e frequência cardíaca (FC) em torno de 100 batimentos por minuto (bpm). Foi acoplada à ventilação mecânica, em modo ventilação mandatória intermitente sincronizada (SIMV), com pressão 15, pressão expiratória final positiva (PEEP) 5, frequência respiratória (FR) 30, fração inspirada de oxigênio ($FiO_2$) 50%. Realizada expansão de volume com soro fisiológico 0,9% 50 mL 2 ×, com melhora parcial da perfusão periférica. Após aproximadamente 10 minutos da chegada foi constatada parada cardiorrespiratória. Foram realizadas, então, manobras de reanimação, com reversão da parada cardiorrespiratória após 7 minutos. Depois de aproximadamente 30 minutos, apresentou duas novas parada cardiorrespiratórias, revertidas com RCP e RCE em 2 minutos.

Exames realizados pós-parada cardiorrespiratória:

- Gasometria arterial: pH 7,22 $pCO_2$: 32,7 mmHg $pO_2$: 35,3 mmHg Saturação O2: 51,6 % Bicarbonato: 12,8 mmol/L BE: -13,8 mmol/L.
- Intervenção hemodinâmica no leito: disfunção importante de ventrículo esquerdo e mínimo fluxo sanguíneo em *stent*.

Foi encaminhada, então, para o centro cirúrgico para cirurgia de emergência já em uso de norepinefrina e epinefrina, apresentando piora hemodinâmica na passagem para mesa cirúrgica e evolução para nova parada cardiorrespiratória. Realizada reanimação com massagem cardíaca, ventilação mecânica, epinefrina 50 mcg em bolo a cada 3 minutos, cloreto de cálcio 10 mg – administrado três vezes e bicarbonato de sódio 5 mEq, até colocação em circulação extracorpórea (CEC). Tentativa de saída de CEC sem sucesso, sendo declarado óbito em sala, 135 minutos após entrada para procedimento.

As gasometrias evidenciam instabilidade clínica desde a saída de sala cirúrgica após a primeira cirurgia. Ver Tabela 21.2:

Tabela 21.2: Gasometrias do caso.

| | Admissão CC - IMPD | Final CC - IMPD | Semi-Intensiva Parada cardiorrespiratória | Admissão CC – Reop. Parada cardiorrespiratória | CC - Reop. |
|---|---|---|---|---|---|
| Hora | 9,24 | 11,39 | 14,26 | 16,36 | 17,04 |
| Tipo | Venosa | Venosa | Arterial | Arterial | Arterial |
| pH | 7,15 | 7,04 | 7,22 | 7,82 | 7,55 |
| $pO_2$ | 30,6 | 21,9 | 35,3 | 230 | 210 |
| $pCO_2$ | 57,2 | 70,8 | 32,7 | 29,6 | 22,6 |
| $HCO_3$ | 19,1 | 18,0 | 12,8 | 50,2 | 19,8 |
| BE | -10,7 | -14,4 | -3,8 | +25,5 | -0,9 |
| Na | 129 | 132 | 135 | 172 | 149 |
| K | 4,3 | 5,5 | 4,1 | 7,5 | 4,7 |
| Ca | 1,25 | 1,16 | 1,12 | 0,74 | 1,29 |
| Hb | 15,8 | 14,3 | * | 13,8 | 12,2 |
| Ht | 48 | 44 | * | 43 | 38 |
| $SO_2$ | 32,8 | 14,9 | 51,6% | 99,2 | 100 |
| Lactato | 39 | 72 | 106 | 251 | 225 |
| Glicose | 282 | 324 | * | 23 | 167 |

A necrópsia definiu como final desencadeante do óbito trombose do *stent* em via de saída de ventrículo esquerdo (VSVE).

Trata-se de um caso com diversas intercorrências em que o manejo clínico e anestésico não desencadeou diretamente o óbito, porém exemplifica uma condição que acomete um número considerável de crianças em nosso meio e é, portanto, um desafio para os médicos que as assistem.

## Manejo anestésico da criança com disfunção ventricular esquerda em uso de marca-passo

### Avaliação pré-operatória

O planejamento da técnica anestésica ótima para cada paciente depende de uma avaliação pré-operatória completa.

A avaliação clínica pré-operatória segue os passos da propedêutica geral, mas certos pontos devem ser enfatizados em uma anamnese sumária questionando a sintomatologia, a classe funcional, marcos no desenvolvimento, a presença de episódios de cianose, a presença de outras doenças concomitantes, cirurgias prévias, frequência de internações hospitalares, existência de reações de hipersensibilidade a fármacos. Por exemplo, o diagnóstico anatômico de tetralogia de Fallot pode envolver tanto o paciente com cirurgia paliativa prévia, acianótico e com boa classe funcional, como o paciente cianótico, com déficit neurológico secundário e com intolerância ao exercício. Nesse caso, pela simples anamnese, podem ser antecipados cursos peri e pós-operatórios totalmente diferentes para uma mesma doença, em pacientes a serem submetidos à mesma cirurgia corretiva.[1]

Deve-se conhecer as medicações utilizadas pelo paciente. Atualmente, como regra geral, não se interrompem as medicações da prescrição cardiológica até a cirurgia por se considerar que os riscos de suspensão de medicações como betabloqueadores, digitálicos ou antiarrítmicos não compensam os benefícios. Têm sido relatadas interações adversas entre anestésicos gerais e amiodarona, mas, mais recentemente, essas suposições parecem sem fundamento.[2,3,4]

Um tema relevante na avaliação é a estratificação dos valores de peso e altura em relação à faixa etária do paciente. Esta quantifica o grau de déficit do desenvolvimento, comum nesta população de pacientes, podendo-se, até, caracterizar a "caquexia cardíaca", que parece ser devida ao excessivo gasto de energia e aos efeitos celulares da hipóxia crônica. Essa estratificação é relevante, pois a desnutrição poderá afetar negativamente a função cardíaca. Por exemplo, em pacientes submetidos a dietas com menos de 1.570 kcal/dia 3 meses, houve alterações eletrocardiográficas consistentes como bradicardia sinusal, prolongamento do intervalo QT e diminuição das voltagens de QRS T.[5,6,7]

O próximo passo é a avaliação laboratorial do paciente. Os exames básicos são hemograma completo, em que se avalia a presença de policitemia, anemia ou anemia relativa (valores da linhagem vermelha "normais", mas inesperadamente baixos para pacientes cianóticos), trombocitopenia ou alterações nas contagens de leucócitos (leucocitose moderada pode ser encontrada em pacientes cianóticos, sem associação com nenhum processo infeccioso), o coagulograma, pois existe uma bem descrita coagulopatia em cardiopatas policitêmicos, provavelmente relacionada a um estado crônico de coagulação intravascular disseminada, com degranulação de plaquetas e consumo de fatores de coagulação secundárias à hiperviscosidade sanguínea. Além disso, é interessante observar que, nesses pacientes, a contagem de plaquetas pode estar falsamente elevada devido à relativa depleção da água intravascular pela policitemia e/ou uso de diuréticos. Os pacientes no período neonatal, um outro subgrupo que merece especial atenção, podem apresentar distúrbios na coagulação em decorrência da imaturidade das funções hepáticas. Outro importante exame pré-operatório é a avaliação dos eletrólitos séricos em razão do frequente uso de diuréticos, digitálicos e inibidores da enzima conversora de angiotensinogênio, nessa população de pacientes. Deve-se observar que a aferição dos níveis de $Mg+^2$ totais no soro (e não no plasma porque os agentes anticoagulantes afetam as medições laboratoriais), às vezes, não é solicitada apesar de haver evidências de que a depleção deste íon esteja associada a uma maior morbidade e mortalidade cardiovasculares em relação a pacientes-controle. A dosagem de níveis séricos de proteínas, como a albumina (meia-vida de 18 a 20 dias), auxiliará na avaliação nutricional dos pacientes e, até, como fator preditivo do prognóstico, apesar de afetado por função hepática, função renal e estado de hidratação do paciente. Além dos exames de imagem básicos, como a radiografia de tórax em posteroanterior e perfil esquerdo, ainda terem o seu lugar na avaliação pré-operatória (avaliação do índice cardiotorácico, da silhueta cardíaca, das artérias pulmonares, dos vasos pulmonares, do arco aórtico, mas também alterações pleuropulmonares, como derrame pleural, infiltrados parenquimatosos, etc.), as grandes armas na avaliação anatômico funcional dos pacientes cirúrgicos são o ecocardiograma, a angiografia, a cintilografia e, mais recentemente, a ressonância nuclear magnética.[8,9,10]

Finalmente, é essencial a aquisição de um eletrocardiograma convencional de 14 derivações (que inclua V3R e V4R), que poderá trazer importantes subsídios para o manejo pré e pós-operatório.

Além do mais, o conhecimento prévio do ECG torna-se essencial, tendo em vista que em eletrocardiografia, muitas vezes, são mais importantes as mudanças no padrão das deflexões ao longo de exames seriados do que o aspecto isolado destas. Como exemplo, é possível citar alterações secundárias da repolarização ventricular em diversas entidades, sendo erroneamente tomadas como alterações isquêmicas durante a monitorização no perioperatório, principalmente em pacientes em que a isquemia miocárdica seja um risco, como em estenose pulmonar, estenose aórtica, origem anômala das artérias coronárias e na cirurgia de Jatene para correção da transposição dos grandes vasos da base.[1]

## Manejo perioperatório

### Disfunção contrátil miocárdica[1]

Encontrada, geralmente, em pacientes que sobreviveram aos primeiros anos de vida com defeitos cardíacos não corrigidos, especialmente se cianóticos (menor oferta de oxigênio ao miocárdio), com hipertrofia ventricular (insuficiência coronariana relativa) ou com dilatação de cavidade (aumento da tensão da parede ventricular, levando ao aumento no consumo de oxigênio). Como exemplos, pode-se citar:

Defeito septal atrial (cujo aumento sustentado na pré-carga do ventrículo direito pode levar à dilatação dessa cavidade, afetando, por contiguidade, o ventrículo esquerdo); defeito septal ventricular, com aumento na pré-carga do ventrículo esquerdo (e, tardiamente, aumento da pós-carga do ventrículo direito); tetralogia de Fallot (cianose associada à hipertrofia de ventrículo direito); transposição dos grandes vasos da base, na qual o ventrículo direito é responsável pelo débito cardíaco sistêmico e ventrículo único (especialmente se do tipo hipoplasia de cavidades esquerdas) em que o ventrículo anatomicamente direito, por ser responsável pelo débito sistêmico, suporta uma pré-carga aumentada (retorno venoso sistêmico e pulmonar). É importante citar alguns casos especiais: as miocardiopatias primária ou secundária (infecciosas, metabólicas, associadas a doenças sistêmicas (como colagenoses, leucemia, síndrome de Reye, síndrome de Noonan, osteogenesis imperfecta e outras); distrofias musculares; reações tóxicas a medicações (como as antraciclinas e secundárias a taquiarritmias); e a cardite reumática[11]. Um outro ponto que merece comentário é a síndrome de baixo débito pós-circulação extracorpórea, na qual o grau de "atordoamento" do miocárdio parece se relacionar a vários fatores como tempo de clampeamento da aorta, estratégia de proteção miocárdia (cardioplegia sanguínea versus cristaloide, infusão anterógrada e/ou retrógrada de solução cardioplégica, pressões de infusão), ultrafiltração, hiperóxia, principalmente em pacientes previamente cianóticos, entre outros. Do ponto de vista anestésico, deve-se tentar otimizar o débito cardíaco por meio de seus determinantes: pré e pós-carga; frequência cardíaca; e contratilidade. Como regra geral, tenta-se diminuir ou mesmo evitar o uso de anestésicos depressores do músculo cardíaco (principalmente os anestésicos gerais inalatórios). Opta-se, então, pelo uso de medicações venosas como os opiáceos (fentanil, sufentanil, alfentanil e remifentanil) associadas a benzodiazepínicos (midazolam ou diazepam), pois essa associação causa uma depressão miocárdica mínima ou mesmo inexistente (dependendo das doses utilizadas).[12-14]

### Arritmias[1]

Uma completa avaliação do paciente a ser submetido à cirurgia cardíaca deve sempre incluir questionamentos diretos quanto a sinais ou sintomas de bradi ou taquiarritmias, como fadiga excessiva, palpitações ou mesmo síncope. Por exemplo, em pacientes previamente submetidos a cirurgias atriais (Mustard ou Senning principalmente, mas também cirurgia de Fontan, fechamento de comunicação interatrial e correção de drenagem anômala de veias pulmonares) e em pacientes com dilatação atrial secundária a patologias valvares, há um risco aumentado de arritmias atriais como a bradicardia sinusal, o bloqueio sinoatrial de vários graus ou, por outro lado, taquicardias com reentrada atrial. Um outro grupo de disritmias que afetam a população pediátrica é a dos bloqueios atrioventriculares (BAV). Em geral relacionado a estiramento dos átrios, o BAV de 1º grau não tem significado clínico imediato, exceto a sua associação com doença cardíaca estrutural, na grande maioria dos casos. Os bloqueios AV de maior interesse para o anestesiologista são os de 2º grau Mobitz tipo II e o BAV total. Estes estão, em geral, associados a pacientes em pós-operatório de cirurgia cardíaca (não será discutido o BAV total congênito, com ou sem associação a anormalidades anatômicas), especialmente após cirurgias de fechamento de CIV, corretivas de defeito do septo AV e de transposição dos grandes vasos e após a cirurgia de Fontan. Apesar de ser indicação precisa para a instalação de estimulação por marca-passo definitivo em todos os casos (após afastada possibilidade de retorno do ritmo sinusal), esses pacientes podem ser encontrados no seu ritmo próprio, devido à disfunção do marca-passo temporário ou permanente. Nessas situações, qualquer procedimento anestésico carregará um alto risco, pois possíveis alterações hemodinâmicas encontrarão uma resposta cronotrópica praticamente ausente na maioria dos pacientes. Outro tipo de alteração eletrofisiológica que pode ser encontrada na população pediátrica é a síndrome do intervalo QT prolongado congênita ou adquirida. Sem detalhar minúcias no diagnóstico, terapêutica e prognóstico, essa síndrome está associada a um risco aumentado de morte súbita, provavelmente pelo desenvolvimento de taquicardia ventricular e posterior fibrilação ventricular, inclusive no perioperatório. Para o anestesiologista, é importante lembrar de medicações e alterações eletrolíticas que possam aumentar o intervalo QT: anestésicos gerais inalatórios; hipocalcemia; hipomagnesemia; quinidina; procainamida; fenotiazinas antidepressivos tricíclicos; entre outros.

## Manejo perioperatório do marca-passo definitivo[1]

A estimulação cardíaca artificial tem apresentado uma enorme evolução nos últimos anos, surgindo uma grande variedade de dispositivos implantáveis capazes de interagir com o ritmo cardíaco. Além disso, a cada ano, um número cada vez maior de pacientes é submetido ao implante dessas próteses. Uma preocupação, que geralmente acompanha o portador desses dispositivos implantáveis, é a possibilidade da interferência eletromagnética com o uso do bisturi elétrico e com outros equipamentos durante o procedimento cirúrgico.

## Fase segura da estimulação cardíaca[1]

Para cirurgias eletivas, os pacientes deverão também passar por uma avaliação junto ao médico que acompanha o controle do marca-passo, o qual fará uma completa verificação do sistema de estimulação, determinando a necessidade de uma programação especial e emitindo um relatório com os cuidados que deverão ser tomados pelo cirurgião e anestesista e com a descrição dos possíveis comportamentos do marca-passo durante a intervenção cirúrgica. Normalmente, a maior preocupação é com aqueles pacientes que serão submetidos a operações de grande porte, com o uso do bisturi elétrico. Em tais casos, deverá ser realizada uma programação de segurança, sempre em uma unidade de avaliação de marca-passos e por um médico habilitado. Se não for possível substituir o bisturi elétrico pelo ultrassônico, o relatório deverá conter pelo menos as recomendações descritas a seguir:

- Monitoração cardiológica contínua com monitor de ECG e também com oxímetro de pulso (por onde se pode acompanhar o ritmo cardíaco mesmo durante a aplicação do bisturi elétrico);

- Usar bisturi elétrico bipolar. Na impossibilidade, usar o unipolar, colocar o eletrodo dispersivo (placa do bisturi) longe do marca-passo e preparar bem a pele na região, eliminando oleosidades por meio da aplicação de álcool-éter no local. Se o eletrodo dispersivo for do tipo reutilizável, aplicar uma camada fina e homogênea de pasta eletrolítica em toda a sua superfície;
- O eletrodo dispersivo deve ser colocado longe do marca-passo e, de preferência, próximo ao campo cirúrgico, limitando o campo elétrico gerado ao menor possível. Dessa forma, em uma cirurgia abdominal ou pélvica, o eletrodo dispersivo deve ser colocado próximo ao cóccix; em uma cirurgia na mão direita, deve ser colocado no antebraço direito; e em uma cirurgia na cabeça, o eletrodo dispersivo deve ser colocado no pescoço. O marca-passo e os seus eletrodos deverão ficar sempre distantes do campo elétrico gerado pelo eletrocautério;
- Aterrar bem o aparelho de bisturi elétrico, conectando-o a um bom fio terra;
- Usar o bisturi elétrico o mínimo possível e por intervalos curtos e irregulares, avaliando o ECG ou o pulso. Geralmente, nesse momento, o monitor de ECG fica ilegível, podendo-se fazer a monitoração pela pletismografia, a qual não sofre interferência do eletrocautério;
- Caso ocorra bradicardia ou taquicardia durante a aplicação do bisturi elétrico (devido à interferência eletromagnética), colocar um ímã sobre o marca-passo, somente nos momentos da aplicação do bisturi elétrico, retirando-o logo em seguida. A resposta magnética de cada marca-passo pode ser diferente e, em alguns casos, ela pode não existir (estar desligada por programação). Uma boa prática é fazer alguns testes antes da cirurgia, mas com o paciente já monitorado, permitindo observar a resposta magnética do aparelho. Adicionalmente, o comportamento magnético do marca-passo de cada paciente deve ser informado pelo seu médico especialista, pois isso depende da programação do aparelho;
- O paciente ou familiares deverão ser orientados a retornar à clínica de avaliação do marca-passo depois do período de recuperação pós-operatória para que a programação normal do gerador seja restabelecida e as funções do marca-passo, reavaliadas.
- Em portadores de ressincronizadores, a presença de um maior número de eletrodos no coração inegavelmente aumenta a possibilidade de complicações por interferências externas sobre o sistema de estimulação. A maior parte dos eletrodos de estimulação utilizados no sistema venoso do ventrículo esquerdo é unipolar e mais susceptível às interferências externas, em especial às produzidas pelo bisturi elétrico; no entanto, a tendência atual é utilizar eletrodos bipolares. Ainda assim, vale ressaltar que muitos unipolares já foram implantados e permanecerão por muitos anos. A presença de mais eletrodos e de eletrodos unipolares obriga os médicos a tomarem os cuidados mencionados anteriormente, com mais rigor e dispensando maior atenção aos sinais de que esteja ocorrendo interferência sobre o sistema de estimulação multissítio. Adiciona-se a isso o fato de esses pacientes serem de maior risco em decorrência da insuficiência cardíaca.

## Cardioversão ou desfibrilação elétrica de emergência[1]

Durante o período perioperatório, o paciente portador de um marca-passo ou desfibrilador implantável, ou a combinação destes, poderá apresentar complicações que demandarão a necessidade da aplicação de uma cardioversão elétrica ou desfibrilação. Embora os geradores possam teoricamente suportar os choques, na prática, é aconselhável evitá-los sempre que possível. Quando imprescindíveis, alguns cuidados devem ser tomados para preservar o marca-passo ou desfibrilador, os eletrodos e a interface eletrodo-coração, conforme descritos a seguir:

- Se o paciente é portador de desfibrilador implantável, a cardioversão interna é recomendável, devido ao uso de uma menor quantidade de energia, do pulso bifásico, e à utilização dos recursos internos de segurança do próprio aparelho;
- Para choques externos, dar preferência aos cardioversores que utilizam placas adesivas, colocando-as em posição anteroposterior, respeitando a polaridade orientada pelo fabricante. Deve-se evitar a disposição clássica das placas (entre base e ponta do coração – paralela aos eletrodos) devido ao risco da lesão do miocárdio em contato com a ponta do eletrodo;
- Ao aderir as placas, distanciá-las o máximo possível do gerador e dos eletrodos;
- Usar a menor quantidade de energia possível para o caso. Os modernos cardioversores externos bifásicos devem ser os escolhidos sempre que possível;
- Colocar um ímã sobre o gerador, exceto nos desfibriladores que podem desligar a função antitaquicardia se o ímã permanece sobre ele por mais de 30 segundos. Os marca-passos mais antigos, invariavelmente, apresentavam o desligamento do circuito de sensibilidade ao colocar um ímã sobre eles e tornavam-se assincrônicos. Nos aparelhos atuais, a resposta magnética é programável, podendo apresentar comportamento diverso. Por isso, a colocação do ímã sobre o gerador não é garantia de proteção durante uma cardioversão;
- Após o procedimento, reavaliar os limiares de sensibilidade e comando. Considerar uma nova reavaliação em 24 h, mantendo o paciente monitorizado nesse período.

## Referências bibliográficas


1. II Diretriz de Avaliação Perioperatória da Sociedade Brasileira de Cardiologia Arq Bras Cardiol 2011; 96(3 supl.1): 1-68.
2. White CM, Dunn A, Tsikouris J et al. An assessment of the safety of short-term amiodarone therapy in cardiac surgical patients wiyh fentanyl-isoflurane anesthesia. Anesth Analg, 89: 585-9. 1999.
3. Rady MY, Ryan T, Starr NJ. Preoperative therapy with amiodarone and the incidence of acute organ dysfunction after cardiac surgery. Anesth Analg, 85: 489-97. 1997.
4. Latto, I.P. e Rosen, M. "Intubation procedure and causes of difficult intubation" in "Difficulties in Tracheal intubation" pp75-89. Baillière-Tindall. London. 1984.
5. Stocker FP, Wilkoff W, Miettinon OS e Nadas AS. Oxygen consumption in infants with heart disease: relationship to severity of congestive failure, relative weight and caloric intake. J Pediatr 80: 43-51. 1972.
6. Baum D, Stern MP. Adipose hypocellularity in cyanotic congenital heart disease. Circulation 55: 916-920. 1977.
7. Wiese S, Suchner U e Askanazi J. "Nutrition and cardiac function" in "Cardiac anesthesia" pp 1194-1224. Saunders. Philadelphia. 1993.
8. Mauer H, McCue C, Robertson L et al. Correction of platelet dysfunction and bleeding in cyanotic congenital heart disease by simple red cell volume reduction. Am J Cardiol 35: 831835. 1975.
9. Gomez, NM. Magnesium and cardiovascular disease. Anesthesiology 89: 222-240. 1998.
10. Herrmann FR, Safran C, Levkoff et al. Serum albumin level on admission as a predictor of death, length of stay and readmission. Arch Inern Med 152: 125-130.1992.
11. Towbin JA e Greenberg F. "Genetic syndromes and clinical molecular genetics" in "The science and practice of pediatric cardiology" pp 26272699. Williams & Wilkins. Baltimore. 1998.
12. Cohen GH, Casta A, Sapire DW et al. Decorticate posture following "cardiac cocktail". A transient complication of sedation for catherization. Ped Cardiol 2:251-253. 1982.
13. Yaster M, Nichols DG, Deshpande JK et al. Midazolam-fentanyl intravenous sedation in children: case report of respiratory arrest. Pediatrics 86:463-467. 1990.
14. Guidelines for monitoring and management of pediatric patients during and after sedation for diagnostic and therapeutic procedures. Pediatrics 89: 1110-1115. 1992.

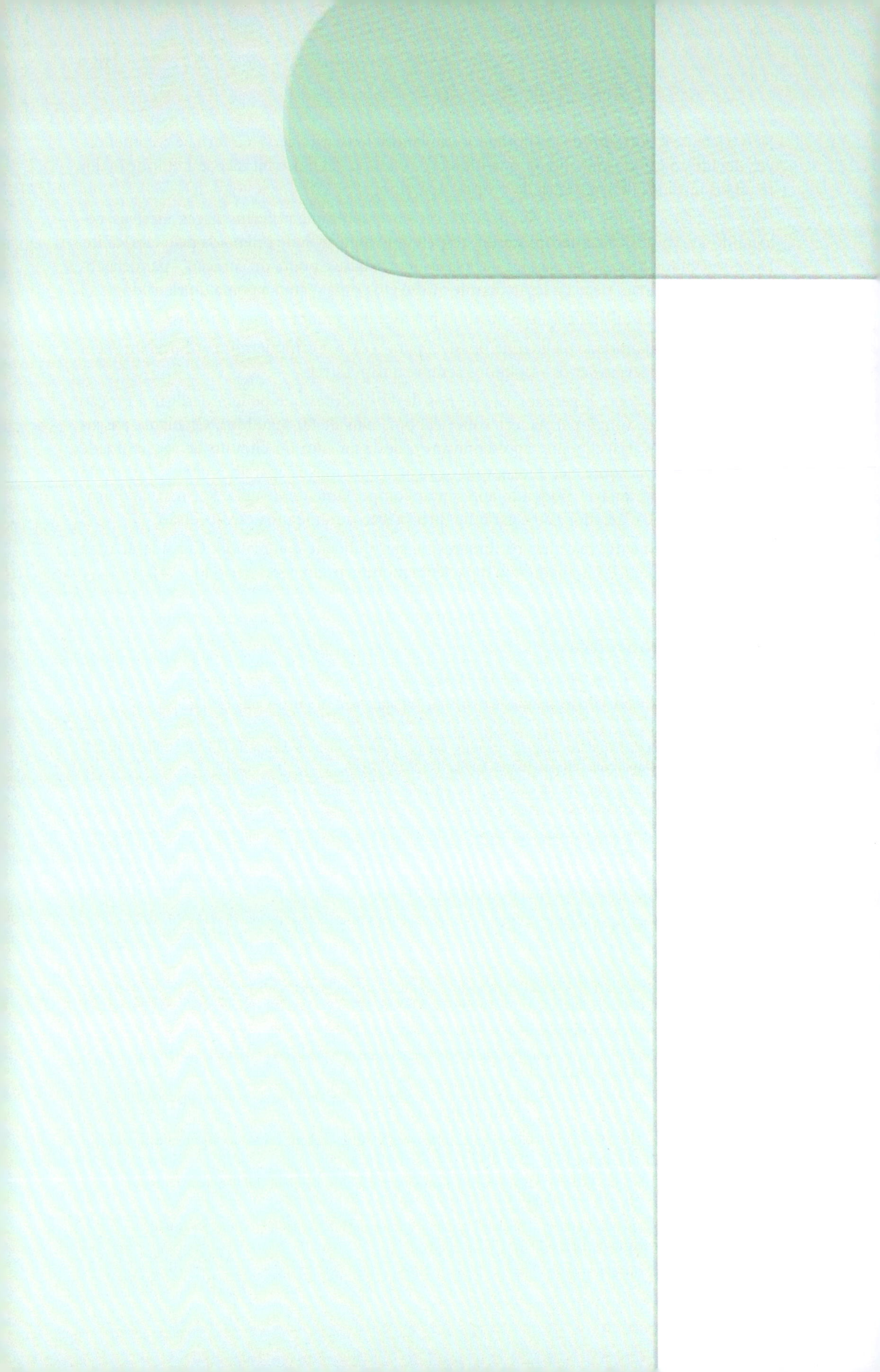

# Ignição de Via Aérea pelo Eletrocautério e Oxigênio em Caso de Fístula Traqueobrônquica

22

Narciso Adolfo Nhamutenga
Claudia Marquez Simões
Pedro Henrique Xavier Nabuco de Araújo

## Descrição do caso

Paciente do sexo masculino, 74 anos, hipertenso. Foi internado com diagnóstico de tumor neuroendócrino bem diferenciado metastático com sítio primário localizado em brônquio intermédio para realização de bilobectomia de pulmão direito.[1]

Tomografia de tórax do pré operatório evidenciou lesão expansiva endoluminal do brônquio para o lobo inferior direito, determinando atelectasia quase total dos segmentos basais desse lobo, além de nódulos hepáticos e presença de espessamento nodular heterogêneo de ambas as adrenais.[1]

Paciente apresentando vários episódios de pneumonias de repetição, sendo dois no mês anterior à cirurgia sob anestesia geral com colocação de drenos pleurais anterior e posterior. A exérese do tumor foi dificultada pela presença de inúmeras aderências pleurocostais e, durante a dissecção, houve a fratura acidental do 6º arco costal e necessidade de costetomia do 7º arco costal para acesso às estruturas pulmonares. Houve um sangramento intraoperatório de aproximadamente 1.200 mL, porém sem instabilidade hemodinâmica ou necessidade de hemocomponentes. Após o término do procedimento, o paciente foi extubado em sala e encaminhado para a unidade de terapia intensiva (UTI), consciente, orientado, com cateter nasal de oxigênio. Permaneceu estável, com alta para enfermaria depois de 2 dias e recebeu alta hospitalar, 10 dias após o término do tratamento com antibióticos com seguimento ambulatorial.[1]

Dezoito dias após o procedimento, o paciente retorna ao serviço com quadro de tosse, dispneia, hemoptise e febre, sendo, nessa ocasião internado. Realizada radiografia de tórax, que mostrou imagem cavitada com nível líquido na base do pulmão direito e tomografia de tórax que revelou enfisema subcutâneo de parede torácica direita, irregularidades do 5º arco costal, fratura do 6º arco costal e costectomia parcial do 7º arco costal além de sinais de comunicação do coto do brônquio do lobo inferior direito com o espaço pleural ipsilateral, o que poderia representar uma fístula broncopleural, associada a derrame pleural moderado e pneumomediastino. A angiotomografia descartou a possibilidade de tromboembolismo pulmonar.[1]

O paciente evoluiu com piora do quadro respiratório, com necessidade de máscara de oxigênio e piora dos parâmetros infeciosos, sendo encaminhado à UTI. Após compensação clínica na UTI, foi levado ao centro cirúrgico para realização de toracostomia sob anestesia local. Após posicionamento em decúbito ventral, o paciente apresentou piora da saturação periférica de oxigênio ($SpO_2$) para 60% com cateter de oxigênio e iniciou quadro de fibrilação atrial de alta resposta ventricular. Pela instabilidade hemodinâmica, foi colocado em decúbito dorsal horizontal e realizada a cardioversão medicamentosa seguida de intubação orotraqueal.[1]

Procedeu-se à toracotomia posterolateral em 5º espaço intercostal, dissecção e ressecção de 5º e 6º arcos costais, foram identificadas secreção purulenta em cavidade pleural e deiscência de sutura de coto brônquico de aproximadamente 0,7 cm.

Durante a utilização do eletrocautério, o houve ignição do campo cirúrgico catalisada por escape de alto fluxo de oxigênio a 100% pelo coto brônquico e pela presença de compressas no campo. O paciente foi imediatamente desacoplado da ventilação mecânica e o eletrocautério foi usado apenas com o paciente em apneia. Devido à friabilidade do tecido, não foi possível ocluir a fístula bronquial, sendo esta parcialmente ocluída com compressas para fechamento em segundo tempo.[1]

No pós-operatório, o paciente foi mantido sob ventilação pulmonar independente, através de cânula de duplo lúmen. Sessenta minutos após admissão na UTI, evoluiu com instabilidade hemodinâmica, queda acentuada da saturação de oxigênio, saída de grande quantidade de secreção serosanguinolenta pelo tubo endotraqueal e parada cardíaca com atividade elétrica sem pulso. Iniciou-se manobras de ressuscitação cardiopulmonar (RCP), de acordo com as diretrizes do Advanced Cardiovascular Life Suport (ACLS), sem retorno da circulação espontânea. Confirmado o óbito após cerca de 60 minutos de RCP.1

## Discussão

Muitos foram os avanços introduzidos em anestesiologia para cirurgia torácica nas últimas seis décadas. Iniciando com a utilização da ventilação por pressão positiva intermitente em 1938, passando pelas técnicas de isolamento e ventilação monopulmonar nas décadas de 1950 e 1960, pela analgesia peridural na década 1980 e chegando à complexa individualização das técnicas empregadas para o transplante de pulmão e para a pneumoplastia na década de 1990.[2,3] Fístula broncopleural é definida como uma comunicação entre o espaço endobrônquico e a cavidade pleural e tem uma incidência de 1 a 4% após lobectomia e de 6 a 10% após pneumonectomia, com uma média de 3 a 7% em todas as ressecções pulmonares. É a complicação mais temida pelo cirurgião, uma vez que está associada a uma taxa de mortalidade de 11 a 23%. Os fatores de risco para o desenvolvimento dessa complicação relacionam-se à indicação da cirurgia, fatores técnicos relativos à ressecção do pulmão e/ou do fechamento do coto brônquico, terapia adjuvante (quimio e radioterapia), vitalidade do coto brônquico e presença de infecção pulmonar ou pleural próximo à cirurgia.[2,3]

Cirurgias radicais, ventilação mecânica e até a experiência do cirurgião têm sido relacionadas com maior incidência de complicações.[2]

A apresentação clínica está diretamente relacionada ao tamanho da fístula. A tosse é um sintoma crítico, principalmente se associada à expetoração produtiva, dispneia e febre. Ao exame clínico, evidencia-se enfisema subcutâneo, abaulamento da incisão cirúrgica durante a tosse e importante aumento do escape aéreo por todo ciclo respiratório quando o paciente é submetido à ventilação sob pressão positiva. A suspeita desse diagnóstico torna mandatória a realização de fibrobroncoscopia flexível (FBF) de urgência para avaliação do coto brônquico. A FBF é o exame definitivo no diagnóstico da fístula broncopleural. Atenção especial aos pacientes previamente lobectomizados e que apresentem sintomatologia respiratória.[3,4]

O preparo pré-operatório desses pacientes obedece os padrões convencionais e compreende a anamnese, o exame físico e a avaliação dos exames laboratoriais.[2] A maior parte dos paciente submetidos à cirurgia de ressecção pulmonar ou de parte do órgão possui uma doença pulmonar subjacente, logo, apresentam maior risco de complicações pulmonares em virtude do impacto da cirurgia e da possível remoção de parte do parênquima pulmonar funcional.[4]

A anestesia visa proporcionar condições cirúrgicas adequadas (ventilação monopulmonar) e estabilidade hemodinâmica e das trocas gasosas, além de proporcionar uma rápida recuperação após a cirurgia.[5,6]

O procedimento pré-operatório em sala cirúrgica compreende o *check list*, monitorização-padrão incluindo a oximetria de pulso, capnografia, analisador de gases, termômetro, pressão arterial não invasiva ou invasiva conforme porte da cirurgia, punção de acesso venoso calibroso e/ou acesso venoso central.[2,5]

A indução anestésica é feita com anestésicos venosos e a intubação orotraqueal com dispositivos capazes de realizar o isolamento pulmonar como os bloqueadores brônquicos, os tubos endobrônquicos e os tubos de duplo lúmen. No presente, a indicação para intubação com esse tipo de dispositivos é absoluta. O posicionamento de um tubo duplo-lúmen é a abordagem mais utilizada para ventilação seletiva de um pulmão. A intubação endobronquial geralmente é feita pela laringoscopia direta após a indução da anestesia geral e bloqueio neuromuscular. O posicionamento correto da intubação deve ser confirmado com a FBF.[2,7,8]

A manutenção do plano anestésico é feita com anestesia combinada e ventilação totalmente controlada, uma vez que os anestésicos voláteis (sevoflurano e isoflurano) ajudam a deprimir a reatividade das vias aéreas, e não parecem inibir de modo significativo a vasoconstrição hipóxica pulmonar regional, mantendo, assim, uma $PaO_2$ adequada e estabilidade na ventilação. O óxido nítrico pode exacerbar a hipertensão pulmonar geralmente pré-existente nesses pacientes e, além disso, tem o potencial de expandir espaços aéreos em toracotomias sem drenos.[6,9]

A punção peridural com inserção de cateter entre os níveis T5-T6 para manter bloqueio sensitivo entre os dermátomos T2 e T9 ajuda na estabilidade hemodinâmica, na diminuição da quantidade de anestésico e opioides durante o procedimento cirúrgico e ajuda no controle da dor no período pós-operatório.[2]

Durante a ressecção do brônquio, atenção especial ao usar o eletrocautério para a hemostasia, uma vez que, para o início da combustão, é necessária a presença de três elementos: calor ou uma fonte de ignição (eletrocautério); combustível (compressas, gazes e antissépticos à base de álcool); e oxigênio (fluxo de ar com alta fração inspirada de oxigênio escapando do coto brônquico fistulizado), constituindo a chamada "tríade do fogo". É necessária a presença desses agentes no mesmo lugar e ao mesmo tempo para início das chamas. Neste relato, o procedimento cirúrgico apresentava riscos óbvios de combustão em virtude de suas peculiaridades. A utilização do bisturi elétrico monopolar pode ter precipitado o incidente, uma vez que é necessária maior potência para eletrocoagulação quando comparado à utilização do bipolar. O laser é outra fonte comum de ignição. Há relatos de combustão do tubo endotraqueal com potencial risco às vias aéreas em cirurgias otorrinolaringológicas. Os tubos de policloreto de vinil (PVC) ou silicone são inflamáveis mesmo com concentrações de oxigênio menores do que 26%, não sendo apropriados para o uso concomitante com o laser. Existem disponíveis no mercado tubos resistentes ao laser, porém, em certas condições, podem sofrer ignição. Preconiza-se a limitação da fração inspirada de oxigênio ($FiO_2$) em 30% ou menos e a não utilização do óxido nitroso. A luz concentrada por meio de fibra ótica pode gerar o calor necessário para o início da combustão.[2,7,9]

A prevenção consiste na redução e na separação dos agentes. Uma vez que a existência de compressas no campo cirúrgico associada ao escape de alto fluxo de $O_2$ pelo coto brônquico pode desencadear combustão. Daí a necessidade da ventilação monopulmonar por meio de bloqueadores brônquicos, com vista a bloquear o fluxo de ar e de $O_2$ para o pulmão em abordagem. Aconselha-se também o uso de compressas úmidas com soluções não voláteis.[7]

Os antissépticos representam um risco potencial, uma vez que a maior parte das preparações disponíveis contém algum tipo de álcool. Por exemplo, o clorexidine com álcool a 70% tem ponto de ignição em 900ºC. Em um ambiente com 100% de oxigênio, há uma queda nesse ponto entre 30ºC e 70ºC. Diversos aparelhos elétricos utilizados na sala operatória e nas UTI podem gerar temperaturas suficientes para ignição em praticamente todos os antissépticos à base de álcool. A utilização da menor fração de oxigênio necessária de baixos fluxos e de sistemas de exaustão minimiza o risco de combustão.[4]

Uma vez iniciada a combustão, é importante a adoção de medidas precoces para retirar os elementos da "tríade do fogo". A interrupção do fluxo de oxigênio por meio do sistema respiratório é o primeiro passo. Deve-se proceder à retirada de todo material combustível, como compressas, gazes e campo cirúrgico em contato com o paciente. A irrigação do campo cirúrgico com soro ou dos tecidos com água pode ser necessária. Apesar de muitos centros cirúrgicos disporem de sistema contra incêndio com aspersão de água, este é ineficaz na maioria dos incidentes em sala operatória, pois os aspersores raramente são posicionados sobre a mesa cirúrgica.[2,8]

O anestesiologista desempenha papel fundamental na prevenção de incêndio na sala cirúrgica, reconhecendo possíveis fontes de ignição e na administração de forma racional do oxigênio. Assim, o primeiro passo para a prevenção deve ser a lembrança constante da possibilidade de incêndio nas cirurgias de risco para essa grave e prevenível ocorrência.[2,8,9]

## Referências bibliográficas

1. Arquivo do Instituto do Câncer do Hospital das Clínicas da Faculdade de Medicina da Universidade de São Paulo.
2. Burlamaque A, Ribas FA. Anestesia e analgesia em cirurgia torácica. in: Tópicos de atualização em cirurgia torácica, - Livro virtual da Sociedade brasileira de cirurgia torácica, Tópico.
3. Ehrenwerth J, Seifert HA – Fire safety in the operating room. ASA Refresher Courses in Anesthesiology, 2003;31:25-33.
4. Rego MMS, Mehernoor FW, White PF, et al. – The changing role of monitored anesthesia care in the unit ambulatory setting. Anesth Analg, 1997;85:1020-1036.
5. Briscoe CE, Hill DW, Payne JP – Inflammable antiseptics and theatre fires. Br J Surg, 1976;63:981-983.
6. Melhado VB. Avaliação da via aérea difícil. In: Medicina perioperatória. Rio de Janeiro. Sociedade Brasileira de Anestesiologia.
7. Sutherland ER, Cherniack RM: Manegement of chronic obstructive pulmory disease, N Engl J Med 350:2689-2697, 2004.
8. Bigatello LM, Allain R, Gaissert HA:Acut lung injury after pulmonary resection, Minerva anesthesiology 70:159-166, 2004.
9. Palomar B, Diaz AV, Buendia A: Fístula broncopleural. Reporte de Casos. In Sociedad colombiana de anestesiología y reanimación scare.

# Embolia Gordurosa

23

Paulo Roberto Granela Comarim
João Nathanael Lima Torres
Domingos Dias Cicarelli

## Resumo

Descreve-se, a seguir, um caso de síndrome de embolia gordurosa (SEG) após um trauma. O paciente evoluiu com complicações graves, principalmente hipoxemia refratária, necessitando do uso de membrana de circulação extracorpórea (ECMO). Discutem-se, a seguir, toda a fisiopatologia envolvida na síndrome de embolia gordurosa e as possibilidades de tratamento.

## Caso clínico

Paciente do sexo masculino e 32 anos de idade, admitido no hospital após acidente automobilístico entre uma de motocicleta e um automóvel com velocidade estimada de 60 km/h. No local do acidente, apresentava ao exame físico: escore de Glasgow (GCS) de 15, pressão arterial de 100 × 60 mmHg e frequência cardíaca (FC) de 130 bpm, segundo dados do Corpo de Bombeiros. Na admissão, apresentava o seguinte exame físico:

- A: Vias aéreas pérvias, com colar cervical;
- B: Murmúrios vesiculares presentes bilateralmente com expansibilidade simétrica, frequência respiratória (FR) de 18 rpm e saturação periférica ($SpO_2$) 94% em ar ambiente;
- C: Pressão arterial: 85 × 60 mmHg, FC: 120 bpm, tempo de enchimento capilar (TEC): 3s; abdome inocente, pelve estável, toque retal sem alterações; FAST (*focused assessment sonography in trauma*) negativo;
- D: GCS 15, pupilas isofotorreagentes, sem déficits focais;
- E: Fratura exposta de fêmur bilateral, fratura fechada de úmero esquerdo e provável fratura de mão esquerda.

O paciente foi operado na madrugada no 1º dia de internação hospitalar pela equipe de ortopedia, para realização de fixação bilateral de fêmur e de úmero esquerdo.

A anestesia foi do tipo geral balanceada, com intubação orotraqueal em sequência rápida com fentanil 200 mcg, propofol 150 mg e succinilcolina 70 mg intravenosos e manutenção com sevoflurano. Durante a cirurgia, o paciente necessitou de norepinefrina para manter pressão arterial média (PAM) em torno de 70 mmHg. A duração da anestesia foi de 12 horas, recebendo 6.000 mL de solução de Ringer-lactato, 2 unidades de concentrados de hemácias, apresentando diurese de 3.700 mL.

A seguir, foi encaminhado para a unidade de terapia intensiva (UTI), com norepinefrina 0,2 mcg/kg/minuto e PAM de 75 mmHg, intubado sob ventilação mecânica. No 3º dia de internação hospitalar, foi extubado por volta das 14h00. Apresentava, nessa ocasião, petéquias em região axilar bilateralmente e rabdomiólise com dosagem de creatinofosfoquinase (CPK) de 5.400. No 4º dia de internação hospitalar, apresentou piora do estado geral, encontrando-se sonolento e com alteração de ausculta pulmonar (estertores crepitantes difusos), FR de 30, utilizando musculatura acessória e queixando-se de dispneia. Foi optado por nova intubação por provável evolução para insuficiência respiratória aguda (IRpA). Após 2 horas de ventilação mecânica, eram necessárias fração inspirada de oxigênio ($FiO_2$) de 100 % e pressão positiva no final da expiração (PEEP) de 12 cm $H_20$ para manter saturação de 82%. Foi uma ultrassonografia de tórax, evidenciando a presença de linha B em toda a região anterior do tórax bilateralmente e consolidação com atelectasia em região posterior bilateralmente. Foi optado por introduzir inalação com óxido nítrico (NO), inicialmente com boa resposta (melhora da $SpO_2$ de 81% para 91%). Com nova piora da $SpO_2$ e manutenção de hipoxemia refratária, foi firmado o diagnóstico de síndrome do desconforto respiratório agudo (SDRA) e iniciada terapêutica com ECMO devido à dificuldade de melhorar a hipoxemia com a ventilação artificial. Durante A ECMO, houve necessidade de aumento de norepinefrina até 1 mcg/kg/min. No 4º dia de internação, o paciente evoluía com síndrome da disfunção de múltiplos órgãos (SDMO) com SDRA e insuficiência renal. No 5º dia de internação, apesar do diagnóstico de pneumonia associado à ventilação mecânica, houve melhora do quadro hipoxêmico, tendo sido retirado da ECMO. Durante retirada da ECMO, houve intercorrência com perda de cerca de 2 L de sangue pelo orifício de canulação da ECMO, com nova instabilidade hemodinâmica e piora do quadro de choque distributivo. No 6º dia de internação, apresentou parada cardiorrespiratória refratária às manobras de ressuscitação cardiopulmonar, evoluindo para óbito.

## Discussão

A embolia gordurosa, normalmente, é uma complicação das fraturas dos ossos longos, podendo evoluir para óbito em 36% dos casos.[1] A fisiopatologia inclui a oclusão mecânica do lúmen vascular por partículas lipídicas que se depositam na rede capilar pulmonar. Tem como situações predisponentes as fraturas do fêmur, tíbia, pelve, artroplastias do joelho e quadril, lipoaspirações extensas e lipoenxertias.[1] Pode não causar danos aos órgãos-alvo, a menos que seja maciça. Além de gordura, esses êmbolos, frequentemente, carregam também células hematopoiéticas da medula óssea, relacionando-os às fraturas de ossos longos.

O pulmão é um dos primeiros órgãos a serem atingidos em virtude da natureza venosa do processo fisiopatológico, no entanto, os êmbolos gordurosos podem lesar outros órgãos, pela circulação arterial, através de microfístulas arteriovenosas pulmonares anatômicas. Segundo Goslling e colaboradores,[2,3] pode ocorrer deformação da própria gotícula de gordura que, assumindo uma forma mais alongada, poderia atravessar os capilares pulmonares atingindo a circulação sistêmica, mas esse fato também pode se dar pelo septo interatrial, através de um forame oval patente. Estudos recentes, utilizando a ecocardiografia transesofágica (ECO-TE), têm demonstrado que, em cerca de 20 a 30% dos indivíduos adultos de uma população normal, esse forame se encontra patente.[4] Mesmo em indivíduos nos quais esse forame estava fechado, a vigência de uma hipertensão pulmonar aguda como as que podem se instalar em uma EG maciça, poderia abrir o forame oval pelo aumento da pressão no átrio direito. Uma vez que os êmbolos ganham a circulação sistêmica, os principais órgãos atingidos são o cérebro, a pele (petéquias) e a retina.[2-4]

A SEG é definida como a síndrome clínica, com ocorrência de lesão e disfunção de um ou mais órgãos, causadas pelos êmbolos gordurosos. Como os pulmões e o cérebro são as vísceras mais atingidas, as manifestações clínicas dominantes são a insuficiência respiratória aguda e o acometimento cerebral, o qual pode variar desde uma simples ansiedade até o coma irreversível e morte.[5] Embora a SEG costume ocorrer principalmente após fraturas de ossos longos e da bacia em traumas de alta energia, também foi descrita após procedimentos estéticos, como a lipoaspiração e lipoenxertia,[1] porém em um número muito restrito de casos. Apesar do extenso traumatismo provocado pela cânula de lipoaspiração, a embolia gordurosa (EG) resultante quase sempre é de pequena monta, quando comparada à que ocorre nas fraturas. O motivo dessa diferença é que, nos ossos, as vênulas e sinusóides, por terem suas paredes acoladas às trabéculas do osso, tendem a permanecer abertas após sua ruptura, ao passo que, no tecido subcutâneo esses vasos tendem a se colabar, o que dificulta a embolização.[6]

A EG é dividida, de forma clássica e didática, conforme sua fisiopatologia em duas fases: bioquímica e mecânica.

## Fase mecânica

Os êmbolos gordurosos (gotículas de gordura neutra) entram na circulação venosa e se alojam nos capilares pulmonares. A maioria dos pacientes sujeitos à EG não apresenta sintomatologia grave, a despeito de intensas embolias, pois, nesses pacientes, o efeito é apenas mecânico, ou seja, a simples oclusão temporária de parte da rede capilar pulmonar. Se a EG for maciça (obstrução de 80% da rede capilar pulmonar),[6] haverá grande elevação da pressão da artéria pulmonar e, consequente, *cor pulmonale* agudo, com rápida evolução para o óbito.[1-6] Em pacientes com menor reserva cardiopulmonar, como os idosos, a insuficiência ventricular direita provavelmente se instalará após embolias de menor monta.[2-4] A maior parte desses pacientes não desenvolve o *cor pulmonale* agudo durante a fase mais intensa da EG, mas apresentam profundas alterações hemodinâmicas e respiratórias como hipotensão arterial grave, arritmias cardíacas, aumento da pressão da artéria pulmonar e da resistência vascular pulmonar, aumento do *shunt* arteriovenoso pulmonar e, consequentemente, diminuição da $PaO_2$. Esses efeitos podem ser transitórios ou não. Também é interessante assinalar que essas alterações cardiopulmonares variam de acordo com a intensidade das imagens de embolismo mostradas pelo ECO-TE.

## Fase bioquímica

Representa a fase inflamatória da SEG, ou seja, as células alveolares dos pulmões foram dotadas da capacidade de produzir lipase E, que hidrolisam as gotículas de gordura, causando lesão direta dos alvéolos pulmonares.[3] A hidrólise da gordura embolizada nos pulmões, entretanto, libera ácidos graxos (palmítico, esteárico e oleico), em que normalmente são metabolizados e transportados pela albumina. O papel dos neutrófilos na gênese da lesão pulmonar tem sido estabelecido em estudos recentes.[6] Na presença de ácidos graxos livres, ocorreria acentuação da aderência entre os neutrófilos e o endotélio do capilar pulmonar pelas integrinas. Os neutrófilos fixados ao endotélio liberam enzimas proteolíticas de seus lisossomos (especialmente a mieloperoxidase) as quais acabam por "digerir" as células endoteliais e alveolares. A diminuição do volume alveolar torna-se ainda mais extensa em virtude da formação de áreas de atelectasia, pois os pneumócitos lesados deixam de produzir o surfactante. O produto final de toda essa complexa cadeia de respostas inflamatórias, liberação de interleucinas e quimiotaxia de neutrófilos resulta no estabelecimento de extensas áreas de pulmão nas quais os alvéolos são perfundidos, mas não ventilados (efeito *shunt*) e outras nas quais ocorre o inverso, os alvéolos são ventilados, mas não perfundidos (efeito espaço morto).

A SEG é uma afecção que pode acometer tanto os adultos jovens, mais propensos às fraturas decorrentes de trauma, como os idosos, mais sujeitos às fraturas patológicas e artroplastias.

Dependendo do tempo do início dos sintomas em relação ao trauma e da gravidade destes, a SEG pode ser classificada em fulminante, subaguda e subclínica.

## Forma aguda fulminante

Ocorre quando pacientes politraumatizados ou submetidos a artroplastias são acometidos de embolia gordurosa maciça que pode determinar a instalação de um *cor pulmonale* agudo, que, geralmente, evolui para óbito. Caso esses pacientes estejam monitorizados com cateter de artéria pulmonar (Swan-Ganz), pode-se observar o aumento súbito da pressão da artéria pulmonar, da resistência vascular pulmonar e, em decorrência disso, a queda do débito cardíaco. Quando existe forame oval patente, entretanto, a morte súbita pode advir de EG cerebral maciça, que causa infartos múltiplos na substância branca da base do encéfalo, bem como do tronco cerebral e do cerebelo.[2-6]

## Forma aguda subaguda

É o quadro mais comum e, normalmente, apresenta-se como uma tríade de sintomas representada pela dificuldade respiratória progressiva, pelas alterações da consciência e/ou do comportamento e pelas petéquias em região de tronco e membros superiores. Classicamente, os sintomas se iniciam entre 12 e 24 horas após o trauma, embora não sejam raros os casos em que isso ocorre entre 36 e 72 horas depois do trauma. Os pulmões, comumente, são os órgãos mais atingidos.[6]

## Forma aguda subclínica

Segundo Hoffmanet e colaboradores, a SEG subclínica ocorreria em 100% desses casos, mas que, em virtude de sua extrema benignidade, geralmente passa despercebida ou nem mesmo é relatada.[7] A denominação subclínica se deve ao fato de os pacientes apresentarem praticamente as mesmas alterações da forma subaguda, mas em intensidade tão menor que, quase sempre, nem se manifestam por meio de sinais e sintomas. As alterações mais encontradas são um leve a moderado aumento da frequência respiratória, da frequência cardíaca e da temperatura, uma discreta diminuição da $PaO_2$, que oscila em torno de 80 mmHg e os exames laboratoriais demonstram poucas alterações. Em relação ao sistema nervoso central, observam-se leve sonolência, confusão ou irritabilidade. Por essas razões é que o diagnóstico da SEG subclínica é considerado de difícil realização. A SEG subclínica é também muito frequente após osteossínteses e artroplastias. A forma subclínica pode se iniciar entre 12 e 72 horas após o trauma, porém ocorre mais comumente entre 12 e 24 horas, com evolução benigna e mortalidade baixa.

# Quadro clínico

## Manifestações respiratórias

Conforme já mencionado, o envolvimento pulmonar decorre do progressivo número de alvéolos que vão sendo preenchidos por sangue e/ou exsudato ou que sofrem atelectasia, do que resulta um quadro de hipóxia generalizada. A principal complicação é a SDRA.

## Manifestações neurológicas

O cérebro é o segundo órgão mais atingido pela SEG, sendo afetado em 70 a 89% dos casos. As alterações neurológicas, contudo, são extremamente variáveis: irritabilidade; ansiedade; agitação; confusão; delírio; convulsões; coma; hipertonia; e descerebração são todos quadros já descritos, quer de maneira progressiva em um mesmo paciente, quer isoladamente entre os diferentes casos. As alterações patológicas responsáveis por esses sintomas são as obstruções capilares difusas provocadas pelos êmbolos gordurosos. Dessas obstruções resultam áreas de hipóxia, isquemia e hemorragias petequiais, estas, em virtude da rotura dos capilares que sofreram a ação dos ácidos graxos e neutrófilos, à semelhança das lesões que ocorrem nos pulmões. Essas alterações são sempre seguidas de edema cerebral, podendo ainda haver o estabelecimento de verdadeiros infartos cerebrais nas regiões mais afetadas, que são a substância branca da base do cérebro, do tronco cerebral e do cerebelo.

## Manifestações cutâneas

As petéquias cutâneas (Figura 23.1) representam o terceiro sinal mais importante para o diagnóstico clínico da SEG. Essas diminutas lesões (1 a 2 mm) são, na verdade, pequenas hemorragias originadas pela ruptura dos capilares da pele.

De acordo com exames histológicos, os capilares seriam primeiro distendidos pelos êmbolos gordurosos e, a seguir, lesados pela ação dos ácidos graxos liberados. Assim, ao contrário do que se

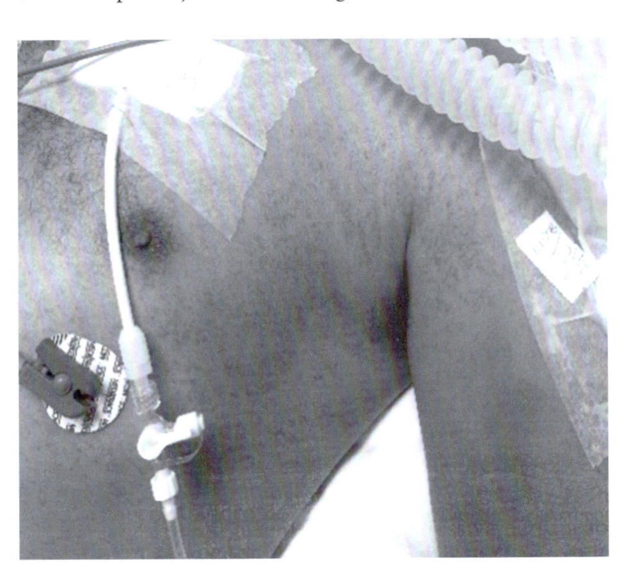

Figura 23.1: Petéquias em paciente com síndrome de embolia gordurosa.

pensava inicialmente, a ocorrência das petéquias não guarda relação com a de plaquetopenia, que ocorre em cerca de 30% dos casos de SEG.[4] As petéquias são bastante comuns, descritas em 25 a 95% dos casos, segundo Estebe.[8] Na maioria dos estudos publicados, contudo, essa incidência fica, geralmente, entre 40 e 60% dos casos. O tempo de aparecimento das petéquias em relação ao trauma varia bastante, podendo ocorrer entre 12 e 96 horas após fraturas de ossos longos ou de bacia, embora seja mais característico sua constatação entre 36 e 72 horas após o trauma. A localização das petéquias na SEG também demonstra um padrão característico, pois quase sempre são encontradas nas axilas, na região pré-esternal alta, nas faces laterais do pescoço e nas conjuntivas oculares, sendo reabsorvidas em cerca de 1 semana após o seu aparecimento.[5]

## Miscelânea

Além dos pulmões, encéfalo, pele e conjuntivas, a SEG pode acometer gravemente muitos outros órgãos ou estruturas. As retinas são envolvidas em praticamente 50% dos casos. A obstrução dos capilares da retina pelos êmbolos gordurosos pode levar à ocorrência de microinfartos, hemorragias e edema. Os rins são frequentemente acometidos na EG, mas a instalação de insuficiência renal aguda é um evento bastante raro.

Na década de 1970, Gurd e Wilson[9] e Gurd,[10] baseados no estudo de 100 casos de SEG que trataram em um período de 4 anos, estabeleceram uma lista de critérios para o diagnóstico clínico dessa síndrome. De acordo com a análise de sua experiência, sugeriram que o diagnóstico de SEG só deveria ser feito quando houvesse pelo menos um sintoma maior associado a pelo menos quatro sintomas menores (ver Tabela 23.1).

Tabela 23.1: Critérios de Gurd e Wilson para o diagnóstico da Síndrome de Embolia Gordurosa[9]

| **Critérios para Síndrome de Embolia Gordurosa** | |
|---|---|
| Gurd e Wilson (1 Maior e 4 menores) | Critérios Maiores<br>• Insuficiência respiratória<br>• Envolvimento cerebral<br>• Rash petequial<br>Critérios Menores<br>• Febre<br>• Taquicardia<br>• Alteração retina<br>• Icterícia<br>• Alterações renais (anúria/oligúria)<br>• Plaquetopenia<br>• VHS |
| Índice Embolia Gordurosa (≥ 5 pontos) | *Rash* petequial (5 pontos)<br>Infiltrado Alveolar (4 pontos)<br>Hipoxemia (< 70 mmHg) (3 pontos)<br>Confusão (1 ponto)<br>Febre (1 ponto)<br>Frequência cardíaca > 120 bpm<br>Frequência respiratória > 30 irpm |
| Critérios de Lindeque (fratura de fêmur ± fratura de tíbia + 1 alteração clínica | $PaO_2$ < 60 mmHg persistente<br>$PaCO_2$ > 55 mmHg persistente<br>Frequência respiratória > 35 irpm |

Deve sempre ser lembrado, contudo, que como o quadro clínico da SEG pode ser superponível ao de outras condições pós-traumáticas e como não existe nenhum teste laboratorial que possa assegurar esse diagnóstico, a confirmação de uma SEG torna-se, muitas vezes, difícil. Atualmente, considerando-se um paciente em situação de risco para desenvolver SEG, a maioria dos autores tende a já firmar esse diagnóstico desde que o paciente apresente comprometimento respiratório e/ou cerebral, uma vez excluídas as causas mais evidentes para tais sintomas.

## Métodos diagnósticos laboratoriais

Análise de gasometria arterial mostra, normalmente, $PaO_2 < 60$ mmHg em pacientes com SEG. A vigência de hipoxemia leva à taquipneia compensatória e alcalose respiratória pode estar associada. A pesquisa de glóbulos de gordura na SEG pode ser feita na urina, sangue e escarro. Contudo, nenhum desses testes firma o diagnóstico da síndrome por si.

## Métodos diagnósticos de imagem

A radiografia do tórax (Figura 23.2) nesses casos mostra um infiltrado bilateral difuso, mas que predomina nas regiões basais e peri-hilares e costuma aparecer entre 24 e 48 horas após o trauma. Esse aspecto radiológico, embora típico da SEG, é encontrado em apenas 30 a 50% dos casos, e não pode ser considerado patognomônico dessa síndrome, pois pode ocorrer também na congestão pulmonar (por insuficiência cardíaca congestiva ou hiper-hidratação), na contusão pulmonar, nas aspirações traqueobrônquicas do conteúdo gástrico e na SDRA.

Um paciente que apresenta infiltrado pulmonar difuso em até 6 horas após um trauma, pode ser vítima de contusão pulmonar ou de aspiração brônquica maciça. A SDRA tende a se instalar mais tarde, aparecendo, geralmente, 2 ou mais dias após o trauma.

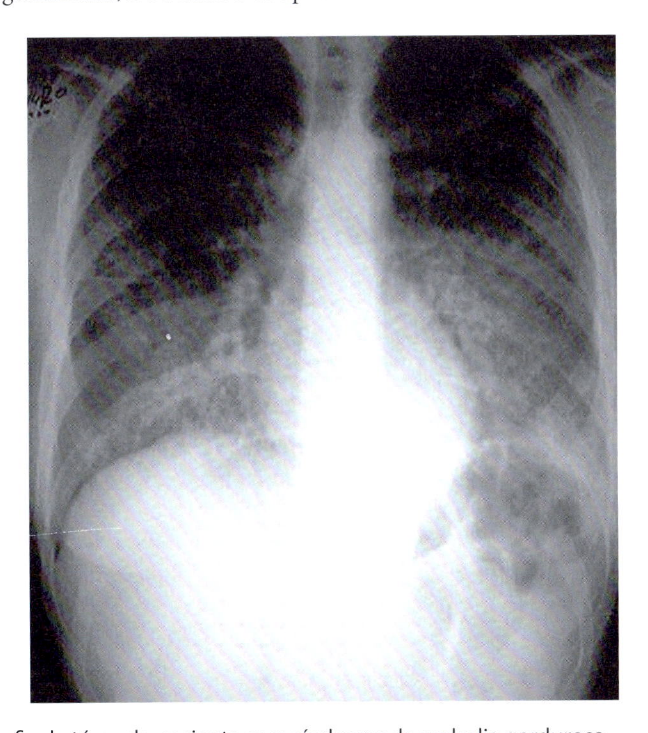

Figura 23.2: Radiografia de tórax de paciente com síndrome de embolia gordurosa.

A tomografia computadorizada do tórax (CT tórax) mostra infiltrados menores e mais precocemente do que a radiografia de tórax, delimitando melhor as áreas pulmonares comprometidas.

Embora as manifestações neurológicas geralmente denotem acometimento difuso em cerca de 12 a 25% dos casos, a SEG cerebral se manifesta por sinais de localização como anisocoria, afasia, apraxia, hemiplegia, paraplegia, tetraplegia, escotomas e desvio conjugado dos olhos. Considerando-se que muitos desses pacientes são politraumatizados e que a presença de sinais de localização indica trauma cranioencefálico (TCE), a tomografia computadorizada cerebral (CTC) deverá sempre ser solicitada para o diagnóstico diferencial com hematomas intracranianos. Ao contrário do que ocorre no TCE, todavia, na SEG, a CTC não tem nenhum valor diagnóstico, pois, mesmo nos casos de SEG cerebral comprovada, a CTC costuma mostrar-se normal ou acusar apenas edema cerebral inespecífico.

Ressonância magnética cerebral (RMC) tem se mostrado bastante útil por sua alta sensibilidade e alta especificidade em detectar as lesões encefálicas da SEG. Caracteristicamente, a RMC mostra alterações de baixo sinal em T1 e alto sinal em T2 nas áreas acometidas, podendo detectar lesões a partir de 2 mm de diâmetro em até 4 horas após um trauma.[6] Na RMC, as áreas de alto sinal em T2 são tidas como características da SEG e indicam a presença de edema perivascular secundário à isquemia e à hipóxia.[6] Outro importante aspecto da RMC diz respeito ao seu alto valor preditivo negativo.

## Tratamento

O manejo atual da SEG é baseado em medidas preventivas para diminuir a incidência da síndrome e tratamento de suporte para as complicações decorrentes. O manejo anestésico é desafiador diante da variabilidade clínica com que se pode deparar na sala cirúrgica. Objetivamente, encontram-se três cenários clínicos em pacientes com SEG que serão encaminhados à sala cirúrgica. No primeiro, estão os pacientes com risco de síndrome, porém sem sinais/sintomas manifestos. O segundo é o paciente com diagnóstico de SEG e o terceiro envolve o paciente com fator de risco e que manifesta sinais da síndrome durante o intraoperatório.[11]

Quanto ao paciente que chega na sala operatória com alto risco de SEG, deve o anestesiologista atentar para quais estratégias anestésicas deve seguir a fim de detectar ou antecipar uma descompensação cardiopulmonar intraoperatória. O uso de monitores com capnografia por si só não é sensível o suficiente para detectar embolia gordurosa. Naqueles pacientes que se apresentam com instabilidade hemodinâmica, o uso de cateter venoso central, pressão arterial invasiva e medição débito cardíaco, seja por meio de cateter de artéria pulmonar, seja por medição minimamente invasiva por meio da curva da pressão arterial invasiva, pode ser uma escolha mais prudente diante de um caso de alto risco de instabilização intraoperatória. Qualquer aumento súbito da pressão arterial pulmonar deve alertar o anestesiologista sobre a possibilidade de embolia gordurosa.[11]

Apesar de medir continuamente a pressão arterial pulmonar, o cateter de artéria pulmonar tem sido questionado nesses casos em virtude da sua baixa sensibilidade em detectar embolia gordurosa, visto que, na maioria dos casos, a pressão arterial pulmonar se eleva pouco. Atualmente, tem se dado preferência ao uso de ECO-TE intraoperátória por sua alta sensibilidade em detectar embolia gordurosa. A imagem ecocardiográfica das partículas de êmbolos gordurosos assemelha-se a flocos de neve, assim como ocorre após reposição volêmica agressiva. O ecocardiograma também é útil no manejo da instabilidade hemodinâmica, seja guiando reposição volêmica, seja avaliando a contratilidade miocárdica e auxilia no diagnóstico de outras causas de instabilidade hemodinâmica intraoperatória.

A escolha da anestesia regional ou geral não altera desfecho em pacientes sob risco de SEG. A escolha da técnica anestésica deve ser baseada principalmente na condição clínica do doente.[11]

A estabilização precoce da fratura (pelve/fêmur) é, provavelmente, a medida profilática mais importante que reduz a incidência de SEG em cerca de até 70%.[10,11] Aqueles pacientes que desenvolvem a síndrome no pré-operatório têm maior risco de exacerbação clínica no intraoperatório. A conduta nesses casos ainda é controversa, e algumas instituições[8] postergam a fixação definitiva até melhora do quadro clínico. Uma alternativa interessante é a estabilização da fratura com fixadores externos e manejo das complicações respiratórias e hemodinâmicas e, posteriormente, fixação definitiva. Muito embora a estabilização precoce seja a conduta de eleição em casos não complicados, ainda não está claro se esta conduta é benéfica em pacientes que já apresentam sinais de SEG.[11]

Algumas medidas farmacológicas não mostraram benefício no tratamento, nem na profilaxia da SEG. O uso de metilprednisolona em altas doses tem mostrado em alguma eficácia em estudos clínicos.[6] No entanto, o uso rotineiro de metilprednisolona não é recomendado por nenhum estudo prospectivo de grande escala, tornando seu uso rotineiro ainda bastante controverso.

Se a SEG se desenvolve no pós-operatório, o tratamento é de suporte. As manifestações pulmonares merecem atenção pelo risco de evoluir para SDRA, principal causa de mortalidade. O diagnóstico de SDRA foi revisado em 2011 em Berlim (Tabela 23.2).[12]

Tabela 23.2: Critérios de Berlim para diagnóstico de síndrome de desconforto respiratório agudo.[12]

| Critérios de Berlim para SDRA | |
|---|---|
| Tempo | Início de sintomas ou novos sintomas respiratórios ou sinais de piora dentro de 7 dias |
| Radiografia de tórax | Infiltrado bilateral, que não pode ser explicado por derrame pleural, nódulos ou atelectasia |
| Edema | Edema pulmonar não explicado por hipervolemia/ edema cardiogênico |
| Oxigenação | |
| Leve | $200 < PaO_2/FiO_2 \leq 300$ com PEEP/CPAP $\geq 5$ $cmH_20$ |
| Moderado | $100 < PaO_2/FiO_2 \leq 200$ com PEEP/CPAP $\geq 5$ $cmH_20$ |
| Grave | $PaO_2/FiO_2 \leq 100$ com PEEP/CPAP $\geq 5$ $cmH_20$ |

O uso de ventilação protetora, baseado no peso predito (4 a 6 mL/kg), objetivando uma pressão de platô menor do que 30 $cmH_2O$, diminui a mortalidade.[12-15] Outras estratégias como posição PRONA e curarização contínua mostraram aumentar os índices de oxigenação sanguínea, mas podendo ser adjuvantes importantes no tratamento.[12-15] O uso de posição PRONA tem ganhado relevância clínica em virtude de recentes estudos mostrarem diminuição de mortalidade.[12] O uso de outras estratégias ventilatórias como ventilação oscilatória de alta frequência não é recomendado. O uso de óxido nítrico pode ser alternativa em pacientes com SDRA grave, hipertensão pulmonar aguda e falência de ventrículo direito.

Há casos de SEG que evoluem com hipoxemia refratária apesar das medidas clínicas inicias e terapêuticas otimizadas. O risco da piora da hipoxemia deve ser combatido agressivamente. Para casos refratários agudos, ultimamente tem se optado pela estratégia do uso de ECMO (Quadro 23.1).[13-14]

Quadro 23.1: Critérios para utilização de suporte com oxigenação extracorpórea por membrana.

| Critérios obrigatórios |
|---|
| • Intubação traqueal e ventilação mecânica<br>• Doença pulmonar de início agudo<br>• Infiltrado pulmonar bilateral<br>• Relação $PaO_2/FiO_2 < 200$ com pressão expiratória final positiva ≥ 10 cm $H_2O$<br>• Possibilidade de reversão da lesão pulmonar |
| **Critérios complementares (há necessidade de pelo menos um)** |
| • Relação $PaO_2/FiO_2 \leq 50$ com $FiO_2 = 1$, por pelo menos 1 h, com ou sem o uso de manobras de resgate (recrutamento alveolar, óxido nítrico inalatório e posição prona)<br>• Hipercapnia com manutenção do pH ≤ 7,20 em uso de FR ≥ 35 ciclos/min (quando possível), volume corrente = 4 – 6 mL/Kg e pressão de platô ≤ 30 cm $H_2O$<br>• Escore de Murray (*Lung Injury Score*) > 3, com paciente em piora do quadro clínico<br>• Relação $PaO_2/FiO_2 \leq 50$ com $FiO_2 \geq 0{,}8$ por pelo menos 3 h, apesar da realização de manobras de resgate |

Adaptado de Azevedo et al. Oxigenação extracorpórea por membrana na hipoxemia grave: hora de revermos nossos conceitos? J Bras Pneumol. 2011;37:7-12.

A ECMO, como estratégia de melhora da oxigenação, tem resultados surpreendentes, seja venovenosa (auxiliando a função pulmonar) ou venoarterial (auxiliando a função cardíaca e pulmonar).[13]

Uma metanálise publicada por Zampieri e colaboradores[16] não mostrou mudança na mortalidade em pacientes com SDRA grave em uso de ECMO. Essa forma de tratamento ainda é bastante recente, necessitando de mais estudos em grupos específicos para definir o papel da ECMO em pacientes com SDRA secundária à SEG. Porém, essa estratégia já consta como uma das recomendações das Diretrizes Brasileiras de Ventilação Mecânica de 2013 para tratamento de SDRA grave.[17]

## Referências bibliográficas


1. Costa AN, Mendes DM, Toufen C, et al. Síndrome da angústia respiratória do adulto por embolia gordurosa no período pós-operatório de lipoaspiração e lipoenxertia. J Bras Pneumol. 2008;34:622-625.
2. Gossling HR, Ellison LH, Degraff AC Jr. Fat embolism: the role of respiratory failure and its treatment. J Bone Joint Surg Am. 1974;56:1327-37.
3. Gossling HR, Pellegrini VD Jr. Fat embolism syndrome. Clin Orthop. 1982; 165:68-82.
4. Pell AC. Fat embolism syndrome (correspondence). N Engl J Med. 1994; 330:642-3.
5. Mellor A, Soni N. Fat embolism. Anaesthesia. 2001; 56:145-54.
6. Filomeno LTB, Carelli CR, Figueiredo SNCL et al. Embolia gordurosa: uma revisão para a prática ortopédica atual. Acta Ortopédica Brasileira. 2005;13:196-208.
7. Hofmann S, Huemer G, Salzer M. Pathophysiology and management of the fat embolism syndrome. Anaesthesia. 1998; 53:35-7.
8. Estebe JP. Des emboles de graisse au syndrome d'embolie graisseuse. Ann Fr Anesth Reanim. 1997;16:138-151.
9. Gurd AR, Wilson RI. The fat embolism syndrome. J Bone Joint Surg Br. 1974; 56:408-16.
10. Gurd AR. Fat embolism: an aid to diagnosis. J Bone Joint Surg Br. 1970; 52:732-7.
11. Akhtar S. Fat embolism. Anesthesiology Clin. 2009;27:533-50.
12. Azevedo LCP, Park M, Costa ELV, et al. Oxigenação extracorpórea por membrana na hipoxemia grave: hora de revermos nossos conceitos? J Bras Pneumol. 2011;37:7-12.

13. Esper SA, Levy JH, Waters JH, et al. Extracorporeal membrane Oxygenation in the Adult: a Review of Anticoagulation Monitoring and Transfusion. Anesth Analg. 2014;118:731-743.
14. Kosova E, Bergmark B, Piazza G. Fat embolism syndrome. Circulation. 2015;131:317-320.
15. Fanelli V, Vlachou A, Ghannadian S, et al. Acute Respiratory Distress Syndrome: new definition, current and future therapeutic options. J Thorac Dis. 2013.
16. Zampieri FG, Mendes PV, Ranzani OT, et al. Extracorporeal membrane oxygenation for severe respiratory failure in adult patients: A systematic review and meta-analysis for current evidence. J Crit Care. 2013;28:998-1005.
17. Barbas CS, Ísola AM, Farias AM, et al. Recomendações brasileiras de ventilação mecânica 2013 – parte 2. Rev Bras Ter Intensiva. 2014;26:215-239.

# Laringoespasmo

24

Thiago José Costa dos Santos
Rodrigo Barbosa Callado
Ana Carla Giosa Fujita

## Caso clínico

Paciente do sexo masculino, 5 anos de idade, com história pregressa de prematuridade, pequeno para a idade gestacional (PIG), muito baixo peso ao nascer (1.460 g), segundo nascido de um parto gemelar, sepse neonatal precoce e retardo do desenvolvimento neuropsicomotor.

Foi internado eletivamente, para realização de adenoamigdalectomia, sob anestesia geral. Após monitorização padrão, realizada indução inalatória, uso de opioide intravenoso e bloqueador neuromuscular. A criança foi intubada com sonda orotraqueal (SOT) aramada número 5. A cirurgia não apresentou intercorrências; porém, após extubação orotraqueal, ainda em sala operatória, houve sangramento moderado em loja amigdaliana. Foi optado por revisão cirúrgica da hemostasia. Durante a segunda indução anestésica, realizaram-se duas tentativas de intubação orotraqueal (IOT) com SOT 4,5, sendo obtida via aérea definitiva na terceira tentativa com uma SOT número 4. Após o controle do sangramento na loja amigdaliana, a criança foi extubada e apresentou imediatamente dispneia, estridor inspiratório, dessaturação e presença de enfisema subcutâneo em região cervical anterior. Iniciou-se manobra de ventilação sob pressão positiva por meio de máscara facial e balão, seguida de nova IOT e encaminhamento à unidade de terapia intensiva (UTI).

A Figura 24.1 apresenta um exame de raios X realizado no pós-operatório imediato (POI) no momento da admissão na UTI.

No 3º dia de pós-operatório (PO), o paciente foi submetido à broncoscopia, na qual não foram identificadas alterações significativas. Novamente extubado, apresentou desconforto respiratório, compensado com uso de inalação com epinefrina e ventilação não invasiva (VNI) intermitente, alternando com máscara não reinalante com suplementação de oxigênio.

No 5º PO, persistiu em insuficiência respiratória, além de evoluir com febre, estertorações pulmonares à esquerda e opacificação de campo pulmonar à esquerda no raio X de tórax. Sob suspeita de traqueobronquite, foi iniciado tratamento com piperacilina-tazobactam, além das medidas já citadas. Conforme o exame de raios X do 5º PO na Figura 24.2.

No 13º PO, recebeu alta da UTI após desmame do suporte de oxigênio, já em ar ambiente com boa saturação. Permaneceu internado na enfermaria, alimentando-se ainda por sonda nasoenteral (SNE).

No 22º PO, na enfermaria, apresentou novo episódio de sangramento importante em loja amigdaliana, possivelmente associado à retirada da SNE. Foi levado novamente à sala operatória

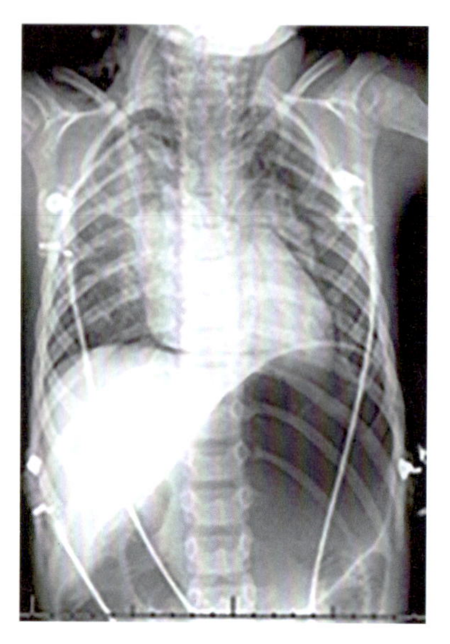

Figura 24.1: Exame de raios X realizado no POI no momento da admissão na UTI, no qual se evidenciam enfisema subcutâneo, pneumomediastino e grande quantidade de ar no estômago.

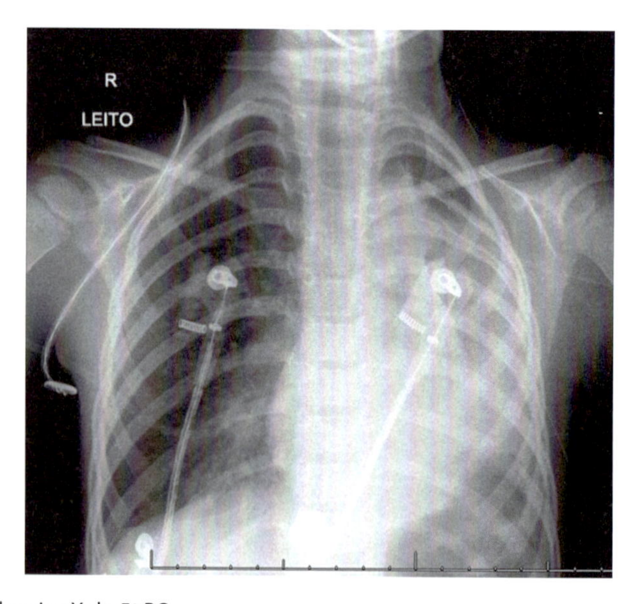


Figura 24.2: Exame de raios X do 5º PO.

(SO) para revisão da hemostasia. Recebido em SO sonolento, taquidispneico, $SpO_2$ 85% com nebulização de $O_2$, instável hemodinamicamente. Foi submetido à anestesia geral balanceada e realizada ressuscitação volêmica com uso de 800 mL de cristaloides e 1 unidade de concentrado de hemácias. Durante a cirurgia, apresentou hipotensão que foi controlada com uso de drogas vasoativas. Ao fim do procedimento, foi encaminhado novamente à UTI, sob IOT, instável hemodinamicamente, em uso de norepinefrina. Evoluiu com parada cardiorrespiratória minutos após admissão na UTI, a qual foi revertida depois de um ciclo de reanimação cardiopulmonar.

Na UTI, evoluiu em desmame de drogas vasoativas e de ventilação mecânica e foi submetido à nova broncoscopia no 7º PO da última abordagem. Foram, nessa ocasião, constatadas estenose subglótica e lesão oscilante em corda vocal direita, motivo pelo qual foi indicada realização de traqueostomia. A Figura 24.3 (A a D) apresenta imagens da última broncoscopia.

Ainda na UTI, apresentou quadro de broncopneumonia, tratada novamente com piperacilina-tazobactam e fisioterapia respiratória. Recebeu alta da UTI no 13º PO e, posteriormente, alta hospitalar para acompanhamento ambulatorial.

## Introdução

O laringoespasmo é um reflexo de proteção resultando em fechamento da glote na presença de um fator desencadeante. É uma complicação frequente, principalmente na prática de anestesia pediátrica, com incidência de 17,4 a cada 1.000 procedimentos em crianças e 8,7 a cada 1.000 procedimentos em adultos.[1] Carrega morbidade importante, podendo resultar em complicações como hipóxia, bradicardia, edema pulmonar por pressão negativa e até parada cardiorrespiratória.

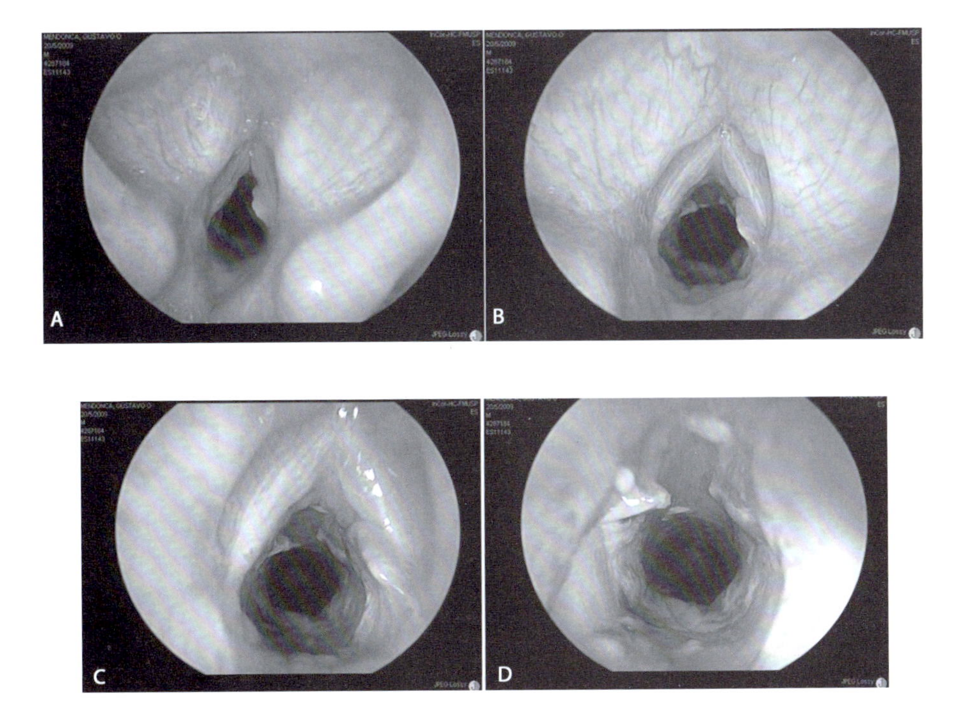


Figuras 24.3A-D: Imagens da última broncoscopia.

## Diagnóstico

É clinicamente diagnosticado quando se verificam sinais de esforço respiratório ineficaz: tiragem supraesternal; intercostal e supraesternal; movimentos abdominais paradoxais (esforço inspiratório abdominal acompanhado de afundamento do tórax); podendo evoluir com hipóxia e cianose.[2] O estridor inspiratório está presente nos casos de fechamento parcial da fenda glótica, mas a ausência de estridor pode ocorrer quando o laringoespasmo é total e não há nenhuma passagem de ar.

## Fatores de risco

São fatores de risco estabelecidos:

- Idade: a incidência decresce com a idade, reduzindo em 8 a 11% para cada ano de vida.[1]
- Tabagismo passivo: aumenta a incidência em 0,9 a 9,4%.[3]
- Infecções respiratórias: crianças apresentam risco aumentado até 2 semanas após a infecção, principalmente na presença de coriza esverdeada, tosse produtiva e febre.[1]
- Procedimentos envolvendo manipulação da faringe, laringe e de urgência tem risco maior.[1]

Qualquer estimulação à área inervada pelo nervo laríngeo superior durante um plano superficial de anestesia induzir laringoespasmo. Os gatilhos mais comuns são secreção, sangue, inserção de cateter de aspiração e laringoscopia.[4,5] Alguns fatores são associados a menor risco de laringoespasmo: indução venosa; manutenção da ventilação com máscara facial; manutenção de anestesia com inalatórios ;e experiência do anestesiologista com população pediátrica.[1]

## Prevenção do laringoespasmo

Crianças com até 2 semanas após um episódio de infecção respiratória apresentam maior risco. Na vigência de quadro infeccioso, deve-se buscar sinais e sintomas de gravidade como coriza esverdeada, febre, tosse produtiva, dispneia e prostração, que justificariam adiar o procedimento. Nas outras situações, deve-se individualizar a conduta e considerar adiamento do procedimento na presença de múltiplos fatores de risco. Deve-se ponderar também que crianças apresentam vários episódios de infecções respiratórias por ano, dificultando a obtenção de um intervalo livre de doenças.[1]

No momento da indução, é importante garantir plano anestésico adequado (ventilação regular com volume corrente alto, pupilas centradas em miose se for realizada indução inalatória) antes de qualquer manipulação da criança.[4]

Durante o procedimento, manter níveis adequados de anestesia e analgesia, pois o laringoespasmo pode ser causado por estimulação sistêmica se o plano anestésico for superficial.[4]

No despertar, deve ser feita aspiração de sangue e de secreções da via aérea. Ainda, deve-se evitar curarização residual e limitar estímulos até que o paciente abra os olhos espontaneamente. De forma geral, as evidências parecem apontar maior benefício da extubação quando o paciente está completamente acordado; e, no caso de máscara laríngea, parece ser melhor o resultado quando esta é retirada com a criança ainda em plano profundo.[4]

A manobra de tosse artificial consiste em realizar uma única insuflação do pulmão com oxigênio a 100% imediatamente antes da remoção do tubo endotraqueal. A técnica parece ser eficaz por provocar saída rápida de ar dos pulmões junto com a retirada do tubo, expelindo eventuais secreções residuais da laringe.[4]

## Tratamento do laringoespasmo

O manejo efetivo do laringoespasmo requer diagnóstico imediato com rápido tratamento. Inicialmente, deve-se remover o estímulo irritante, se existir; e realizar as manobras de elevação do queixo e anteriorização da mandíbula, acoplando a máscara facial com oxigênio a 100% e pressão positiva contínua. No caso de não ocorrer movimento no balão de ar acoplado à máscara, deve-se iniciar ventilação com pressão positiva,[6] sincronizada com o esforço respiratório do paciente. Na ausência de melhora, devem ser utilizados agentes farmacológicos, como propofol (0,5 a 1 mg/kg) ou succinilcolina (0,5 a 2 mg/kg, após 0,02 mg/kg de atropina IV; ou 1,5 a 4 mg/kg IM).[7] Podem ser tentada também compressões torácicas suaves enquanto é aplicado a pressão positiva contínua nas vias aéreas (CPAP) com $O_2$ a 100%.[8]

O enfisema subcutâneo que o paciente desenvolveu é uma complicação rara associada à amidalectomia. Embora o seu mecanismo seja pouco compreendido, acredita-se que ocorra por lesão da mucosa orofaríngea ou por rompimento de alvéolo periférico.[9] Pode ser provocado tanto pelo procedimento cirúrgico quanto pela manobra de IOT. A ventilação com pressão positiva por máscara facial e o esforço de vômito no pós-operatório podem funcionar tanto como agentes de lesão como agentes de amplificação do escape de ar da via aérea para o subcutâneo. Na maior parte dos casos, tanto o enfisema subcutâneo quanto o pneumomediastino têm resolução espontânea em alguns dias com tratamento clínico. Recomendam-se analgesia adequada, profilaxia de náuseas e vômitos, jejum via oral, repouso no leito e uso de laxativos para prevenir aumento da pressão intra-abdominal e torácica que poderia forçar mais ar em direção ao subcutâneo e ao mediastino.[10] As preocupações que cercam esses casos são insuficiência respiratória por comprometimento físico à passagem de ar e infecção, sendo que é imperativo manter alto índice de suspeita em relação a essas complicações potencialmente fatais.

A estenose de vias áreas foi consequente a múltiplas intubações para tratamento das intercorrências da amigdaletomia.

## Referências bibliográficas


1. von Ungern-Sternberg BS, Boda K, Chambers NA, Rebmann C, Johnson C, Sly PD, et al. Risk assessment for respiratory complications in paediatric anaesthesia: a prospective cohort study. Lancet. 2010;376(9743):773-83.
2. Visvanathan T, Kluger MT, Webb RK, Westhorpe RN. Crisis management during anaesthesia: laryngospasm. Qual Saf Health Care. 2005;14(3):e3.
3. Lakshmipathy N, Bokesch PM, Cowen DE, Lisman SR, Schmid CH. Environmental tobacco smoke: a risk factor for pediatric laryngospasm. Anesth Analg. 1996;82(4):724-7.
4. Orliaguet GA, Gall O, Savoldelli GL, Couloigner V. Case scenario: perianesthetic management of laryngospasm in children. Anesthesiology. 2012;116(2):458-71.
5. Mamie C, Habre W, Delhumeau C, Argiroffo CB, Morabia A. Incidence and risk factors of perioperative respiratory adverse events in children undergoing elective surgery. Paediatr Anaesth. 2004;14(3):218-24.
6. Burgoyne LL, Anghelescu DL. Intervention steps for treating laryngospasm in pediatric patients. Paediatr Anaesth. 2008;18(4):297-302.

7. Hampson-Evans D, Morgan P, Farrar M. Pediatric laryngospasm. Paediatr Anaesth. 2008;18(4):303-7.
8. Al-Metwalli RR, Mowafi HA, Ismail SA. Gentle chest compression relieves extubation laryngospasm in children. J Anesth. 2010;24(6):854-7.
9. Kim JP, Park JJP, Kang HS, Song MS. Subcutaneous emphysema and pneumomediastinum after tonsillectomy. Am J Otolaryng. 2010;31:212-215
10. Tran DD, Littlefield PD. Late presentation of subcutaneous emphysema and pneumomediastinum following elective tonsillectomy. Am J Otolaryng 2015;36:299-302.

# SARA – Como Ventilar o Paciente? 25

Mariana Alves Weiss
Rodrigo Brandão Pinheiro
Marcelo Park

## Caso clínico

Paciente do sexo feminino, 45 anos, com história de dor abdominal súbita em região de hipogastro e fossa ilíaca direita (FID) com irradiação para região lombar, associada a disúria e vômitos. Veio de outro serviço para avaliação da equipe da urologia. Apresentava os antecedentes pessoais de nefrectomia à esquerda (por nefrolitíase), litotripsia à direita, hipertensão arterial mal controlada e descolamento de retina à esquerda. Na entrada, apresentava-se em regular estado geral, afebril, pressão arterial de 110 × 90, frequência cardíaca (FC) de132 batimentos por minuto (bpm), frequência respiratória (FR) de 29 respirações por minuto (rpm), exame físico abdominal com dor em hipogastro e FID, sinal de Giordano negativo, sem massas palpáveis e descompressão brusca ausente. Nos exames laboratoriais, apresentava uma leucocitose (37.145) com desvio à esquerda, creatinina sérica de 2,53, ureia de 54, potássio de 3,9 e sódio 137. A tomografia computadorizada demonstrou presença de dilatação pielocalicial e ureteral moderada com cálculo em pelve renal e pelve ureteral de 0,8 cm, próximo à junção ureterovesical (JUV) e dilatação a montante. Mediante quadro clínico e exames complementares, ficou claro o diagnóstico de ureterolitíase possivelmente associada a um quadro de pielonefrite e insuficiência renal aguda pós-renal. Foi iniciada antibioticoterapia endovenosa com ceftriaxone e indicada abordagem cirúrgica para a retirada do cálculo.

Enquanto aguardava a abordagem cirúrgica, apresentou piora clínica importante, anúria e instabilidade hemodinâmica sendo realizada intubação orotraqueal (IOT), passagem de acesso venoso central e reposição volêmica agressiva associada à infusão de norepinefrina.

Chegou em sala operatória intubada sob ventilação mecânica, pressão arterial de 113 × 70 e FC de 150 bpm, recebendo norepinefrina em uma dose de 0,9 mcg/kg/minuto e epinefrina 0,05 mcg/kg/minuto. A anestesia realizada foi geral balanceada, com duração de 75 minutos. A equipe cirúrgica realizou retirada dos cálculos com passagem de cateter duplo J e drenagem de urina grumosa. O paciente recebeu 2.500 mL de cristaloide, apresentou uma diurese de 100 mL e não houve intercorrências cirúrgicas significativas.

Manteve-se a infusão das drogas vasoativas (DVAS) em doses altas e foi reposto bicarbonato de sódio em razão de importante acidose metabólica ($HCO_{3-}$ de 6,7mEq/L). Além disso, por momentos de grave instabilidade hemodinâmica, necessitou de bolos de epinefrina para melhora dos níveis pressóricos.

Após terminado o procedimento cirúrgico, a paciente foi encaminhada para a unidade de terapia intensiva (UTI), sob IOT e ventilação mecânica, sedada, ainda com necessidade de altas doses de DVA (norepinefrina 0,7 mcg/kg/min) e marcadamente com uma disfunção respiratória importante com critérios para o diagnóstico de síndrome da angústia respiratória aguda (SARA) grave (relação $PaO_2/FiO_2$=96). A gasometria arterial demonstrava uma hipoxemia importante a despeito de otimização dos parâmetros ventilatórios (Figuras 25.1A e B e Tabela 25.1)

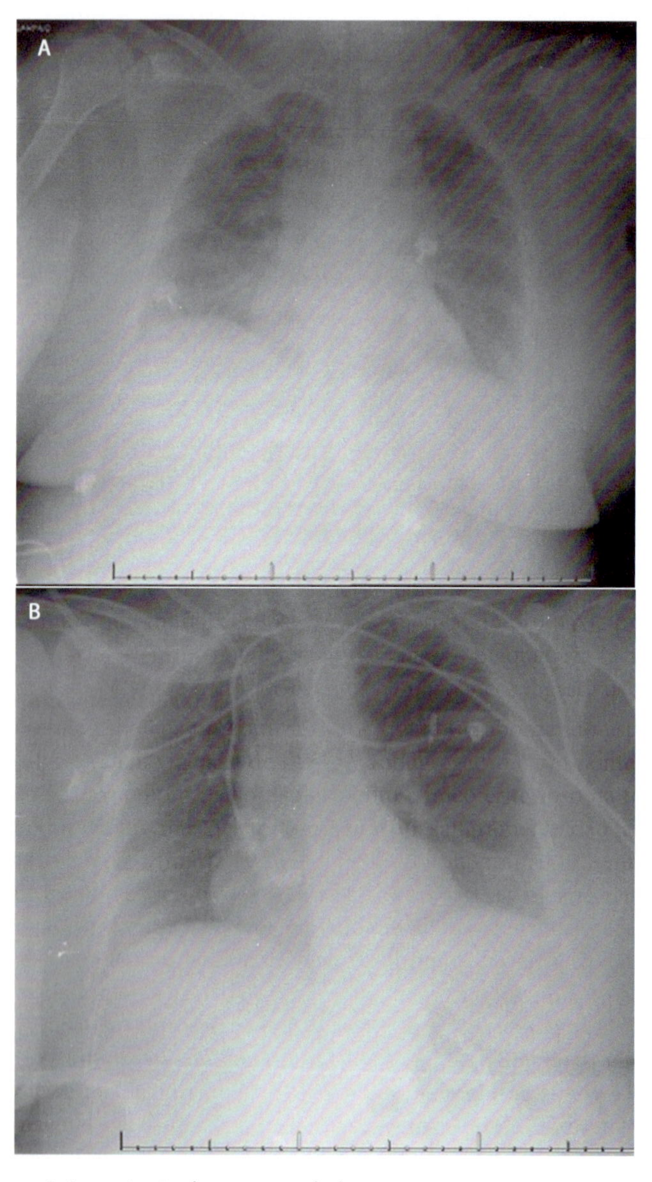


Figura 25.1A-B: Hipoxemia importante do caso estudado.

Tabela 25.1: Gasometria arterial e resultado de outros exames laboratoriais demonstrando hipoxemia importante.

| Dia | 23/02 | 25/02 | 26/02 | 27/02 | 02/03 | 06/03 | 08/03 | 10/03 | 12/03 |
|---|---|---|---|---|---|---|---|---|---|
| $FIO_2$ | 100% | 100% | 50% | | | 21% | 21% | 21% | 21% |
| Gaso | A | A | A | A | A | V | V | V | V |
| pH | 7,09 | 7,30 | 7,42 | 7,29 | 7,34 | 7,34 | 7,57 | 7,377 | 7,361 |
| pO2 | 96,3 | 87 | 85,7 | 97 | 108 | | | | |
| $pCO_2$ | 33 | 35 | 39,6 | 55 | 31,3 | 42,8 | 35 | 37,5 | 44,1 |
| BIC | 9,6 | 21,7 | 25,4 | 26 | 26,9 | 22,9 | 19,9 | 21,5 | 24,3 |
| sat | 94,6% | 95 | 95,6 | 99,5 | 97,7 | | 81,7 | 63,8 | 63,3 |
| BE | -19,9 | -1,8 | -1,4 | -0,5 | 1,4 | -1,9 | -4,6 | -2,8 | -0,7 |
| P/F | 96 | 87 | | | | | | | |
| Na | | 141 | | 149 | 144 | 143 | 141 | 144 | 143 |
| K | 5,3 | 4,6 | | 3,8 | 4,3 | 4,1 | 3,8 | 4,7 | 5,5 |
| U | 95 | 58 | | 40 | 41 | | 82 | 104 | 41 |
| Cr | 5,21 | 2,41 | | 1,68 | 1,79 | | 4,19 | 5,45 | 4,21 |
| Lactato | 163 | 65 | 23 | 20 | | | | | |
| PCR | 236,6 | 264,9 | | 57 | 104,6 | 88,7 | 55,9 | 60,3 | 52,8 |
| Hb/Ht | 10,8/33 | 11/33 | | 10,3/32 | | | 7,8/23 | 7,3/21,6 | 6,8/21 |
| Leuco | 54.600 (5%) | 5.1160 | 46.500 | 57.270 | | | 8.720 | 83.009 | 7.530 |

Foi iniciada hidrocortisona, ampliado o espectro de antibioticoterapia para vancomicina e meropenem e iniciada diálise, primeiramente contínua e, depois, intermitente. Durante o período de internação na UTI (17 dias no total), houve diminuição progressiva das doses dos fármacos utilizadas para sedação e DVA, sendo mantida a ventilação protetora otimizada, como será discutido a seguir neste capítulo. Já no intraoperatório, foi evidenciado um déficit de perfusão nas extremidades da paciente com dificuldade de captação do sinal de oximetria. Possivelmente devido a doses altas de DVA, a paciente evoluiu com isquemia e posterior necrose das polpas digitais da mão direita, sendo, depois, submetido à amputação da mão acometida (Figuras 25.2A-B)

Apesar de todas a complicações, a paciente evoluiu com melhora dos parâmetros ventilatórios com extubação após 17 dias de UTI, sendo encaminhada para enfermaria sem suporte ventilatório.

## Discussão

### Introdução

Nos anos de 1960, uma curiosa doença começou a ser descrita e acometia agudamente ambos os pulmões. Ashbaugh e colaboradores observaram que, em hospitais militares durante a Guerra do Vietnã, soldados com amputações traumáticas de membros isolados desenvolviam uma afecção pulmonar súbita, a qual chamaram de "pulmão de choque".

Na mesma época, clínicos também observaram que pacientes com doenças inicialmente não pulmonares adquiriam um quadro hipoxêmico inexplicável, o que chamaram de "síndrome do desconforto respiratório do adulto".[1] (Figura 25.3). Com o passar dos anos e o maior conhecimento sobre a doença e o acometimento de diversas idades, o quadro passou a ser conhecido por "síndrome da angústia respiratória".

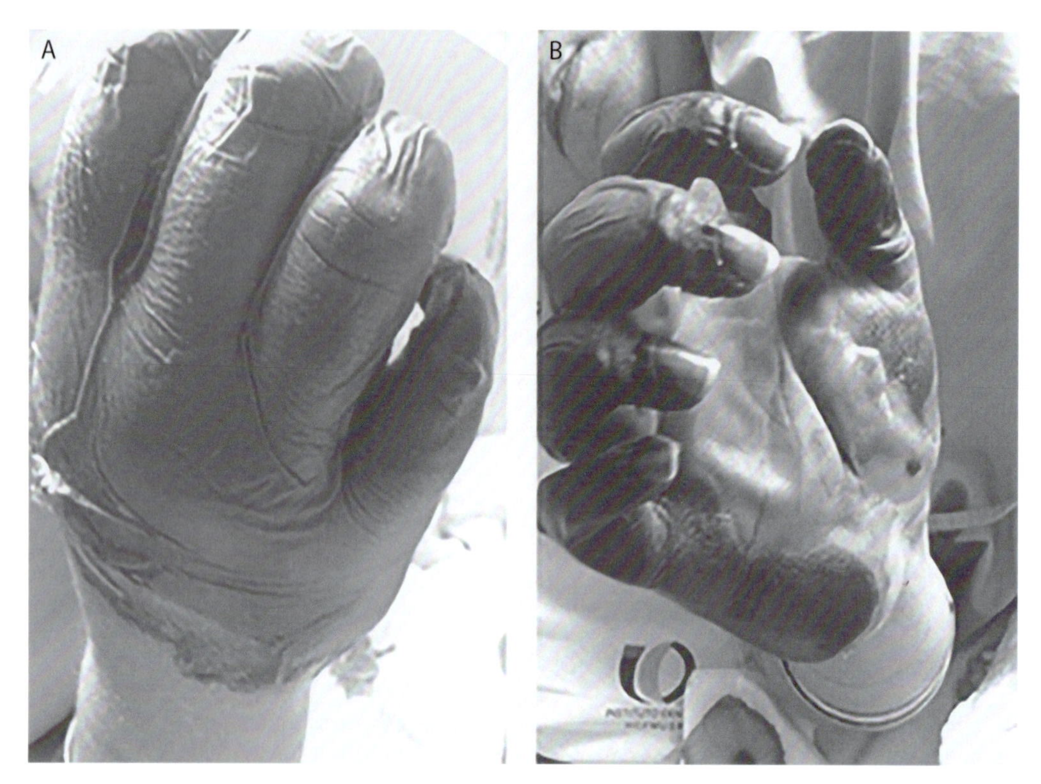


Figura 25.2A-B: Necrose das polpas digitais.

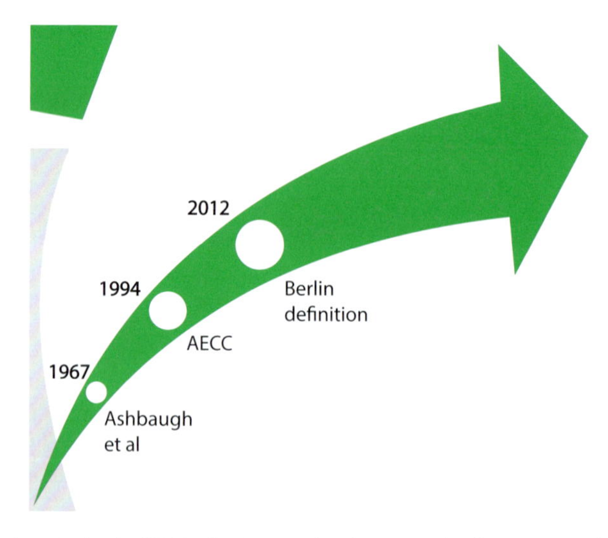


Figura 25.3: Evolução do estudo da SARA, desde os primeiros estudos feitos por Asbaugh e colaboradores até a última conferência que definiu as últimas modificações nos critérios diagnósticos.[2]

## SARA ou síndrome do desconforto respiratório agudo (SDRA)

Caracteriza-se por um quadro inflamatório, agudo e difuso, ocasionado por aumento da permeabilidade vascular e perda de tecido aerado.[3] Com isso, é gerado o principal marcador clínico da moléstia, o quadro hipoxêmico. Em aspectos patológicos, a doença é marcada por dano alveolar difuso, edema com ou sem focos hemorrágicos, espessamento inflamatório das paredes alveolares e membranas hialinas.

## Epidemiologia

Em um estudo de coorte prospectivo multicêntrico realizado nos Estados Unidos, Rubenfeld e colaboradores avaliaram a incidência de SARA nos hospitais americanos entre 1999 e 2000, contando com 1.113 pacientes.[4]

A incidência ajustada para idade foi de 86 para 100.000 pessoas/ano, considerando casos com ($PaO_2/FiO_2$) ≤ 300. O número de casos aumenta com a idade, variando de 16:100.000 pessoas/ano entre 15 e 19 anos para 306:100.000 pessoas/ano entre 75 e 84 anos. Em unidades de terapia intensiva (UTI), 10 a 15% das admissões foram detectadas com SARA e esse número sobe para 20% quando se leva em conta apenas pacientes em ventilação mecânica. A extrapolação dos dados confere em média 190.000 casos por ano nos Estados Unidos.

A elevada incidência da doença e sua gravidade dão a dimensão da importância do seu conhecimento e correto manejo.

## Etiologia

SARA apresenta as mais variadas origens, havendo mais de 60 fatores causadores (Tabela 25.2), entre eles estão as doenças extrapulmonares e pulmonares, como pneumonia. Contudo, alguns estudos têm observado maior gravidade em casos de doença diretamente no pulmão, determinando pior complacência.[5]

Tabela 25.2: Etiologia da SARA: algumas condições associadas à doença. Sublinhado a principal causa (sepse e fatores importantes para anestesistas).[2]

| Condições associadas à SARA | | | |
|---|---|---|---|
| Sepse | Múltiplas transfusões | Trauma severo | Pancreatite |
| Broncoaspiração | Circulação extracorpórea | Contusão pulmonar | Overdose |
| Pneumonia | Inalação de fumaça | Grande queimado | Múltiplas fraturas |

Das causas de SARA, destaca-se a sepse que aparece como a principal causadora da doença na grande maioria dos estudos, o que remete ao rápido reconhecimento e tratamento da infecção.

No contexto anestésico, o anestesiologista tem pouco contato com pacientes acometidos pela SARA por ela ser uma doença, predominantemente, clínica ou surgir somente no pós-operatório. Contudo, algumas das causas merecem atenção em especial. Pacientes com estômago cheio são comuns em nessa prática médica, sendo necessários cuidados pela possibilidade de broncoaspiração. A indicação criteriosa de hemoderivados também se faz pelo aumento de complicações pulmonares. A prevalência de reabordagens em pacientes submetidos a cirurgias com circulação extracorpórea (CEC) é elevada e alguns desses casos podem vir associados à SARA, inferindo a importância de os profissionais envolvidos saberem manejar e ventilar bem o doente.

## Diagnóstico

O diagnóstico de SARA pode ser pensado quando se exclui a possibilidade de edema pulmonar cardiogênico ou causas alternativas de hipoxemia aguda com infiltrado bilateral pulmonar.

Para facilitar a identificação da doença, foram criados critérios diagnósticos, inicialmente, em 1994, pelo Consenso Americano-Europeu na Conferência sobre SARA.[6] Em 2012, os critérios foram revistos e atualizados, passando a se chamar "Definição de Berlim"[2] (Tabela 25.3).

Com maior conhecimento sobre a doença, assurgiu a necessidade de algumas alterações nos critérios. O quadro é definido como agudo quando surge dentro de 1 semana do fator expositor ou aparecimento ou piora do quadro respiratório. Para cálculo da relação $PO_2/FiO_2$, faz-se necessário uma pressão positiva no final da expiração (PEEP) mínima de 5 $cmH_2O$. O termo "lesão pulmonar aguda" para pacientes com P/F entre 300 e 200 deixou de existir, dando lugar para o termo "SARA leve". As opacidades bilaterais podem ser definidas não somente por radiografia, mas também por tomografia. Não se faz necessária a passagem de cateter de artéria pulmonar para excluir edema de origem cardiogênica, podendo ser utilizados aspectos clínicos, achados de exames de imagem, ecocardiograma e BNP (peptídeo natriurético cerebral) para afastar origem cardíaca. Níveis de BNP abaixo de 100 pg/mL têm especificidade e valor preditivo positivo de 90 e 95%, respectivamente, para excluir origem cardíaca do edema.[7,8]

Tabela 25.3: Definição de Berlim (2012).

| Critério | Leve | Moderada | Grave |
|---|---|---|---|
| Tempo de início | Aparecimento súbito dentro de 1 semana após exposição a fator de risco ou aparecimento ou piora de sintomas respiratórios. | | |
| Hipoxemia ($PaO_2/FiO_2$) | 201-300 com PEEP/CAP $\geq$ 5 | 101-200 com PEEP $\geq$ 5 | $\leq$ 100 com PEEP $\geq$ 5 |
| Origem do edema | Insuficiência respiratória não claramente explicada por insuficiência cardíaca ou sobrecarga volêmica | | |
| Anormalidades radiológicas | Opacidades bilaterais* | Opacidades bilaterais* | Opacidades bilaterais* |

*Não explicados por nódulos, derrames, massas ou colapsos lobares/pulmonares.[2]

## Como ventilar o paciente com SARA?

- Volume corrente. A dificuldade em ventilar e tratar os doentes com essa afecção pulmonar tem sido objeto de estudos há muitos anos em razão da alta mortalidade. Na década de 1990,

Amato e colaboradores demonstraram uma queda bastante evidente na morbimortalidade dos pacientes om SARA mantidos com a chamada ventilação protetora, baixo volume corrente (VC = 6 mL/kg).[9] O ARMA, trial multicêntrico randomizado, avaliou mais de 800 pacientes e confirmou os benefícios do baixo VC na mortalidade e dias livres de ventilador, quando comparados aos de altos volumes (VC = 12 ml/kg).[10]

- Modo ventilatório. Para atingir o objetivo de se manter a ventilação protetora, os modos indicados são volume controlado (VCV) ou pressão controlada (PCV). Em PCV, o valor da pressão das vias aéreas se equipara à pressão de platô ou pressão alveolar quando o fluxo inspiratório cai a zero. A maioria dos pacientes precisa ser sedada para que se consiga sincronia com o ventilador mecânico.
- Pressão de platô (Pplatô). Os estudos recomendam manter a Pplatô < 30 $cmH_2O$, pois diminui a sobredistensão alveolar, principal fator implicado na lesão pulmonar induzida por ventilação.[10]
- Frequência respiratória. Iniciar com f = 20 rpm e, caso necessário, aumentar até 35 rpm, desde que não ocasione autoPEEP, de acordo com a $PaCO_2$ almejada (manter abaixo de 80 mmHg). Em casos de SARA moderada ou grave, submetidos à estratégia de hipercapnia permissiva com VC < 6 mL/kg de peso predito, a f pode ser ajustada até 45 rpm, desde que não ocasione autoPEEP.[10]
- Fração inspirada de $O_2$ ($FiO_2$). Usar menor $FiO_2$ possível para se atingir uma $SatO_2$ > 92% em todas as categorias de SARA.
- *Open lung ventilation.* Estratégia que combina baixos volumes correntes com valores consideráveis de PEEP para maximizar o recrutamento alveolar. A introdução da PEEP tende a recrutar e manter abertos os alvéolos, anteriormente, colabados, evitando as atelectasias cíclicas, também responsável por lesões induzidas por ventilação. O valor ideal da PEEP a ser imposta para cada paciente será discutido no tópico a seguir. Os estudos ainda são conflitantes em evidenciar o benefício na mortalidade dos pacientes que fazem uso dessa estratégia, apesar da inegável melhora na oxigenação.[11]
- Ajuste da PEEP. Não há consenso sobre qual o melhor método de ajuste de PEEP na literatura, podendo ser feita de diversas formas:
- Oxigenação: usar um valor de PEEP de acordo com a $FiO_2$ necessária para manter uma oxigenação adequada ao paciente ($SatO_2$ > 92%). Tabelas de correspondência foram criadas, sendo esta usada em vários *trials*[10,12] (Tabelas 25.4 e 25.5).

Tabela 25.4: PEEP baixa × $FiO_2$: usada para SARA leve[2]

| $FiO_2$ | 0,3 | 0,4 | 0,4 | 0,5 | 0,5 | 0,6 | 0,7 | 0,7 | 0,7 | 0,8 | 0,9 | 0,9 | 0,9 | 1 |
|---|---|---|---|---|---|---|---|---|---|---|---|---|---|---|
| PEEP | 5 | 5 | 8 | 8 | 10 | 10 | 10 | 12 | 14 | 14 | 14 | 16 | 18 | 18-24 |

Tabela 25.5: PEEP alta × $FiO_2$:[12] usada para SARA moderada a grave[2]

| $FiO_2$ | 0,3 | 0,3 | 0,4 | 0,4 | 0,5 | 0,5 | 0,5-0,8 | 0,8 | 0,9 | 1 |
|---|---|---|---|---|---|---|---|---|---|---|
| PEEP | 12 | 14 | 14 | 16 | 16 | 18 | 20 | 22 | 22 | 22-24 |

- PEEP decremental por complacência ideal: avaliar os diferentes valores de PEEP dentro de uma curva de pressão × volume, calculando, assim, a complacência para cada valor de

PEEP. Uma curva sinusoidal será formada e ponto superior será dito como ponto de maior complacência e PEEP ideal. (Figura 25.4).

- Tomografia por impedância elétrica:[13] variações na PEEP são realizadas enquanto cortes tomográficos são feitos, avaliando a porcentagem de colapso alveolar com cada valor. A vantagem deste método é a possibilidade de avaliar, também, a hiperdistensão alveolar com o aumento da PEEP.

## O que há de novo em ventilação na SARA?

- *Driving pressure* ($\Delta P$). Também chamado de "pessão de distensão" ou "força motriz inspiratória", esta variável tem sido alvo dos novos estudos em ventilação na SARA e pode mudar a definição de ventilação protetora. Representa a deformação cíclica do parênquima imposta pela ventilação, sendo a principal responsável pela lesão induzida pelo ventilador. Seu cálculo é feito pela subtração da pressão de platô pela PEEP aplicada ($\Delta P = P_{plat} - PEEP$) ou relação entre volume corrente e complacência ($\Delta P = V_c / C_{RS}$).

Amato e colaboradores, em um recente estudo de análise estatística retrospectiva, avaliou 3.562 pacientes de nove *trials*,[14], estudando separadamente quatro variáveis como preditores de sobrevivência ($V_c$, $P_{plat}$, PEEP, $\Delta P$). O *driving pressure* mostrou ser o melhor preditor de sobrevivência e seu aumento em 7 $cmH_2O$ leva a um aumento no risco de morte (risco relativo [RR] 1,41; 95% CI, 1,31-1,51) mesmo em pacientes em ventilação protetora (RR 1,36; 95% CI, 1,17-1,58) (Figura 25.5).

A complacência respiratória sistêmica ($C_{RS}$) está fortemente relacionada com o volume de pulmão funcional que permanece aerado durante a doença (denominado "tamanho do pulmão funcional"). Com isso, o *driving pressure* ($\Delta P = V_c / C_{RS}$) parece ajustar o $V_c$ de acordo com o tamanho do pulmão funcional, em vez do peso corporal predito, o que traria menor dano com uma possível distensão exagerada. Logo, esta seria a explicação da diminuição da mortalidade em pacientes com ventilação guiado pelo *driving pressure*.

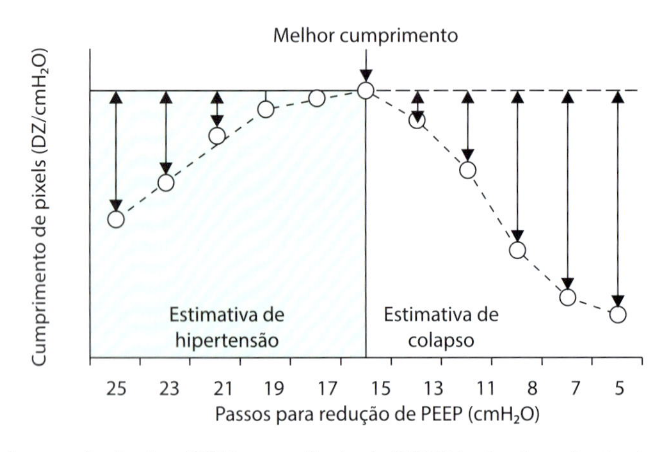


Figura 25.4: Curva de complacência × PEEP para cálculo da PEEP ideal pelo método decremental.[2]

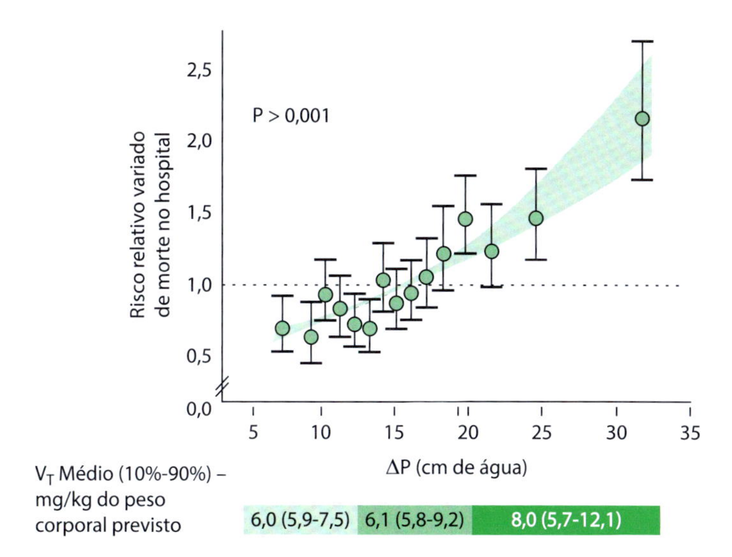


Figura 25.5: Risco relativo de morte hospitalar *versus* AP.[2]

## Considerações finais

A ventilação em pacientes com SARA ainda se mostra como grande desafio na medicina devido à gravidade da doença e à diversidade no grau de acometimento pulmonar.

O controle do *driving pressure* aponta o caminho mais fisiológico e seguro para manter os pacientes bem ventilados, sendo o novo conceito de ventilação protetora. Contudo, são necessários *trials* randomizados comparando o ΔP com a ventilação protetora-padrão para melhor evidência de benefício.

## Referências bibliográficas


1. Ashbaugh DG, Bigelow DB, Petty TL, Levine BE. Acute respiratory distress in adults. Lancet 1967; 2:319.
2. The ARDS Definition Task Force. Acute Respiratory Distress Syndrome: The Berlin Definition. JAMA 2012; May 21, 2012: Epub ahead of print.
3. The ARDS Definition Task Force. Acute Respiratory Distress Syndrome: The Berlin Definition. JAMA 2012; May 21, 2012: Epub ahead of print.
4. Rubenfeld GD, Caldwell E, Peabody E, et al. Incidence and outcomes of acute lung injury. N Engl J Med 2005; 353:1685.
5. Gattinoni L, Pelosi P, Suter PM, et al. Acute respiratory distress syndrome caused by pulmonary and extrapulmonary disease. Different syndromes? Am J Respir Crit Care Med 1998; 158:3.
6. Bernard GR, Artigas A, Brigham KL, et al. The American-European Consensus Conference on ARDS. Definitions, mechanisms, relevant outcomes, and clinical trial coordination. Am J Respir Crit Care Med 1994; 149:818.
7. Levitt JE, Vinayak AG, Gehlbach BK, et al. Diagnostic utility of B-type natriuretic peptide in critically ill patients with pulmonary edema: a prospective cohort study. Crit Care 2008; 12:R3.
8. Rudiger A, Gasser S, Fischler M, et al. Comparable increase of B-type natriuretic peptide and amino-terminal pro-B-type natriuretic peptide levels in patients with severe sepsis, septic shock, and acute heart failure. Crit Care Med 2006; 34:2140.

9. Amato MBP, Barbas CSV, Carvalho CRR: Protective ventilation for the acuterespiratory distress syndro- me. N Engl J Med 1998, 339:196-199.
10. ARDSNet: Ventilation with lower tidal volumes as compared with traditional tidal volumes for acute lung injury and the acute respiratory distress syndrome. N Engl J Med 2000, 342:1301-1308.
11. Villar J, Kacmarek RM, Pérez-Méndez L, Aguirre-Jaime A. A high positive end-expiratory pressure, low tidal volume ventilatory strategy improves outcome in persistent acute respiratory distress syndrome: a randomized, controlled trial. Crit Care Med 2006; 34:1311.
12. Brower RG, Lanken PN, MacIntyre N, Matthay MA, Morris A, Ancukiewicz M, Schoenfeld D, Thompson BT: Higher versus lower positive end-expiratory pressures in patients with the acute respiratory distress syndrome. N Engl J Med 2004, 351:327-336.
13. Costa EL, Borges JB, Melo A, Suarez-Sipmann F, Toufen CJr, Bohm SH, Amato MB. Bedside estimation of recruitable alveolar collapse and hyperdistension by electrical impedance tomography. Intensive Care Med. 2009 Jun;35 (6):1132-7.
14. Amato MB, Meade MO, Slutsky AS, et al. Driving pressure and survival in the acute respiratory distress syndrome. N Engl J Med 2015; 372:747.

# Aneurisma de Aorta Abdominal

26

Camila Tavares Teixeira
Daniel de V. B. Elias
Maria José Carvalho Carmona

## Caso clínico

Paciente do sexo masculino, de 64 anos de idade, internado eletivamente para correção cirúrgica de aneurisma de aorta abdominal justarrenal (AAAJR) diagnosticado após angiotomografia computadorizada (ângio-TC) de abdome. Não apresentava queixas no momento do diagnóstico.

## Avaliação clínica e risco anestésico cirúrgico

Paciente ex-tabagista, não fuma há 5 anos (carga tabágica de 30 maços/ano). Antecedente pessoal de hipertensão arterial sistêmica (HAS), dislipidemia e infarto agudo do miocárdio (IAM) com angioplastia e colocação de *stent* há 5 anos. Após o IAM, evoluiu com insuficiência cardíaca (IC), no momento em classe funcional II. Usa as seguintes medicações regularmente: atorvastatina 80 mg 1 vez ao dia (1×d); ácido acetilsalicílico 100 mg 1×d; ezetimibe 10 mg 1×d; losartana 50 mg 2×d; carvedilol 12,5 mg 2×d; e furosemida 20 mg 1×d.

## Exame físico

- Bom estado geral, corado, hidratado, acianótico, eupneico e afebril
- Peso: 70 kg
- Altura: 170 cm
- Murmúrio vesicular presente bilateralmente sem ruídos adventícios
- Bulhas rítmicas hipofonéticas em dois tempos sem sopros, frequência cardíaca (FC) de 68 bpm, pressão arterial de 128 × 90 mmHg
- Abdome plano, flácido e indolor, massa periumbilical pulsátil.
- Boa perfusão periférica, pulsos simétricos e cheios, edema +/4+ de MMII

## Risco cardiovascular

British Aneurysm Repair Score (BAR): mortalidade intra-hospitalar estimada em 4,87%.

Paciente compensado do ponto de vista cardiovascular, porém apresenta alto risco cardiovascular devido aos antecedentes pessoais e ao risco cirúrgico. Sugerido pós-operatório em UTI com coleta seriada de marcadores de necrose miocárdica e eletrocardiograma (ECG), além de monitorização invasiva do débito cardíaco no intraoperatório e profilaxia farmacológica de tromboembolismo venoso (TEV) no pós-operatório.

Demais riscos (respiratório, renal, gastrintestinal e endócrino) considerados baixos, sem necessidade de estratégias protetoras específicas conforme avaliação clínica.

## Exames complementares

### Angiotomografia de aorta torácica e abdominal

Aorta torácica tortuosa, com múltiplos espessamentos e irregularidades parietais.

Aneurisma fusiforme da aorta na transição toracoabdominal estendendo-se por 7,4 cm até 2,5 cm acima da emergência do tronco celíaco, com diâmetro máximo de 4,3 cm.

Aneurisma fusiforme da aorta abdominal iniciando-se a 5 cm da origem da artéria renal direita e progredindo por 13,3 cm até a bifurcação aórtica, com diâmetro máximo de 9,4 cm.

### Eletrocardiograma (ECG) (Figuras 26.1 e 26.2)

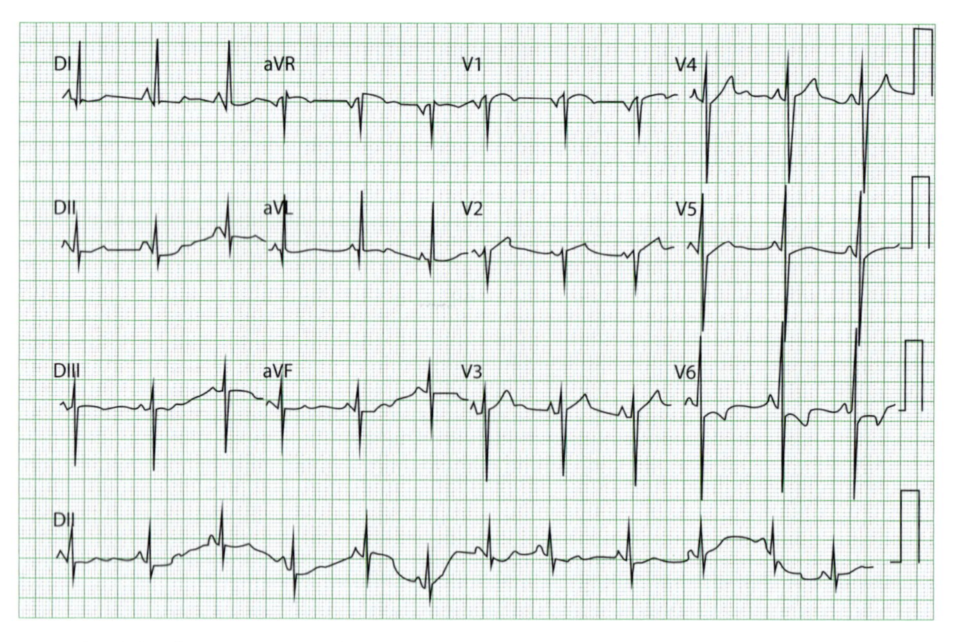


Figura 26.1: No ECG, destacam-se as alterações sugestivas de sobrecarga de câmaras esquerdas como o sinal de Morris (onda P negativa em V1 com área superior a 1 mm2), ondas S de grande amplitude de V3 a V5 e padrão de *strain* nas derivações do plano frontal. Não há evidência de arritmias ou áreas inativas.

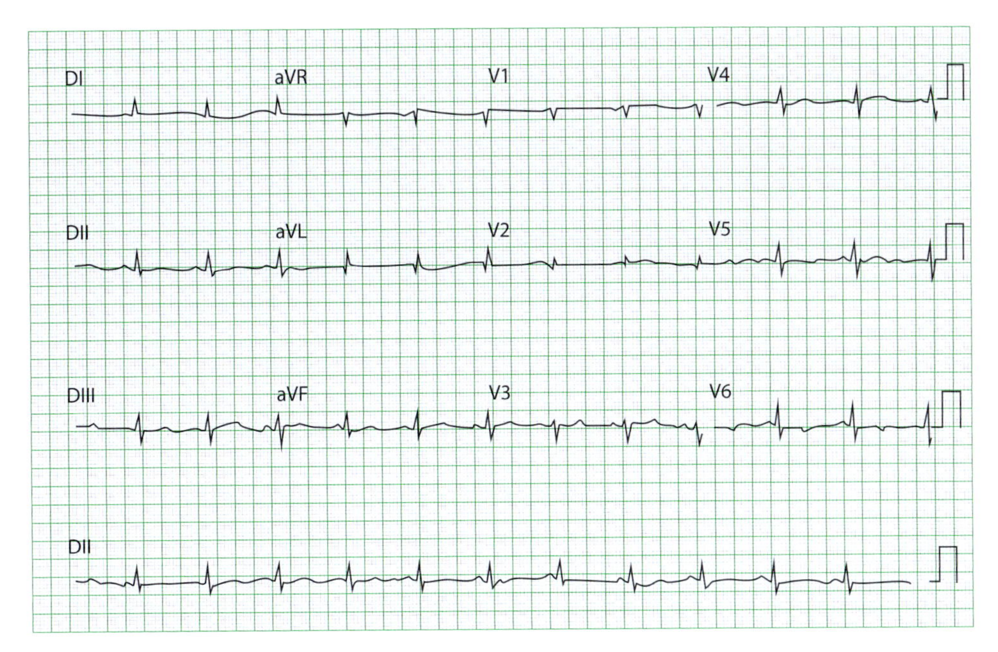


Figura 26.2: No ECG pós-operatório, destaca-se a ausência de sinais de isquemia miocárdica aguda como alterações do segmento ST, ondas Q patológicas ou novas inversões de onda T. De maneira geral, o padrão eletrocardiográfico se manteve em relação ao pré-operatório.

## Ecocardiograma transtorácico

Fração de ejeção de 50 % com acinesia de segmento basal de parede inferior e segmento apical da parede anterior. Disfunção diastólica discreta.

## Exames laboratoriais

- creatinina (Creat) 1,28 mg/dL;
- glicose 85 mg/dL;
- hemoglobina (Hb) 13,3 g/dL;
- potássio (K) 4,4 mEq/L;
- sódio (Na) 138 mEq/L;
- proteína C-reativa 9,2 mg/L;
- INR 1,14;
- troponina T 0,008 ng/mL;
- CKMB 1 ng/mL;
- tempo de tromboplastina parcial ativada 31,8 segundos;
- ureia (Ur) 48 mg/dL.

## Cirurgia proposta e técnica anestésica

Pelas características anatômicas do aneurisma, foi optado por correção aberta e utilização de enxerto de Dacron 18 × 9 mm.

Monitorização em sala de operação (SO): cardioscopia; oximetria de pulso; pressão arterial invasiva em artéria radial; catéter de artéria pulmonar com medida do débito cardíaco e pressão de artéria pulmonar; capnografia; temperatura.

Foi realizada raquianestesia com injeção de morfina 200 mcg e sufentanil 10 mcg no espaço subaracnóideo. Para analgesia pós-operatória, a anestesia geral foi induzida com midazolam 5 mg, sufentanil 25 mcg e cisatracúrio 10 mg. A manutenção anestésica subsequente foi realizada com sevoflurano a 1% e doses suplementares de cisatracúrio a critério do anestesiologista. A ventilação foi controlada mecanicamente para manter a pressão de dióxido de carbono próxima a 35 mmHg, utilizando-se $FiO_2$ de 50 %. Solução de Ringer-lactato foi administrada durante o procedimento para a reposição volêmica, no total 6.500 mL de cristaloide foi infundido. Ainda foram infundidos 630 mL de sangue recuperados pelo *Cell Saver* e o paciente apresentou diurese de 700 mL nas 8 horas de anestesia. O sangramento estimado foi de 1.500 mL. A partir da 2ª hora de cirurgia, apresentou hipotensão com elevação do lactato arterial e aumento da resistência vascular periférica, sendo introduzida dobutamina EV e infusão contínua. Ao final do procedimento, encontrava-se normotenso (pressão arterial média (PAM) de 80 mmHg), com clareamento do lactato arterial e melhora dos demais parâmetros hemodinâmicos. Foi extubado em sala, retirado o cateter de artéria pulmonar e encaminhado à Unidade de Apoio Cirúrgico (UAC), estável hemodinamicamente sem uso de drogas vasoativas (DVA), respirando espontaneamente em ar ambiente.

Os exames laboratoriais pré, intra e pós-operatórios encontram-se na Tabela 26.1

Tabela 26.1: Exames laboratoriais pré, intra e pós-operatórios

| | Pré-Operatório | Intraoperatório | Pós-Operatório | Alta |
|---|---|---|---|---|
| Hb | 12,5 | 14,2-12,8-12,4-14,0 | 13,8 | 11,5 |
| Ureia | 48 | 61 | 70 | 45 |
| Creatinina | 1,28 | | 1,62 | 1,5 |
| Potássio | 4,4 | 5,1 | 5,8 | 4,5 |
| Sódio | 138 | 135 | 138 | 136 |
| Proteína C-reativa | 13,1 | | | 98,7 |
| Troponina T | 0,008 | | 0,032 | 0,014 |
| CKMB | 1 | | 2,6 | 5,1 |
| INR | 1,14 | | 1,33 | 1,43 |
| pH | 7,35 | 7,39 - 7,34 - 7,35 | 7,26 | 7,31 |
| Cálcio | 4,9 | 4,95 | 5,09 | 4,7 |
| Lactato | | 15 - 16 -22 - 39 - 31 - 27 | 25 | 11 |
| Bicarbonato | | 20 - 21 - 20 - 19 - 18 - 20 | 20 | 22 |
| $pCO_2$ | | 38 - 40 - 48 - 44 - 43 - 47 | 47 | 45 |

Nos dias subsequentes, o paciente apresentou melhora progressiva dos exames laboratoriais, em especial da função renal. A coleta seriada de marcadores de necrose miocárdica e ECG não evidenciaram sinais de isquemia, bem como o estado hemodinâmico que permaneceu estável sem uso de DVA. Após progressão da dieta e retirada dos dispositivos invasivos, recebe alta da UTI no 4º dia de pós-operatório. Permaneceu em leito de enfermaria até o 7º dia de pós-operatório, recebendo alta após reintrodução das medicações anti-hipertensivas, sem sinais de baixo débito cardíaco e estável hemodinamicamente.

## Discussão

Trata-se de caso clínico de paciente idoso candidato à cirurgia aberta para correção de aneurisma de aorta abdominal, considerado procedimento de alto risco cirúrgico.

Os antecedentes pessoais como tabagismo, hipertensão arterial, dislipidemia e diferentes vasculopatias são frequentes nos portadores de doenças vasculares periféricas e candidatos a cirurgias vasculares. Em relação ao antecedente de IAM, é importante a consideração de que o paciente desenvolveu insuficiência cardíaca congestiva após o evento, o que aumenta o risco cirúrgico e justificou a intensificação da monitorização e a necessidade de uso temporário de inotrópico no intraoperatório.

No intraoperatório, o sangramento expressivo contribuiu para a instabilidade hemodinâmica temporária e necessidade de instituição de medidas terapêuticas para ajuste. Apesar da monitorização intensiva, do controle rigoroso da volemia e da condição hemodinâmica, o paciente apresentou alteração transitória da função renal no pós-operatório.

Em casos como este, a avaliação pré-operatória deve focar no tipo de cirurgia e no manejo adequado das comorbidades. Tais medidas podem contribuir para melhoria do desfecho pós-operatório.[1] Muitas complicações perioperatórias podem ser evitadas com uma avaliação adequada no pré-operatório, com identificação das particularidades e necessidades de cada paciente.

Entre as comorbidades de pacientes candidatos a cirurgias da aorta, em geral, a principal é a coronariopatia. Esta é responsável por 50% dos óbitos no pós-operatório. Assim, todos os pacientes candidatos a cirurgias da aorta devem ser submetidos à avaliação cardiológica, seja pelo clínico geral, pelo anestesiologista especializado em avaliação pré-operatória ou pelo próprio cardiologista. Nos casos com complicação cardíaca, a internação hospitalar se prolonga em média 11 dias, sendo o IAM a principal causa de complicação cardíaca.

A avaliação pré-operatória permite ao anestesiologista conhecer a situação clínica do paciente e propiciar o melhor cuidado.[2]

Como se trata de um procedimento de grande porte, a dosagem de creatinina e a estimativa de filtração glomerular se fazem necessárias no período pré-operatório, uma vez que muitos insultos renais estarão presentes durante a cirurgia, seja pelo uso do contraste, pelo sangramento ou pela isquemia-reperfusão gerada pelo clampe aórtico.[2]

É importante que todos os pacientes candidatos à cirurgia de reparo de aneurisma de aorta abdominal estejam tomando estatinas há pelo menos 1 mês e continuada no pós-operatório.[3,4]

Além disso, é recomendado o uso de betabloqueadores para pacientes de maior risco cardiovascular e que, também, seja iniciada pelo menos 1 mês antes do procedimento cirúrgico.[2] O uso pré-operatório de betabloqueadores deve ser mantido. Na remoção súbita desses medicamentos, há risco potencial de rebote com aumento da pressão arterial e/ou frequência cardíaca. No caso relatado, a presença de insuficiência cardíaca de origem isquêmica justificou o uso pré-operatório de carvedilol.

Recentemente, o uso do ácido acetilsalicílico foi questionado, principalmente com os resultados do 2014 Perioperative Ischemic Evaluation 2 (POISE-2). Na avaliação de 30 dias após a cirurgia, a medicação não reduziu mortalidade ou incidência de infartos.[5]

A American Heart Association/American College of Cardiology (AHA/ACC) considera a cirurgia convencional de aorta de alto risco e a endovascular de moderado risco,[6] mas alguns autores questionam essa diferenciação, uma vez que o paciente é igualmente grave do ponto de vista de comorbidades, além de que, a longo prazo, não há grande diferença entre essas técnicas com relação à mortalidade.

O principal escore de classificação de risco utilizado para avaliação de pacientes submetidos à correção de aneurisma é o BAR (British Aneurysm repair score), que pode ser acessado online em <http://www.britishaneurysmrepairscore.com>.

O escore BAR (Tabela 26.2) leva em consideração não somente dados do aneurisma, mas também de comorbidades apresentadas pelos pacientes. O escore da BAR contempla o tipo de reparo a ser realizado, a idade do paciente, sexo, creatinina sérica, presença de doença cardíaca, alterações no ECG, cirurgia vascular prévia, leucograma, sódio sérico, diâmetro do aneurisma e o estado físico segundo a American Society of Anestesiology (ASA). Cruzando esses dados, calcula-se a probabilidade de óbito para o paciente em forma de porcentagem.[7] Apesar de existirem outros escores, como Medicare e Vascular Governance North West (VGNW), o BAR é o único calibrado para os subgrupos de cirurgia convencional e endovascular.[8]

A aplicação do escore BAR para este caso leva à previsão de mortalidade ao redor de 5%. Apesar das complicações deste paciente, a adoção de medidas adequadas de monitorização e o controle intraoperatório otimizaram o desfecho, conforme observado.

Tabela 26.2: BAR (British Aneurysm repair score).

| **Fatores de risco considerados no escore BAR[7]** |
|---|
| Tipo de cirurgia (aberta/endovascular) |
| Idade |
| Sexo |
| Creatinina |
| Doença cardíaca (isquemia cardíaca prévia ou insuficiência cardíaca) |
| Anormalidade no ECG |
| *Stent* ou cirurgia prévia na aorta |
| Contagem de leucócitos |
| Sódio sérico |
| Diâmetro do aneurisma |
| ASA |
| Disponível em: http://www.britishaneurysmrepairscore.com/ |

## Referências bibliográficas


1. Faggiano P, Bonardelli S, De Feo S, Valota M, Frattini S, Cervi E, et al. Preoperative cardiac evaluation and perioperative cardiac therapy in patients undergoing open surgery for abdominal aortic aneurysms: effects on cardiovascular outcome. Annals of vascular surgery. 2012;26(2):156-65.
2. Moll FL, Powell JT, Fraedrich G, Verzini F, Haulon S, Waltham M, et al. Management of abdominal aortic aneurysms clinical practice guidelines of the European society for vascular surgery. European journal of vascular and endovascular surgery: the official journal of the European Society for Vascular Surgery. 2011;41 Suppl 1:S1-S58.
3. Schouten O, Boersma E, Hoeks SE, Benner R, van Urk H, van Sambeek MR, et al. Fluvastatin and perioperative events in patients undergoing vascular surgery. The New England journal of medicine. 2009;361(10):980-9.
4. Durazzo AE, Machado FS, Ikeoka DT, De Bernoche C, Monachini MC, Puech-Leao P, et al. Reduction in cardiovascular events after vascular surgery with atorvastatin: a randomized trial. Journal of vascular surgery. 2004;39(5):967-75; discussion 75-6.
5. Devereaux PJ, Mrkobrada M, Sessler DI, Leslie K, Alonso-Coello P, Kurz A, et al. Aspirin in patients undergoing noncardiac surgery. The New England journal of medicine. 2014;370(16):1494-503.
6. Fleisher LA, Fleischmann KE, Auerbach AD, Barnason SA, Beckman JA, Bozkurt B, et al. 2014 ACC/AHA guideline on perioperative cardiovascular evaluation and management of patients undergoing noncardiac surgery: executive summary: a report of the American College of Cardiology/American Heart Association Task Force on Practice Guidelines. Circulation. 2014;130(24):2215-45.
7. Grant SW, Hickey GL, Grayson AD, Mitchell DC, McCollum CN. National risk prediction model for elective abdominal aortic aneurysm repair. The British journal of surgery. 2013;100(5):645-53.
8. Grant SW, Hickey GL, Carlson ED, McCollum CN. Comparison of three contemporary risk scores for mortality following elective abdominal aortic aneurysm repair. European journal of vascular and endovascular surgery: the official journal of the European Society for Vascular Surgery. 2014;48(1):38-44.

# Anestesia para Cesariana em Paciente com Síndrome de Alport

27

Marcus Vinicius Sigrist
Peter Mariano Jonk Gonçalves
Fernando Bliacheriene

## Caso clínico

Trata-se de paciente do sexo feminino, 32 anos de idade, secundigesta com um parto normal prévio (G2 P1 A0). Apresenta como antecedentes pessoais diabetes melito gestacional e síndrome de Alport.

A síndrome de Alport caracteriza-se por ser uma forma hereditária e progressiva de doença glomerular renal concomitante à perda auditiva neurossensorial e anormalidades oculares (catarata, ceratocone, maculopatias). Todo esse quadro deve-se a alterações do colágeno tipo IV, comprometendo a membrana basal de tecidos dos órgãos mencionados. No caso dos glomérulos, provoca, a médio ou longo prazo, quadro de insuficiência renal.

Devido ao comprometimento renal progressivo, a paciente evoluiu para quadro de insuficiência renal crônica dialítica, sendo posteriormente submetida a transplante renal. Na ocasião do caso relatado, a paciente era transplantada havia 4 anos, sem necessidade de diálise.

Em consulta ambulatorial de pré-natal, tendo previamente os diagnósticos de diabetes melito gestacional e restrição de crescimento intrauterino fetal, a paciente apresentava ainda proteinúria de fita positiva e controles periódicos de pressão arterial evidenciando picos hipertensivos. Indicada, então, a internação da paciente para controle pressórico, acompanhamento da vitalidade fetal e controle da terapêutica imunossupressora. Após interconsulta pela Nefrologia, foi dada orientação de resolução da gestação em caso de declínio da função renal para níveis de creatinina superiores a 2 mg/dL.

Durante a internação, com medidas diárias de creatinina sérica, observou-se aumento progressivo dos valores. Na entrada, valor de 1,10 mg/dL e, no 10º dia de internação, progressão de 1,57 mg/dL. Em face da piora progressiva da função renal, foi discutida e decidida a resolução da gestação por via operatória em virtude do risco de perda do enxerto renal.

A paciente foi, então, submetida a uma cesariana eletiva sob raquinestesia com a combinação de bupivacaína pesada 12 mg + fentanil 10 mcg + morfina 100 mcg subaracnóidea. A incisão cirúrgica escolhida foi Pfannenstiel. Durante a incisão da aponeurose, inicia-se um sangramento de características arteriais, sem identificação do foco e de difícil controle, sendo iniciadas imediatamente medidas de reposição volêmica. A técnica anestésica foi convertida para geral, com intubação orotraqueal (IOT) sob sequência rápida de indução, com uso de propofol, fentanil e succinilcolina e manutenção com sevoflurano na dose de 0,6 CAM em conjunto com propofol e cisatracúrio. O controle do sangramento foi realizado por meio de compressão extrínseca do sítio sangrante e imediatamente retirado o concepto. Dada a difícil identificação do foco de sangramento, foi solicitado auxílio da equipe de Cirurgia Geral. Foi evidenciado, então, como origem do sangramento, o enxerto renal. Foi solicitado apoio da equipe de Urologia, que identificou a lesão do enxerto renal e, pesados riscos e benefícios, optou pela tentativa de rafia da lesão e observação de diurese e função renal subsequente, objetivando-se evitar o retorno da paciente à diálise.

Após a conversão para anestesia geral, imediatamente realizaram-se a punção de acesso venoso central em veia jugular interna direita e cateterização de artéria radial esquerda para medida invasiva de pressão arterial. O controle do choque hemorrágico deu-se mediante reposição volêmica vigorosa e uso de efedrina e metaraminol até a obtenção do acesso venoso central e início de infusão contínua de norepinefrina. Além disso, foi realizada infusão de ácido tranexâmico 1g em 10 minutos (sem dose de manutenção posteriormente), hidrocortisona 100 mg, furosemida 80 mg. Foi evidenciada hipercalemia em gasometria arterial, sendo, então, utilizada solução polarizante para controle. Foram infundidas no total 4 unidades de concentrado de hemácias e 6 unidades de crioprecipitado, sendo utilizado também o *Cell Saver*. Foram recuperados por esse equipamento 537 mL de solução rica em hemácias. Foram também infundidas 2 unidades de concentrados de hemácias pelo mesmo aparelho, na tentativa de filtrar potássio. A paciente foi encaminhada à Unidade de Terapia Intensiva (UTI) imediatamente após o término do procedimento cirúrgico.

A paciente foi extubada no dia seguinte à admissão à UTI, sem posteriores intercorrências que a levassem novamente à ventilação mecânica. Foi dialisada apenas nos primeiros 5 dias de internação na UTI. No entanto, apresentou quadro séptico, com provável foco em uma coleção perienxerto. Com auxílio da equipe de Radiologia Intervencionista, a coleção foi drenada e revelou-se ser urina com cultura positiva para *Enterococus faecalis* e *Pseudomonas putri*, tratados com vancomicina. Resolvido o quadro séptico e com demais parâmetros em evolução favorável, a paciente recebeu alta da UTI. Já na enfermaria, seguindo orientações das equipes de Urologia, Radiologia Intervencionista e Nefrologia, foram mantidos em observação os débitos urinário via sonda vesical de demora, o débito do dreno perienxerto e a função renal da paciente.

Cerca de 41 dias após o incidente intraoperatório, a paciente recebeu alta hospitalar em boa condição clínica e recuperação plena da função renal, com diurese espontânea de 1.250 mL/d e creatinina sérica 2 mg/dL.

## Discussão

Tradicionalmente, a anestesia neuroaxial permanece como técnica de eleição para manuseio anestésico da paciente gestante na maioria dos serviços de referência. Nos Estados Unidos, por exemplo, o bloqueio de neuroeixo perfaz 90% das anestesias nos centros obstétricos, considerando tanto os procedimentos cirúrgicos como as analgesias de parto. Isso se deve a uma série de fatores, destacando-se o maior risco de mortalidade materna por dificuldades de manipulação da via aérea durante a anestesia geral. A dificuldade ou falha de intubação permanece como principal causa de morte materna em obstetrícia decorrida exclusivamente pelo ato anestésico.[1]

No entanto, a anestesia geral pode ser indicada nas seguintes situações:

1. Absolutas ao bloqueio neuroaxial (p. ex.: recusa da paciente, hipovolemia grave, coagulopatias e infecção no local de punção);
2. Tempo insuficiente para aplicar anestesia neuroaxial, como em casos emergenciais;
3. Nível de bloqueio insuficiente e cirurgia já iniciada.

Alguns fatores peculiares relacionados à gestação devem ser considerados pelo anestesiologista na manipulação anestésica do binômio materno-fetal. Inicialmente, é preciso lembrar que estão sendo assistidos mais de um indivíduo no mesmo ato, já que a maioria dos agentes utilizados por via venosa atravessam a barreira placentária. Alterações fisiológicas da gestação explicam o temor relacionado ao risco de falha de intubação e broncoaspiração de conteúdo gástrico dessas pacientes, conforme descrito a seguir:

A variação do índice de Mallampati durante o trabalho de parto torna essa avaliação pouco confiável. O aumento de progesterona induz ao ingurgitamento capilar da mucosa respiratória, predispondo as vias aéreas superiores a traumatismo, sangramento e obstrução. Por isso, deve-se optar por cânula orotraqueal menor do que a habitual, como as sondas com diâmetro interno de 6 ou 6,5 mm. Assim, embora na maior parte das vezes a intubação ocorra sem nenhuma intercorrência, é obrigatório solicitar o preparo do material de via aérea difícil (máscara laríngea, fio-guia e/ou *bougie*, laringoscópio articulado e outros), revisar o algoritmo e considerar, para a indução anestésica, o auxílio de outro colega anestesista.

O aumento materno do consumo de oxigênio (chegando a 50%), somado à redução de 20% da capacidade residual funcional, ocasiona rápida dessaturação materna mesmo em curtos períodos de apneia. Faz-se necessária uma desnitrogenação adequada com $O_2$ a 100% em máscara facial 8 a 10 L/min, com 4 a 5 respirações profundas equivalentes à capacidade pulmonar vital, ou durante cerca de 3 a 5 minutos. O mais importante é o adequado acoplamento da máscara à face da paciente, o que pode ser evidenciado pela curva de capnografia sob respiração espontânea. Realizada corretamente, esta técnica gera um fluxo contendo oxigênio a 70%, retardando de modo significativo a queda da saturação arterial de oxigênio.

Do ponto de vista gastrintestinal, a gestante apresenta maior ocorrência de refluxo gastroesofágico decorrente de causas anatômicas (como o desvio anterossuperior do estômago pelo útero gravídico) e fisiológicas (como deficiência do esfíncter esofágico inferior (EEI) relacionado à progesterona). O esvaziamento gástrico é lentificado por fatores hormonais. Além disso, a secreção placentária de gastrina resulta em maior produção de suco gástrico, reduzindo, assim, o pH gástrico e potencializando os efeitos deletérios relacionados à broncoaspiração. Esses riscos são reduzidos, embora não completamente eliminados, pelo jejum adequado associado à medicação coadjuvante, como bloqueadores de receptor H2 (ranitidina), e procinéticos (metoclopramida) prévios à indução.

Assim, a anestesia geral em gestantes deve ser realizada sob sequência rápida, para evitar ventilação manual e para diminuir o risco de broncoaspiração. A manobra de Sellick ainda é utilizada pela maioria dos anestesistas, embora uma metanálise de 2008 tenha falhado em provar seu benefício durante a laringoscopia e intubação. Caso haja necessidade de ventilação, a pressão cricoide torna-se necessária e o anestesista deve, preferencialmente, ventilar com cânula orofaríngea, mantendo volume/pressão baixos. Dessa maneira, tenta-se evitar que pressão de fluxo gerada exceda a resistência do EEI, prevenindo a entrada de ar no trato gastrintestinal.

# Anestesia geral para cesarianas[2]

## Conduta

1. Testar aparelho de anestesia, fonte de oxigênio e material de intubação
2. *Kit* de via aérea difícil disponível em sala ou, no mínimo, um dispositivo supraglótico, como a máscara laríngea
3. Monitorização com cardioscópio, PANI, oxímetro de pulso e capnógrafo
4. Pré-oxigenação
    - Máscara facial adaptada à face com oxigênio a 100% por 3 a 5 minutos. Opções, conforme tempo disponível:
        - Oito respirações profundas em 1 minuto
        - Quatro respirações profundas em 30 segundos
5. Manobras para indução em paciente com estômago cheio (IG > 26 semanas)
    - Metoclopramida 10 mg e ranitidina 50 mg IV, lento, 10 minutos antes da indução
    - Dorso elevado
    - Manobra de Sellick até insuflação do balonete da sonda orotraqueal e confirmação de IOT bem-sucedida com ausculta e capnografia
    - IOT com anestesia tópica em casos selecionados (ASA P5, IOT difícil)
6. Planejar a analgesia pós-operatória. Opções:
    - Venosa: analgésicos comuns (dipirona ou paracetamol), anti-inflamatórios não hormonais (AINH), opioides (tramadol, morfina) em bolo sob demanda ou PCA (*Patient-controlled analgesia*)
    - Neuroaxial: se a punção for possível, injetar opioides como fentanil e morfina
    - TAP Block: bloqueio do plano abdominal do músculo transverso, com injeção de solução diluída de anestésico local, guiada por ultrassom. Indicado apenas quando não for possível a injeção neuroaxial de morfina

## Comentários[3]

- A equipe obstétrica deve estar preparada para iniciar a cirurgia assim que for confirmada a IOT pela visualização da passagem da sonda pelas pregas vocais, capnografia positiva e expansão pulmonar bilateral.
- É essencial o posicionamento adequado (*sniff* position).
- Fentanil 5 mcg/kg, seguido de propofol 2-3 mg/kg (alternativas: tiopental, etomidato, midazolan, ketamina) e succinilcolina 1 mg/kg (alternativa: rocurônio 1,2 mg/kg)
- Em caso de dificuldade ou falha de intubação, deve-se pedir ajuda, a paciente deve ser ventilada com pressão da cartilagem cricoide mantida. A conduta segue conforme o algoritmo de via aérea difícil, com introdução de dispositivo supraglótico, visando SEMPRE e a qualquer custo manter a oxigenação materno-fetal.
- A manutenção da anestesia pode ser feita com remifentanil e propofol em infusão contínua. Ainda, pode-se acrescentar anestésicos voláteis (p. ex.: sevoflurano até 1 CAM) associado ou não óxido nitroso a 50%.

- A hipotensão em virtude da compressão aortocava também ocorre e deve ser prevenida com deslocamento uterino para esquerda.
- A consciência intraoperatória é mais comum em Obstetrícia e a profundidade adequada da hipnose deve ser mantida e monitorizada.
- Pacientes obesas e hipertensas correm maior risco sob anestesia geral. As primeiras em relação à via aérea e as últimas, quanto às respostas hipertensivas à intubação e extubação.

## Anestesia para cirurgias não obstétricas para pacientes grávidas

O objetivo é manter boa perfusão uterina (evitar hipotensão) e oxigenação adequada (evitar hipóxia). Não existe consenso sobre a técnica de escolha. Portanto, a escolha entre a anestesia regional e a geral permanece a critério do anestesiologista e pode variar conforme o caso. Cabe ressaltar que a nenhum agente anestésico foram, comprovadamente, atribuídos efeitos teratogênicos.

Ainda, é importante salientar que em caso de intercorrências graves durante o ato anestésico cirúrgico, o profissional anestesiologista deve estar ciente de que deverá a qualquer custo priorizar a manutenção da vida MATERNA, por motivos específicos que vão além do escopo deste capítulo.

Nos últimos anos, o melhor treinamento dos profissionais em anestesia, somado à aplicação de protocolos de via aérea difícil e o melhor entendimento das peculiaridades das pacientes obstétricas, tem-se reduzido o número de complicações decorrentes da manipulação da via aérea da gestante. Em um estudo canadense com mais de 1.000 pacientes[1], a anestesia geral foi realizada eletivamente, com índices de intercorrências semelhantes àqueles causados pela técnica regional.

Sendo assim, embora a anestesia neuroaxial permaneça como principal indicação na paciente obstétrica, é imprescindível que o anestesiologista esteja familiarizado e treinado o suficiente para aplicação de anestesia geral com segurança nessas pacientes gestantes, já que pode ser necessária ocasionalmente.

## Referências bibliográficas

1. Lesage S. Cesarean delivery under general anesthesia: Continuing Professional Development. Canadian journal of anaesthesia = Journal canadien d'anesthesie. 2014;61(5):489-503. Epub 2014/04/05.
2. Bliacheriene F, Torres ML. Condutas em Anestesia: Obstetrícia. São Paulo: Atheneu; 2014.
3. Devroe S, Van de Velde M, Rex S. General anesthesia for caesarean section. Current opinion in anaesthesiology. 2015;28(3):240-6. Epub 2015/04/02.

# Ecocardiografia no Diagnóstico Diferencial de Alteração Hemodinâmica no Pós-Operatório Imediato

28

Ana Cristina Varella Bevilacqua
Paulo Caçador
Fabiola Prior Caltabeloti

A utilização da ecocardiografia como ferramenta de auxílio no manejo de pacientes no perioperatório tem ganhado importância entre anestesiologistas e intensivistas. O caso a seguir ilustra um cenário de pós-operatório em que foi indicada a ecocardiografia transtorácica para melhor avaliação hemodinâmica e decisão terapêutica. Em seguida, será feita uma breve discussão acerca do uso desse instrumento na diferenciação dos tipos de choque.

## Caso clínico

Paciente do sexo masculino, 66 anos, portador de hipertensão arterial sistêmica, dislipidemia, diabetes melito tipo II e hepatite vírus B, admitido pelo serviço de Cirurgia do Fígado para realização de hepatectomia parcial de segmento VIII, videoassistida. De acordo com a equipe cirúrgica, o procedimento foi indicado pelo aumento significativo de nódulos em duas tomografias computadorizadas de controle. Exames pré-operatórios dentro dos limites da normalidade. Em uso prévio de atenolol, losartana, lamivudina, enalapril, sinvastatina e ciprofibrato.

Em data oportuna, foi submetido à cirurgia proposta. Anestesia com duração aproximada de 10 horas. Segundo dados do intraoperatório, o procedimento estendeu-se mais do que o previsto pela dificuldade de acesso ao segmento VIII. Foi realizada anestesia geral balanceada, associada à raquianestesia, sendo administrados 10 litros de cristaloides, finalizando com balanço hídrico estimado de 1.000 mL negativo, considerando perdas insensíveis. Apresentou diurese de 2.000 mL. O sangramento estimado foi de 500 mL. Manteve-se estável hemodinamicamente durante a maior parte do procedimento, com necessidade de infusão de drogas vasoativas (DVA) ao final da cirurgia.

Após o término, o paciente foi transferido para a Unidade de Terapia Intensiva (UTI) intubado, sob efeito de anestesia residual, em uso de norepinefrina 0,3 mcg/kg/min (pressão arterial média (PAM) de 121 mmHg e frequência cardíaca (FC) de 64 bpm) e dreno JP em flanco direito com débito hemático de 100 mL. Gasometria arterial de pH 7,33 -$HCO_3$ 20 - BE -4,5 e lactato arterial de 64. Solicitados exames admissionais, incluindo marcadores de necrose miocárdica, e programado desmame de norepinefrina conforme ajuste da hemodinâmica e vigilância de sangramento.

Na noite do pós-operatório imediato (POI), evoluiu com piora progressiva dos parâmetros hemodinâmicos, mantido sedado e sob ventilação mecânica (PEEP 6, $FiO_2$ 60%, VC 420, FR 12). No 1º dia de operatório (PO), seguiu em uso de norepinefrina 1,5 mcg/kg/minuto e vasopressina 0,02 UI/minuto. Ao exame, encontrava-se oligúrico, extremidades frias, PAM de 70 mmHg, FC de 122 bpm e débito do dreno JP em flanco direito de 500 mL, de aspecto hemático. Exames coletados na admissão evidenciavam queda discreta de hemoglobina em POI (de 14 para 12 g/dL), piora da função renal (creatinina de 0,68 para 1,22 mg/dL), plaquetopenia de 92.000/$mm^3$, pH 7,3 - BIC 20 - BE -5,6 e lactato arterial mantido em 50.

No 2º dia de PO, permaneceu instável do ponto de vista hemodinâmico e optou-se por avaliação hemodinâmica com auxílio de uma ecocardiografia transtorácica à beira do leito. Ao exame, encontrava-se taquicárdico (FC 133 de bpm), função sistólica hiperdinâmica e gradiente telessistólico estimado em 50 mmHg, sugerindo estado hiperdinâmico e hipovolemia. Após exame, iniciada reposição volêmica com soro albuminado (500 mL de Ringer-lactato + 100 mL de albumina 20% a cada 12 horas). Paciente respondeu satisfatoriamente e evoluiu com desmame gradual de DVA e de ventilação mecânica, sendo extubado com sucesso nesta data.

Paciente recebeu alta para enfermaria no 6º dia de PO, ainda com dreno de JP em flanco direito, com débito sero-hemático de 600 mL, boa aceitação alimentar, função renal normal e hemoglobina estável de 9,3 g/dL.

## Discussão: ecocardiografia para diferenciação dos tipos de alteração hemodinâmica

O emprego da ecocardiografia em salas de emergência, centro cirúrgico e terapia intensiva está amplamente difundido na atualidade. Ainda que o exame não possibilite a aquisição das informações relativas à hemodinâmica de forma contínua, permanece como o melhor método para avaliar a função cardíaca à beira do leito.[1]

As possíveis indicações ao uso da ecocardiografia são diversas e, entre elas, há: identificação do choque ou hipoxemia sem causa aparente; avaliação da volemia por meio de medidas indiretas; complicações relacionadas com um infarto agudo do miocárdio (IAM) e avaliação inicial de um trauma torácico contuso.[2,3]

Para a análise do estado volêmico, as medidas hemodinâmicas que podem ser adquiridas com o auxílio da ecocardiografia possibilitam a avaliação tanto pela estimativa espacial de imagem, como pelo fluxo com doppler colorimétrico. É possível mensurar débito cardíaco, volume sistólico final, pressão de enchimento de câmaras e ventrículo esquerdo, estimar pressão de artéria pulmonar e avaliar a pré-carga mediante o tamanho de ventrículo esquerdo (VE) e conformação. Além disso, a ecocardiografia possibilita a avaliação de parâmetros dinâmicos por meio da análise da variação respiratória da integral-tempo velocidade aórtica (VTIAo) ou da veia cava inferior[4] e também da resposta (aumento de 10 a 15% do VTIAo) após a manobra de *passive leg raising*.[5,6]

É importante lembrar que todas as variáveis utilizadas apresentam limitações. Sendo assim, a recomendação é contextualizar o parâmetro observado, correlacionar com os demais sinais clínicos e, sempre que possível, dispor de mais de uma variável hemodinâmica.[1]

Uma avaliação mais detalhada do estado volêmico, como a descrito, requer um nível de treinamento específico e, portanto, não aplicável de forma rotineira em grande parte dos serviços. De forma simplificada e mais direcionada, pode-se utilizar a ecocardiografia para a diferenciação dos tipos de choque e, mesmo com dados elementares, contribuir de maneira significativa para a interpretação adequada da volemia do paciente crítico.[7]

O protocolo FATE, publicado em 2004,[8] ilustra exatamente a contribuição do uso da ecocardiografia por profissionais de terapia intensiva e anestesiologistas nesse cenário. No estudo, foi utilizado um protocolo de ecocardiografia transtorácica (e, em casos de falha, transesofágica para confirmação) em 210 pacientes de uma UTI de 20 leitos. A intenção do protocolo era gerar imagens do paciente e apresentar para a equipe médica que acompanhava o caso, questionando a utilidade das imagens. Foi visto que em 97% dos casos as imagens contribuíram positivamente para o andamento do caso. Novas informações clínicas foram obtidas em 37% destes e, em 24% dos casos, as imagens obtidas foram decisivas para a conduta adotada com o paciente.

Quanto aos achados de imagem propriamente ditos, nos pacientes em choque obstrutivo pode-se avaliar a presença de tamponamento e reconhecer a responsividade da veia cava inferior a um ciclo inspiratório (em casos de obstrução, haveria pouca ou nenhuma variação de sua luz) pela janela pericárdica,[7,9-11] lembrando-se que existem parâmetros respiratórios pré-estabelecidos que devem ser respeitados para avaliação correta da variabilidade da veia cava inferior. O paciente deve ser ventilado em modo controlado a volume, o volume corrente (VC) deve ser de, no mínimo, 8mL/kg, PEEP de 8 $cmH_2O$ e sem esforços inspiratórios.[4]

No choque cardiogênico, observa-se no VE um aumento das câmaras e contratilidade reduzida. A estimativa visual de função de VE é tão significativa quanto a medida por valores de fluxo por doppler na avaliação de um paciente em choque. Já no ventrículo direito (VD), há uma diminuição da contratilidade ou aumento do volume efetivo do ventrículo (relação maior do que dois terços).[11,12]

No choque distributivo ou hipovolêmico, observam-se pequenas câmaras esquerdas, hiperdinamismo e uma veia cava inferior que colapsa ao fim do ciclo expiratório.[12]

Tanto a ecocardiografia transtorácica quanto a transesofágico podem ser utilizadas nessa avaliação direcionada. Em comparação com o ecocardiograma transtorácico, o transesofágico é um exame semi-invasivo, que oferece uma visualização mais adequada das áreas cardíacas posteriores e imagens de melhor qualidade. Isso só é possível graças ao uso de transdutores de alta frequência que produzem melhor resolução espacial das imagens.

Como todo procedimento semi-invasivo, deve-se atentar às contraindicações relativas e absolutas ao método. As mais conhecidas são rotura esofágica prévia, confusão mental e choque ou insuficiência respiratória, patologias de esôfago restritivas ou dilatadas e malignas, cirurgia prévia de esôfago, trombocitopenia severa (menor do que 50.000 $mm^3$) e coagulopatias (INR superior a 4 ou TTPA > 150 s).[13]

Considerando-se as complicações, as três mais importantes são perfuração esofágica, sangramento gastrintestinal e meta-hemoglobinemia.

- Perfuração esofágica: um estudo conduzido pela Universidade de Chicago, em 2005, em um único hospital, incluiu 10.000 ecocardiogramas transesofágicos consecutivos para observar complicações relacionadas à perfuração.[14] Como resultado, foram constatados três casos de perfuração (sendo um hipofaringeal e dois de esôfago cervical), os quais estavam relacionados ao momento da passagem do transdutor. Tais pacientes foram seguidos por 10 anos pelo estudo e nenhum deles evoluiu a óbito pela complicação.
- Sangramento gastrintestinal: complicação de risco aumentado nos pacientes com trombocitopenia e coagulopatias, que são contraindicações relativas ao uso do ecocardiograma transesofágico. Dois estudos publicados na década de 1990[15,16] e uma revisão de 2009[17] sobre o uso do exame demonstraram que pacientes com varizes de esôfago grau I ou II, sem

sangramento recente ou ativo, não tiveram maior índice de complicações relacionadas a sangramento.

- Meta-hemoglobinemia: estudo unicêntrico efetuado na Mayo Clinic em 2007 avaliou 28.478 ecocardiogramas transesofágicos nos quais foi administrada a benzocaína tópica para anestesia; destes, 19 casos de meta-hemoglobinemia foram identificados e tratados.[18] Um caso obteve resolução espontânea e os outros 18 casos necessitaram do emprego do azul de metileno para reversão. Nenhum dos pacientes que apresentou tal complicação evoluiu a óbito no seguimento, porém tiveram taxas aumentadas de tempo de internação hospitalar e complicações relacionadas à intoxicação.

## Conclusão

O ecocardiograma é uma ferramenta de grande valia na avaliação e tomada de decisões nos pacientes no período perioperatório, desde que respeitadas as devidas limitações e contraindicações, bem como a realização de treinamento adequado pela equipe responsável.

No caso apresentado, foi fundamental para decidir pela expansão volêmica e retirada das drogas.

## Referências bibliográficas


1. Cecconi M, De Backer D, Antonelli M, Beale R, Bakker J, Hofer C, Jaeschke R, Mebazaa A, Pinsky MR, Teboul JL, Vincent JL, Rhodes A. Consensus on circulatory shock and hemodynamic monitoring. Task force of the European Society of Intensive Care Medicine. Intensive Care Medicine, 2014; 40 (12): 1795-1815.
2. Otto CM. Clinical Indications and Quality Assurance. In: Textbook of Clinical Echocardiography, 4th edition, Saunders Elsevier, 2009. p.117-118.
3. American College of Cardiology Foundation Appropriate Use Criteria Task Force, American Society of Echocardiography, American Heart Association, et al. Appropriate Use Criteria for Echocardiography. J Am Coll Cardiol 2011; 57:1126.
4. Feissel M, Michard F, Mangin I, Ruyer O, Faller JP, Teboul JL. Respiratory changes in aortic blood velocity as an indicator of fluid responsiveness in ventilated patients with septic shock. Chest. 2001;119:867–873.
5. Lamia B, Ochagavia A, Monnet X, Chemla D, Richard C, Teboul JL. Echocardiographic prediction of volume responsiveness in critically ill patients with spontaneously breathing activity. Intensive Care Med. 2007;33:1125–1132.
6. Maizel J, Airapetian N, Lorne E, Tribouilloy C, Massy Z, Slama M. Diagnosis of central hypovolemia by using passive leg raising. Intensive Care Med. 2007;33:1133–1138.
7. Perera P, Mailhot T, Riley D, Mandavia D. The RUSH exam: Rapid Ultrasound in Shock in the evaluation of the critically Ill. Emerg Med Clin North Am 2010; 28:29-56.
8. Schmidt B, Jensen MB. Transthoracic echocardiography for cardiopulmonary monitoring in intensive care. European Journal of Anaesthesiology 2004; 21: 700-707.
9. Nagueh SF, Appleton CP, Gillebert TC, et al. Recommendations for the evaluation of left ventricular diastolic function by echocardiography. J Am Soc Echocardiogr 2009; 22:107-133
10. Cohen GI, Pietrolungo JF, Thomas JD, Klein AL. A practical guide to assessment of ventricular diastolic function using Doppler echocardiography. J Am Coll Cardiol 1996; 27:1753-1760.
11. Muhiudeen IA, Kuecherer HF, Lee E, et al. Intraoperative estimation of cardiac output by transesophageal pulsed Doppler echocardiography. Anesthesiology 1991; 74:9-14.
12. Cheitlin MD, Armstrong WF, Aurigemma GP, et al. ACC/AHA/ASE 2003 guideline update for the clinical application of echocardiography: summary article: a report of the American College of Cardiology/American Heart Association Task Force on Practice Guidelines (ACC/AHA/ASE Committee to Update the 1997 Guidelines for the Clinical Application of Echocardiography). Circulation 2003; 108:1146-1162.

13. Daniel WG, Erbel R, Kasper W, et al. Safety of transesophageal echocardiography. A multicenter survey of 10,419 examinations. Circulation 1991; 83:817-821.
14. Min JK, Spencer KT, Furlong KT, et al. Clinical features of complications from transesophageal echocardiography: a single-center case series of 10,000 consecutive examinations. J Am Soc Echocardiogr 2005; 18:925-929.
15. Suriani RJ, Cutrone A, Feierman D, Konstadt S. Intraoperative transesophageal echocardiography during liver transplantation. J Cardiothorac Vasc Anesth. 1996;10(6):699-707.
16. Vedrinne JM, Duperret S, Bizollon T, Magnin C, Motin J, Trepo C, Ducerf C. Comparison of transesophageal and transthoracic contrast echocardiography for detection of an intrapulmonary shunt in liver disease. Chest. 1997;111(5):1236-1240.
17. Spier BJ, Larue SJ, Teelin TC, Leff JA, Swize LR, Borkan SH, Satyapriya A, Rahko PS, Pfau PR. Review of complications in a series of patients with known gastro-esophageal varices undergoing transesophageal echocardiography. J Am Soc Echocardiogr. 2009;22(4):396-400.
18. Kane GC, Hoehn SM, Behrenbeck TR, Mulvagh SL. Benzocaine-induced methemoglobinemia based on the Mayo Clinic experience from 28 478 transesophageal echocardiograms: incidence, outcomes, and predisposing factors. Arch Intern Med. 2007;167(18):1977-1982.

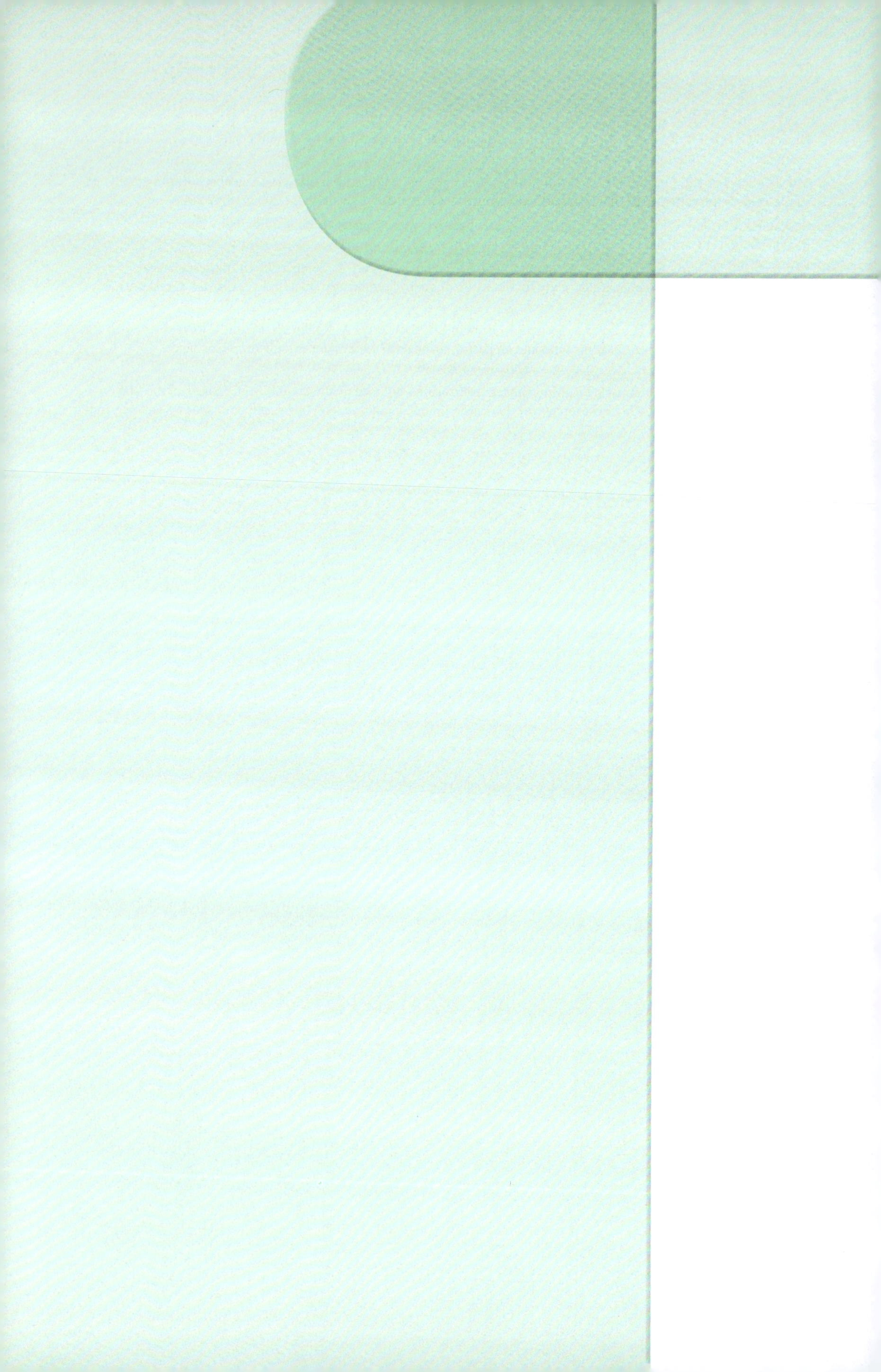

# Infarto Agudo do Miocárdio Associado a Quadro de Hemorragia Digestiva

29

Hugo Regino Rocha de Carvalho
Andreza Gonzaga Bartilotti
Julia Fernandes Casellato
Saullo Queiroz Silveira
Ricardo Hideo Tachibana
Ludhmila Abrahão Hajjar

## Resumo

Neste capítulo, será descrito um caso de síndrome coronariana aguda (SCA), em uma paciente com hemorragia digestiva baixa por varizes retais. O manejo da SCA envolve potente antiagregação plaquetária e medidas antitrombóticas, que aumentam o risco de sangramento destes pacientes, e também as medicações utilizadas no tratamento da descompensação hepática podem descompensar a circulação coronária. Assim sendo, trata-se de uma situação de condução clínica peculiar.

## Descrição do caso

Paciente do sexo feminino com 58 anos, admitida no pronto-socorro com queixa de sangramento vivo, não doloroso, exteriorizado pelo ânus há 1 dia.

Referia ser portadora do vírus da hepatite C, diagnosticado há 4 anos, cujas classificações de MELD (Model for End-Stage Liver Disease) e Child-Pugh eram desconhecidos à admissão. Referia quadros prévios de enterorragia por varizes retais devido à hipertensão portal há 3 anos. Foi submetida a tratamento de varizes esofágicas com ligadura elástica há 4 anos, após quadro de hemorragia digestiva alta (HDA), além da abordagem das varizes retais com Ethamolin®, há 1 ano. Adicionalmente, a paciente apresentava discreta ascite e icterícia há 2 anos.

Já havia passado por quimioterapia, radioterapia e cirurgia para tratamento curativo de neoplasia de colo de útero há 23 anos com retite actínica e úlcera retal sequelar, em tratamento com plasma de argônio (última sessão, há 9 meses) e em uso de enema de mesalazina há 6 meses. Apresentava antecedente de infarto agudo do miocárdio (IAM) há 1 ano, cujo cateterismo identificou obstrução de 80% da artéria coronária direita e 80% da descendente anterior proximal, sem tratamento endovascular na ocasião, hipertensão arterial sistêmica, dislipidemia, doença diverticular dos colos, colelitíase e tabagismo (30 anos/maço).

Fazia uso domiciliar de furosemida, espironolactona, isossorbida, hidralazina, ácido acetilsalicílico, atorvastatina, carvedilol e omeprazol.

Ao exame físico de entrada, apresentava-se em regular estado geral, levemente descorada e ictérica, hidratada, afebril. Bulhas rítmicas e normofonéticas, sem sopros, frequência cardíaca de 62 batimentos por minuto (bpm), pressão arterial de 125 × 68 mmHg, tempo de enchimento capilar menor do que 3 segundos. Murmúrios vesiculares presentes bilateralmente sem ruídos adventícios. Abdome difusamente doloroso à palpação, sem descompressão brusca, com ascite volumosa e hérnia supraumbilical redutível. Sangue vivo ao toque retal, sem lesões palpáveis.

Indicaram-se internação, monitorização contínua, início de terapia com octreodide e terlipressina, tipagem sanguínea e reserva de sangue. Solicitaram-se endoscopia digestiva alta (EDA) de urgência e exames laboratoriais (Tabela 29.1) e realizou-se paracentese de alívio, com drenagem volumosa de líquido ascítico.

Tabela 29.1: Exames da admissão.

| | | | | | |
|---|---|---|---|---|---|
| ALT | 13 | Cr | 1,75 | Hb | 7,4 |
| AST | 33 | U | 69 | Ht | 23,4 |
| yGT | 129 | Na | 139 | VCM | 90,3 |
| FA | 182 | K | 3,5 | HCM | 28,6 |
| BD | 0,23 | PCR | 24,3 | RDW | 16,7% |
| BI | 0,14 | Alb | 2,6 | Leuco | 4360 |
| Amônia | 27 | INR | 1,16 | Plaq | 126.000 |
| | | R | 1,19 | | |

Com base nos resultados dos exames admissionais, classificou-se a paciente como CHILD B, MELD 13.

Recebeu um concentrado de hemácias, elevando a hemoglobina (Hb) para 8,3g/dL após transfusão.

Na EDA, foram evidenciados três cordões varicosos, sendo um de médio e dois de fino calibre, tortuosos, de coloração esbranquiçada, com alguns *red* spots, com neoformação vascular e indícios de tratamento endoscópico prévio; ausência de sinais de hemorragia ativa e/ou recente; gastropatia hipertensiva leve e gastrite enantemática leve de antro.

Após 24 horas de tratamento, a paciente evoluiu com sintomas de SCA, com dor precordial típica, após uso de octreotide e terlipressina (apresentou sintomas semelhantes há 1 ano quando teve quadro de sangramento por varizes retais). Eletrocardiograma (ECG) mostrou infradesnivelamento do segmento ST nas derivações de V2 a V6 (Figura 29.1), que não se mantiveram nos ECG seguintes. Foram solicitados marcadores de necrose miocárdica (MNM) (Tabela 29.2). O quadro melhorou com o uso de morfina e nitrato.

O caso foi discutido com o serviço de Cardiologia, que orientou manejo com diltiazem, propranolol, estatina e manter Hb > 9 g/dL, sem anticoagulação, *a priori*, devido ao quadro hemorrágico da paciente. Foram contraindicados octreotide e terlipressina. O cateterismo não foi indicado pela instabilidade hemodinâmica e impossibilidade de anticoagulação.

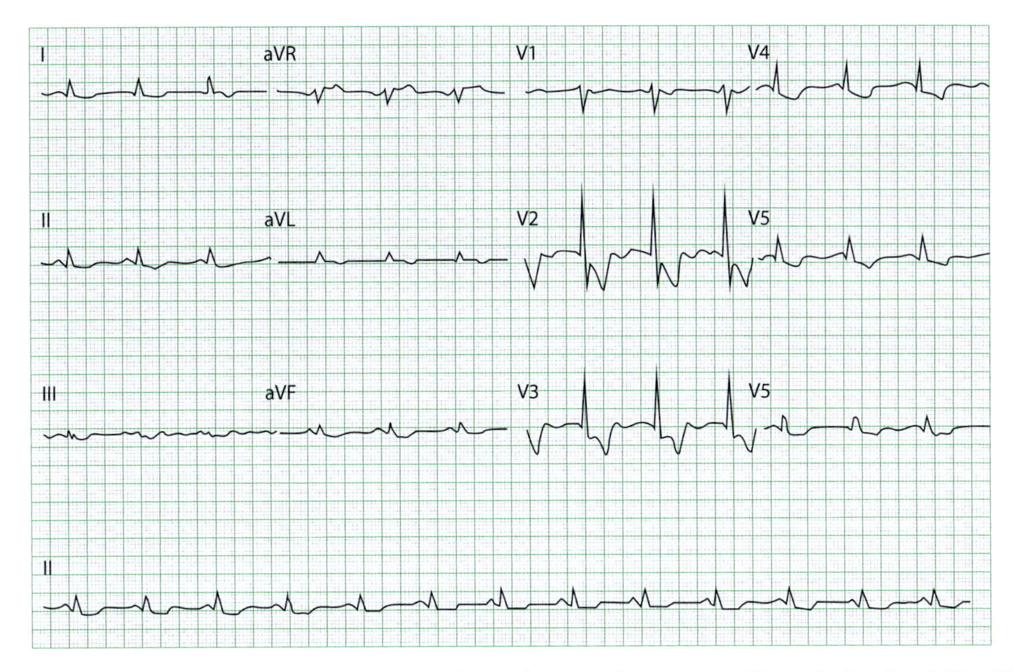


Figura 29.1: Eletrocardiograma (ECG) com infradesnivelamento do segmento ST nas derivações de V2 a V6.

Tabela 29.2: Curva dos marcadores de necrose miocárdica (MNM).

| | Dia 1 - 23 h | Dia 2 - 4 h | Dia 2 - 8 h | Dia 3 - 12 h |
|---|---|---|---|---|
| CK-MB | 3 | 45,1 | 65,1 | 22,1 |
| Troponina T | 0,029 | 0,565 | 0,807 | 1 |

No dia seguinte ao IAM, a paciente apresentou novo episódio de enterorragia (Hb 8,3 g/dL passou para 6,5 g/dL), tratada com tampão. A equipe cirúrgica do aparelho digestivo indicou, então, cirurgia para ligamento de varizes retais e passagem de TIPS (*transjugular intrahepatic portosystemic shunt*), contraindicado pela equipe de Cardiologia pelo risco de descompensação da doença cardíaca de base por sobrecarga volêmica.

No 8º dia, apresentou novo episódio de sangramento, sendo encaminhada com urgência ao centro cirúrgico, para realização de ligadura de varizes retais. Durante a cirurgia, a paciente perdeu 1.000 mL de sangue, necessitando de expansão volêmica de 4.000 mL de cristaloides, dois concentrados de hemácias e drogas vasoativas (DVA) em baixas doses. O tempo total de cirurgia foi de 400 minutos, a paciente sendo, depois, transferida para a UTI.

Na UTI, foram introduzidos ácido acetilsalicílico e heparina profilática e solicitada nova avaliação da Cardiologia que, analisando risco e benefício, concordou com a indicação de TIPS, visto que as complicações cardiovasculares eram secundárias ao sangramento.

No 3º dia de internação na UTI, a paciente apresentou novo quadro de hemorragia digestiva baixa (HDB), piorando a condição hemodinâmica e a função hepática. O MELD passou de 13 para 17, evoluindo com encefalopatia hepática grau III, iniciou diálise por insuficiência renal aguda (IRA) de provável causa hepatorrenal, além de ter necessitado de grande quantidade de hemoderivados.

Após compensação hemodinâmica e melhora das disfunções orgânicas, a paciente foi submetida à implantação do TIPS pela equipe da radiologia intervencionista. O procedimento foi realizado sem intercorrências. O gradiente pré-TIPS de 21 mmHg passou para 8 mmHg.

Logo no primeiro pós-operatório do procedimento, a paciente apresentou novo pico de MNM (Tabela 29.3). Esse novo episódio foi manejado apenas com ácido acetilsalicílico e controle de Hb, sendo esta mantida sempre acima de 9 g/dL.

Tabela 29.3: Curva de MNM.

| | Dia 18 | Dia 19 | Dia 19 | Dia 20 | Dia 20 | Dia 21 |
|---|---|---|---|---|---|---|
| CK-MB | 0,4 | 19,7 | 21,2 | 15,6 | 6,3 | 3,1 |
| Troponina T | 0,051 | 0,291 | 0,308 | 0,270 | 0,214 | 0,296 |

A paciente evoluiu estável do ponto de vista hemodinâmico/hemorrágico e foi submetida a uma nova EDA e colonoscopia, que revelaram ausência das varizes esofágicas e retais, sem evidências de sangramento ativo.

Dois dias depois, a paciente recebeu alta da UTI para a enfermaria da Gastrenterologia Clínica, aguardando estabilização do quadro para estratificação invasiva e tratamento endovascular do quadro de insuficiência coronariana.

## Discussão

O sangramento gastrintestinal é uma causa importante de morbidade e mortalidade tanto na população geral, como em pacientes cardiopatas. Pacientes pós-IAM seguem em profilaxia secundária de eventos cardiovasculares, fazendo uso, entre outros fármacos, do ácido acetilsalicílico. Estudos na literatura evidenciam aumento do risco de sangramento digestivo alto em vigência do uso de ácido acetilsalicílico (ainda que em baixas doses), seja objetivando profilaxia primária ou secundária.[1] Adicionalmente, pacientes em uso de dupla antiagregação plaquetária (ácido acetilsalicílico + Clopidogrel) apresentam risco ainda maior de eventos hemorrágicos digestivos.[1]

Não existem ensaios clínicos randomizados na literatura abordando especificamente o manejo da hemorragia digestiva em vigência de IAM. A antiagregação é um ponto-chave e conflitante nestes casos, devendo-se usar o bom senso e julgamento clínico criterioso na tomada de condutas. Um IAM não fatal produz efeitos mais deletérios do que um sangramento não fatal.[2] O uso DE ácido acetilsalicílico como profilaxia primária aumenta o risco de sangramento, sem apresentar um impacto tão claro na prevenção de eventos oclusivos. Em contrapartida, o papel desse medicamento na profilaxia secundária de eventos cardiovasculares é de suma importância, uma vez que reduz em um quarto o risco anual de IAM não fatal, acidente vascular encefálico (AVE) não fatal e morte por causa cardiovascular, ainda que aumente o risco de sangramento.[2] O tratamento dos pacientes que apresentam SCA em vigência de uma síndrome hemorrágica deve ser baseado nessas considerações. O uso de ácido acetilsalicílico é um dos pilares do tratamento das SCA, mudando prognóstico do pacientes, logo, a manutenção desse medicamento deve ser tentada sempre que possível.[2] No que concerne à anticoagulação de pacientes infartados, alguns estudos na literatura discorrem sobre anticoagulação e risco de sangramento, sugerindo também que a proteção cardiovascular é primordial, devendo ser priorizada sempre que possível.[3]

Outro ponto a ser abordado no manejo do caso em questão é o uso da terlipressina e octreotide no sangramento por varizes em pacientes que apresentaram IAM. A terlipressina é um análogo da vasopressina, usado no sangramento de varizes e tratamento da síndrome hepatorrenal em cirróticos, que age promovendo o aumento de cálcio intracelular e consequente vasoconstrição, o que gera redução do fluxo sanguíneo portal e da hipertensão portal, diminuindo o sangramento de varizes em pacientes cirróticos.[4] É importante conhecer seus efeitos cardiovasculares para discernir a melhor conduta frente a um paciente com IAM e hemorragia digestiva, visto que ela promove aumento da pós-carga e da pressão arterial, além do trabalho miocárdico, às vezes culminando com disfunção ventricular esquerda.[4] A ocorrência de eventos cardíacos após o uso de terlipressina é incomum,[5] entretanto, existem relatos da literatura que demonstram que esse evento é mais frequente em pacientes com obstrução coronariana. O mecanismo causal sugerido é o vasoespasmo.

Estudos sugerem que a terlipressina em pacientes cirróticos promove aumento do volume diastólico final do ventrículo esquerdo (VE) e redução da mobilidade da parede do VE, com consequente queda do índice cardíaco e da fração de ejeção, sem alterar a perfusão miocárdica.

Em pacientes com cirrose avançada, o aumento da pós-carga e do volume diastólico final com o uso da terlipressina resulta em redução da motilidade da parede ventricular esquerda, levando à redução do débito cardíaco e da fração de ejeção, porém a perfusão miocárdica fica preservada. A alteração da função cardíaca antes e após a terlipressina está relacionada com o estágio de descompensação da cirrose, uma vez que, quanto maior o MELD do paciente, maiores as alterações cardíacas.[5]

Pacientes com cirrose hepática apresentam um estado hiperdinâmico, com débito cardíaco alto e resistência vascular sistêmica baixa. Retenção de sódio e de água pode acompanhar e contribuir para o aumento do débito cardíaco.

Pacientes cirróticos com alto risco cirúrgico e indicação de *shunt* portossistêmico por complicações da hipertensão portal, como ascite e varizes esofágicas, são candidatos a TIPS por se tratar de um procedimento menos invasivo que a anastomose cirúrgica.[6]

Além de sangramento e piora da encefalopatia hepática, o TIPS pode ter como complicação o agravamento do estado hiperdinâmico, com diminuição da resistência vascular periférica e aumento do débito cardíaco. Pacientes com pouca reserva cardíaca podem não tolerar as alterações hemodinâmicas secundárias ao procedimento, apresentando complicações tais como IAM e edema pulmonar. Cirróticos sem doenças cardiovasculares prévias podem evoluir para insuficiência cardíaca congestiva após o TIPS, quadro que pode ser completamente resolvido depois de transplante hepático.[6]

## Referências bibliográficas

1. Baigent C, Blackwell L, Collins R, et al. Aspirin in the primary and secondary prevention of vascular disease: collaborative meta-analysis of individual participant data from randomised trials. Lancet. 2009 May 30;373(9678):1849-60.
2. Lin KJ, De Caterina R, García Rodríguez LA. Low-dose aspirin and upper gastrointestinal bleeding in primary versus secondary cardiovascular prevention: a population-based, nested case-control study. Circ Cardiovasc Qual Outcomes. 2014 Jan;7(1):70-7.
3. Spyropoulos AC, Douketis JD. How I treat anticoagulated patients undergoing an elective procedure or surgery. Blood. 2012 Oct 11;120(15):2954-62.
4. Krag A, Bendtsen F, Mortensen C, et al. Effects of a single terlipressin administration on cardiac function and perfusion in cirrhosis. Eur J Gastroenterol Hepatol. 2010 Sep;22(9):1085-92.
5. Lee MY, Chu CS, Lee KT, et al. Terlipressin-related acute myocardial infarction: a case report and literature review. Kaohsiung J Med Sci. 2004 Dec;20(12):604-8.
6. Braverman AC, Steiner MA, Picus D, White H, Chest. High-output congestive heart failure following transjugular intrahepatic portal-systemic shunting. 1995 May;107(5):1467-9.

# Hepatite Fulminante

# 30

Sérgio Martins Pereira
Matheus Fachini Vane
Joel Avancini Rocha Filho

## Descrição do caso

Paciente do sexo feminino, 40 anos de idade, natural e procedente de São Paulo, veio encaminhada do pronto-socorro de outro serviço com queixa de mal-estar e icterícia há 10 dias que evoluíram com rebaixamento do nível de consciência nos últimos 4 dias. A paciente fazia uso de medicamentos manipulados para emagrecimento, cuja formula é desconhecida, e de anti-inflamatórios não esteroidais (AINE) para dores articulares. Não tinha história de doença hepática prévia. Negou etilismo, tabagismo e uso de drogas ilícitas. De antecedentes pessoais, apresentava obesidade e hipertensão arterial sistêmica.

Ao exame físico, estava em mau estado geral, ictérica 3+/4+ e afebril, com peso de 105 kg e altura de 165 cm. Ao exame neurológico, encontrava-se com encefalopatia, 7 na escala de coma de Glasgow, pupilas midriáticas fotorreagentes, sem sinais focais. Apresentava pressão arterial de 120 × 70 mmHg, frequência cardíaca de 88 bpm, frequência respiratória de 20 rpm e saturação periférica de $O_2$ de 98% em ar ambiente. O abdome era globoso, flácido, indolor à palpação e sem sinais de visceromegalias, e as extremidades apresentavam boa perfusão, sem edema ou sinais de trombose venosa profunda.

A hipótese diagnóstica foi de hepatite fulminante (HF) hiperaguda com encefalopatia hepática (EH) grau III de etiologia medicamentosa. As sorologias foram negativas para hepatites virais e os resultados dos exames laboratoriais da internação estão na Tabela 30.1.

## Conduta

Foi indicado transplante de fígado de urgência e a paciente foi encaminhada para a unidade de terapia intensiva (UTI), sendo submetida à intubação orotraqueal (IOT) e ventilação mecânica, e iniciadas medidas imediatas para controle da hipertensão intracraniana (HIC). Foi solicitada tomografia computadorizada (TC) de crânio que revelou ausência de lesões expansivas, de sangramentos ou de alterações do sistema ventricular, sem desvio de estruturas da linha mediana, ausência de edema ou apagamento de sulcos corticais. Foi indicada monitorização da pressão intracraniana (PIC). A TC de abdome relatava fígado de dimensões normais e contornos regulares e mínima quantidade de líquido livre na cavidade.

A PIC inicial era de 49 mmHg, de difícil controle, o que indicou a necessidade de tiopental e da introdução de norepinefrina endovenosa contínua para manter a pressão de perfusão cerebral (PPC) acima de 60 mmHg. O MELD (Model for End-Stage Liver Disease) da paciente era de 46 (creatinina 1,1 mg/dL; INR 10,1 e bilirrubina total 26,19 mg/dL).

No 3º dia de internação, a paciente foi submetida ao transplante hepático com doador falecido. Recebeu anestesia geral endovenosa com propofol contínuo, em cefaloaclive 20 a 30º, mantendo temperatura corpórea em 35ºC. O tempo anestésico foi de 645 minutos, e o tempo de isquemia hepática total de 7 horas e 14 minutos. Não houve intercorrência durante a reperfusão do enxerto. A paciente recebeu, no intraoperatório, 6.500 mL de fluido cristaloide Ringer-lactato; 6 unidades de concentrado de hemácias, 6 de plasma fresco congelado e 20 de crioprecipitado; 2 g de fibrinogênio; 50 g de albumina; e apresentou diurese de 800 mL. A PIC foi monitorizada durante toda a cirurgia e apresentou momentos de PIC de 50 mmHg que respondeu ao tratamento com tiopental, manitol e hiperventilação.

Na UTI, durante o 1º PO, a paciente evoluiu com melhor controle da PIC, que se estabeleceu em níveis menores de 14 mmHg, com diminuição progressiva da necessidade de DVA. No 7º PO, apresentou elevação das enzimas hepáticas TGO (470 → 1384), TGP (387 → 789) com aumento da BT (3,72 → 7,25). A biópsia hepática confirmou o diagnóstico de rejeição hepática aguda, sendo administrado pulso de corticosteroide. No 8º PO, a paciente estava sem sedação, porém mantinha 3 na escala de coma de Glasgow. Foi realizada ressonância magnética de crânio que identificou alteração de sinal cortical compatível com encefalopatia hiperamonêmica, amônia sérica arterial de 37 mcmol/L (adulto nível normal < 32 mcmol/L). No 14º PO, paciente apresentava-se vígil, capaz de acompanhar olhar, porém não estabelecia contato e nem obedecia a comandos, sendo submetida à traqueostomia. No 18º PO, a paciente estabeleceu contato e obedeceu a comandos. No 30° PO, recebeu alta da UTI afebril, mas ainda apresentava déficits motores devido à polineuromiopatia do paciente crítico por internação prolongada na UTI. Seguia em acompanhamento com a fisioterapia e a fonoaudiologia ainda sem conseguir deglutir ou deambular. No 56° PO, já com melhora neurológica significativa, sem antibióticos, afebril, a paciente recebeu alta hospitalar. Em seu retorno ambulatorial no 70° PO, veio deambulando sem dificuldades, apresentando um único déficit para movimentos finos com as mãos, capaz de realizar atividade da vida diária de forma independente.

Tabela 30.1: Exames laboratoriais de internação.

| | | | |
|---|---|---|---|
| Hemoglobina | 11,8 g/dL | Bilirrubina Total | 26,19 mg/dL |
| Leucócitos | 5.540/$mm^3$ | INR | 10,1 |
| Plaquetas | 152 x $10^9$/L | TGO (AST) | 1735 U/L |
| Ureia | 5 mg/dL | TGP (ALT) | 1198 U/L |
| Creatinina | 1,1 mg/dL | Fosfatase alcalina | 238 U/L |
| Sódio | 152 mEq/L | GGT | 69 U/L |
| Potássio | 4,8 mEq/L | pH arterial | 7,48 |
| Glicose | 86 mg/dL | Amônia | 192 µmol/L |
| Albumina | 2,8 g/dL | Lactato | 81 mg/dL |

## Discussão

A hepatite fulminante é uma doença aguda grave de alta mortalidade caracterizada pela rápida deterioração da função hepática, manifestada pelo aparecimento de icterícia, encefalopatia e coagulopatia em indivíduos sem doença hepática prévia.[1] As manifestações extra-hepáticas são representadas pelo hiperdinamismo cardiocirculatório, estado hipermetabólico, hipoglicemia, insuficiência renal, com progressão, sem o transplante de fígado (TF), para óbito por falência de múltiplos órgãos ou morte cerebral.[2,3] A taxa de sobrevida por recuperação espontânea da doença pode chegar a menos de 20%. A HF é classificada de acordo com o intervalo de tempo entre o surgimento da icterícia e da encefalopatia, em hiperaguda, nos casos em que a encefalopatia se desenvolve em até 7 dias após a icterícia; aguda, quando se desenvolve entre 8 dias e 4 semanas; e subaguda, quando se desenvolve entre 5 e 12 semanas.[4]

As causas de HF mais comuns em adultos são as hepatites medicamentosas (paracetamol, rifampicina, isoniazida, flutamida, alfametildopa, carbamazepina, anti-tiroidianos, AINE, sulfonamida, valproato, anorexígenos, halotano, ecstasy), as intoxicações exógenas (tricloroetileno, tetracloroetano, cogumelo *Amanita phalloides*), as hepatites virais (hepatite B na maioria dos casos), e 30 a 50% dos casos não têm causa identificável. Em 100 pacientes com indicação de transplante por HF, internados no Serviço de Transplante e Cirurgia do Fígado do Hospital das Clínicas da FMUSP, a etiologia foi de origem medicamentosa em 37% dos casos; vírus B, em 14%; vírus A, em 4%; outras etiologias, em 10%; e indeterminada, em 35%.

O critério mais utilizado para indicar o transplante hepático em casos de HF no nosso meio é o critério de O'Grady[5] (Tabela 30.2). Outro critério bastante difundido para indicar o transplante de fígado na HF é o Clichy,[6] que utiliza o nível do fator V e do grau de encefalopatia.

Tabela 30.2: Critérios para indicação de transplante na hepatite fulminante segundo O'Grady[5]

| Paracetamol | Não paracetamol |
|---|---|
| pH < 7,3<br>ou<br>INR > 6,5<br>Creatinina > 3,4 mg/dL<br>Encefalopatia grau III ou IV | INR > 6,5 ou 3 dos seguintes fatores:<br>1. Idade < 10 anos ou > 40 anos<br>2. Etiologia: hepatite não A e não B, drogas<br>3. Icterícia > 7 dias antes da encefalopatia<br>4. INR > 3,5<br>5. Bilirrubina total > 17,5 mg/dL |

## Encefalopatia

A paciente em questão apresentou quadro de hepatite fulminante superaguda medicamentosa com EH grave. Na clínica, o quadro de EH varia de leve desorientação a coma e tem relação direta com a intensidade do edema cerebral e da gravidade da doença. A herniação cerebelar constitui causa comum de morte nos pacientes com encefalopatia grau IV (Tabela 30.3). Entretanto, os sinais tradicionais da HIC como bradicardia, hipertensão arterial sistêmica e irregularidade da respiração (tríade de Cushing), muitas vezes, não são identificados durante a progressão da EH da HF. O tratamento primário está orientado em evitar hipotensão, hipercapnia e hipóxia, otimizar oxigenação, manter fluxo cerebral adequado para o metabolismo cerebral aeróbio e manter PIC abaixo de 20 mmHg e pressão de perfusão cerebral acima de 60 mmHg.

Tabela 30.3: Classificação dos graus de encefalopatia[7]

| Grau | Estado Mental | Sinais Neurológicos |
|---|---|---|
| I | Confusão leve, euforia ou depressão | Incoordenação motora; tremor leve |
| II | Sonolência e letargia | Asterix (flapping); ataxia; disartria |
| III | Torpor responsivo a estímulos externos | Hiperreflexia; rigidez muscular; fasciculações; sinal de Babinski |
| IV | Coma | Perda dos reflexos oculovestibulares; perda de resposta a estímulos dolorosos; postura de descerebração |

A hiperamonemia é uma das principais causas da EH e a amônia e a glutamina são consideradas os principais substratos do desenvolvimento do edema cerebral na HF.[8,9] A amônia produzida no organismo não é mais metabolizada em ureia pelo fígado doente, levando à hiperamonemia. No cérebro, a amônia atravessa facilmente a barreira hematoencefálica por difusão passiva e o seu metabolismo no sistema nervoso central produz glutamina. A glutamina tem potente ação osmótica, induzindo ao fluxo de água do espaço extracelular para o astrócito, produzindo edema glial e interrupção da comunicação interneural.[9,10] Neurotoxicidade da hiperamonemia, edema citotóxico e disfunção da barreira hematoencefálica parecem ser os mecanismos envolvidos na fisiopatologia complexa do edema cerebral na HF.[11]

A monitoração da PIC está indicada para pacientes com encefalopatia grau IV ou com encefalopatia grau III rapidamente progressiva. As complicações da monitorização da PIC são decorrentes de sangramento e infecção e a maior taxa de complicações está mais associada com a instalação de cateter intraparenquimatoso (22%) do que com cateter epidural (4%). O objetivo terapêutico é manter a PIC abaixo de 20mmHg e a PPC (PPC = pressão arterial média (PAM-PIC) entre 60 e 70 mmHg.[12] Com o intuito de diminuir o edema e aumentar a PPC, um conjunto de estratégias deve ser incorporado sempre que a PIC for maior de 20mmHg: a cabeça do paciente deve ser elevada entre 20 e 30º (se essa posição não comprometer a PPC), a terapêutica farmacológica deve incluir a administração de manitol (0,5 a 1 g/kg), barbitúrico (tionembutal), solução salina hipertônica (na ausência de hiponatremia NaCl 7,5% 4 mL/kg em 20 minutos), corrigir hipercapnia associando hiperventilacão leve (PCO2 de 27 – 32 mmHg) e hipotermia de 34,5ºC.[12,13]

A PPC deve ser mantida com reposição volêmica adequada, evitando tanto hiper-hidratação quanto à hipovolemia, com meta de pressão arterial sistólica > 90 mmHg e de PAM > 65 mmHg. A norepinefrina é o vasopressor de eleição para o restabelecimento da PPC em situação de hipotensão após correção da volemia na HF.

## Considerações gerais

Deve-se salientar que pacientes com HF, por definição, têm coagulopatia, porém a administração profilática de plasma fresco congelado só está recomendada antes da instalação do cateter de monitorização da PIC ou da biopsia hepática transjugular.[12,14] No intraoperatório, a coagulação deve ser monitorizada e tratamento orientado pela tromboelastografia (TEG).[14-16] A TEG monitora as propriedades trombodinâmicas do sangue durante o processo de formação do coágulo, mede o tempo de formação da fibrina e a qualidade do coágulo e avalia o perfil global da coagulação, tendo se mostrado a forma mais segura de monitorizar e orientar o tratamento de coagulopatias complexas nos grandes sangramentos e no TF. A insuficiência renal (IR) complica 50% dos casos de HF e seu tratamento está direcionado à prevenção, pois seu surgimento piora muito o prognóstico da doença. A etiologia da IR é uma mistura de necrose tubular aguda com síndrome hepatorrenal, devendo-se evitar hipovolemia, hipotensão arterial, altas doses de vasopressores e medicações nefrotóxicas.[12] A glicemia deve ser monitorizada a cada 2 horas, objetivando nível maior de 100 mg/dL, evitando-se tanto a hipo quanto a hiperglicemia.[17] A infecção é uma das principais causas de morte nestes pacientes e os sinais clássicos de infecção frequentemente estão ausentes. A administração empírica de antibióticos está imediatamente indicada quando ocorre piora da encefalopatia, da função renal, da hemodinâmica ou de componentes da resposta inflamatória sistêmica.[18]

## Conclusão

A hepatite fulminante é uma doença grave, caracterizada por icterícia, encefalopatia, coagulopatia e disfunção multissistêmica devido à perda da função hepática por necrose hepática maciça em um paciente sem doença hepática previa. A mortalidade decorre de síndrome de disfunção múltipla de órgãos, herniação cerebral e infecção. A intervenção precoce em unidade especializada é fundamental para a sobrevida destes pacientes, sendo o transplante de fígado o tratamento de escolha.

## Referências bibliográficas

1. Trey C, Davidson CS. The management of fulminant hepatic failure. Progress in liver diseases. 1970;3:282-298.
2. O'Grady JG. Acute liver failure. Postgraduate medical journal. Mar 2005;81(953):148-154.
3. Larsen FS, Bjerring PN. Acute liver failure. Current opinion in critical care. Apr 2011;17(2):160-164.
4. O'Grady JG, Schalm SW, Williams R. Acute liver failure: redefining the syndromes. Lancet. Jul 31 1993;342(8866):273-275.
5. O'Grady JG, Alexander GJ, Hayllar KM, Williams R. Early indicators of prognosis in fulminant hepatic failure. Gastroenterology. Aug 1989;97(2):439-445.
6. Bernuau J, Rueff B, Benhamou JP. Fulminant and subfulminant liver failure: definitions and causes. Seminars in liver disease. May 1986;6(2):97-106.
7. Vilstrup H, Amodio P, Bajaj J, Cordoba J, Ferenci P, Mullen KD, Weissenborn K, Wong P. Hepatic encephalopathy in chronic liver disease: 2014 Practice Guideline by the American Association for the Study of Liver Diseases and the European Association for the Study of the Liver. Hepatology. 2014;60(2):715.
8. Schutz T, Bechstein WO, Neuhaus P, Lochs H, Plauth M. Clinical practice of nutrition in acute liver failure--a European survey. Clinical nutrition. Oct 2004;23(5):975-982.
9. Strauss GI, Knudsen GM, Kondrup J, Moller K, Larsen FS. Cerebral metabolism of ammonia and amino acids in patients with fulminant hepatic failure. Gastroenterology. Nov 2001;121(5):1109-1119.
10. Jalan R. Pathophysiological basis of therapy of raised intracranial pressure in acute liver failure. Neurochemistry international. Jul 2005;47(1-2):78-83.
11. Scott TR, Kronsten VT, Hughes RD, Shawcross DL. Pathophysiology of cerebral oedema in acute liver failure. World journal of gastroenterology : WJG. Dec 28 2013;19(48):9240-9255.
12. Wang DW, Yin YM, Yao YM. Advances in the management of acute liver failure. World journal of gastroenterology : WJG. Nov 7 2013;19(41):7069-7077.
13. Filho JA, Machado MA, Nani RS, et al. Hypertonic saline solution increases cerebral perfusion pressure during clinical orthotopic liver transplantation for fulminant hepatic failure: preliminary results. Clinics. Jun 2006;61(3):231-238.

14. Stravitz RT, Lisman T, Luketic VA, et al. Minimal effects of acute liver injury/acute liver failure on hemostasis as assessed by thromboelastography. Journal of hepatology. Jan 2012;56(1):129-136.
15. Clevenger B, Mallett SV. Transfusion and coagulation management in liver transplantation. World journal of gastroenterology : WJG. May 28 2014;20(20):6146-6158.
16. Mallett SV. Clinical Utility of Viscoelastic Tests of Coagulation (TEG/ROTEM) in Patients with Liver Disease and during Liver Transplantation. Seminars in thrombosis and hemostasis. Jul 2015;41(5):527-537.
17. Tam EW, Haeusslein LA, Bonifacio SL, et al. Hypoglycemia is associated with increased risk for brain injury and adverse neurodevelopmental outcome in neonates at risk for encephalopathy. The Journal of pediatrics. Jul 2012;161(1):88-93.
18. Vaquero J, Polson J, Chung C, et al. Infection and the progression of hepatic encephalopathy in acute liver failure. Gastroenterology. Sep 2003;125(3):755-764.

# Índice Remissivo

## A

## B

## C

## E

## F



## G



## H



## I

## L



## M



## N



## O

## P



## Q



## R

## S



## T

## U